73

Id 156.

T 3505.
~~Jaaris~~

TRAITÉ
DES MALADIES
CHIRURGICALES

ET

DES OPÉRATIONS QUI LEUR CONVIENNENT.

IMPRIMERIE DE MIGNERET,
RUE DU DRAGON, F. S.-G., N.° 20.

TRAITÉ

DES MALADIES

CHIRURGICALES

ET

DES OPÉRATIOS QUI LEUR CONVIENNENT;

Par M. le Baron BOYER,

Membre de la Légion-d'Honneur, Professeur de Chirurgie-pratique, Chirurgien en chef-adjoint de l'Hôpital de la Charité, Membre de plusieurs Sociétés savantes nationales et étrangères, etc., etc.

TOME HUITIÈME.

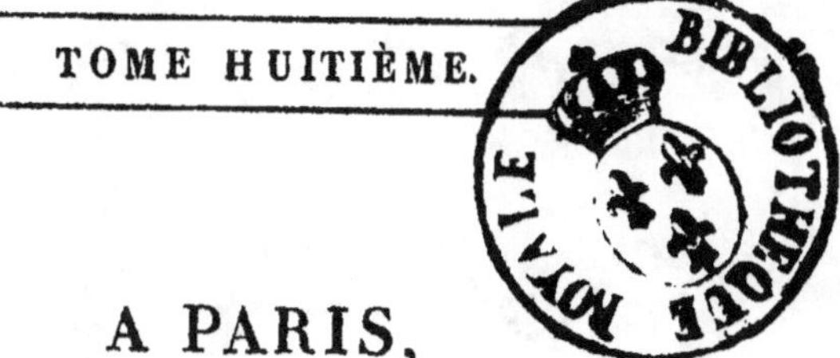

A PARIS,

CHEZ { L'AUTEUR, rue de Grenelle, faubourg S.ᵗ-Germain, N.° 9; MIGNERET, Imprimeur-Libraire, rue du Dragon, faubourg S.ᵗ-Germain, N.° 20.

1822.

TRAITE

DES

MALADIES CHIRURGICALES

ET

DES OPÉRATIONS QUI LEUR CONVIENNENT.

SUITE

DES MALADIES DU BAS-VENTRE.

CHAPITRE PREMIER.

Des Hernies du bas-ventre.

On appelle hernies, des tumeurs formées par le déplacement des parties molles. Celles de l'abdomen sont le résultat de la sortie d'un viscère ou d'une portion de viscère hors de cette cavité : il y a plusieurs sortes de hernies au bas-ventre. Nous allons parler des hernies en général, avant de traiter de chacune d'elles en particulier.

8.   1

ARTICLE PREMIER.

Des Hernies en général.

Dans ces généralités sur les hernies du bas-ventre, nous examinerons ce qui tient à leurs différences, à leurs causes, à leurs signes, à leur pronostic et à leur traitement.

Différences des Hernies.

Les hernies diffèrent entre elles par rapport au lieu qu'elles occupent, aux parties qui les forment, à la manière dont elles se sont développées, au temps où elles ont commencé, au sexe et à l'âge du sujet, à leur volume, à leur forme et à leur nature.

— Les hernies peuvent se former dans presque tous les points du bas-ventre ; mais ordinairement elles arrivent à sa partie antérieure et inférieure où la paroi abdominale est dépourvue de fibres musculaires et où se trouvent des ouvertures naturelles, par lesquelles passent des vaisseaux, des ligamens, etc. ; elles se forment le plus souvent à l'aîne, au pli de la cuisse, à l'ombilic : elles ont lieu rarement à la ligne blanche ; plus rarement encore dans le vagin, à la partie interne supérieure de la cuisse, à sa partie supérieure et postérieure, au périnée.

La hernie qui se montre au-dessus et au côté interne du pubis vers la partie interne de l'aîne, se nomme inguinale ; on l'appelle bubonocèle ou incomplète, lorsqu'elle se borne au pubis ; oschéocèle, scrotale ou complète, quand elle s'étend dans le scrotum ; et chez la femme, hernie de la grande lèvre, si elle se prolonge jusqu'à cette partie. Cette hernie peut n'avoir lieu que d'un côté, ou exister des deux côtés en même temps ; dans ce dernier cas, on la nomme double. Les parties qui forment la hernie inguinale, sortent par l'anneau et très-rarement par l'écartement des fibres de l'un de ses piliers, ou de celles des aponévroses des muscles abdominaux au-dessus de cette ouverture. La hernie qui se forme chez les enfans mâles par l'anneau inguinal avant que la communication entre la cavité du péritoine et celle de la tunique vaginale du testicule soit fermée, se nomme hernie congénitale.

La hernie qui se montre au pli de la cuisse, a reçu le nom de crurale. Les parties qui la forment, passent derrière le ligament de fallope au côté interne des vaisseaux cruraux, et très-rarement entre les vaisseaux et l'épine antérieure et supérieure de l'os des îles.

La hernie située à l'ombilic, se nomme ombilicale ou exomphale. Chez les enfans, les viscères que renferme cette hernie, s'échappent par l'anneau ombilical ; et chez les adultes, ils sortent communément par l'écartement des fibres aponévrotiques qui avoisinent cet anneau.

Les hernies de la ligne blanche se montrent au-dessus et au-dessous de l'ombilic, entre les muscles droits ; elles passent dans l'écartement des fibres aponévrotiques des muscles larges de l'abdomen, et n'ont reçu d'autre dénomination que celle de hernies de la ligne blanche : il faut excepter cependant, celle qui se forme à la partie supérieure de la ligne blanche près de l'appendice xyphoïde, à laquelle on a donné le nom de hernie de l'estomac ou épigastrique.

La hernie qui se montre quelquefois, mais très-rarement, à la partie supérieure interne de la cuisse, a reçu le nom de hernie du trou ovalaire, parce que les viscères qui la forment s'échappent par la partie de ce trou où passent les vaisseaux et le nerf obturateurs. Ces viscères restent ordinairement cachés entre les muscles obturateurs externes, pectiné et adducteurs ; quelquefois pourtant, ils font saillie sous les tégumens.

Le périnée est quelquefois aussi le siège de hernies qui n'ont reçu aucun nom particulier. Ces hernies sortent à travers les muscles releveurs de l'anus, entre le sphincter cutané et la tubérosité ischiatique, derrière le muscle transverse.

Dans la femme, le vagin présente aussi quelquefois des tumeurs herniaires, qui tantôt restent renfermées dans ce conduit et tantôt se montrent hors de la vulve : on les nomme hernies vaginales.

Dans quelques cas encore, les viscères abdominaux sortent par l'échancrure ischiatique et vont former une tumeur à la partie supérieure et postérieure de la cuisse. On a vu cette tumeur descendre jusqu'au jarret.

Les hernies qui se manifestent sur d'autres points de l'abdomen, sont désignées sous le nom commun de hernies ventrales : on les observe principalement au côté externe du muscle droit, quelquefois sur les côtés du ventre, plus rarement en arrière, sous les cicatrices du bas-ventre, suites de plaies du bas-ventre, ou de l'ouverture d'un abcès placé entre les muscles et le péritoine.

Enfin, il est d'autres tumeurs herniaires qu'on pourrait appeler hernies intérieures, parce qu'elles ne se montrent pas extérieurement et qu'elles ne se forment point dans les parois extérieures de l'abdomen : telles sont les hernies qui surviennent entre les fibres écartées ou divisées du diaphragme, et qu'on nomme hernies diaphragmatiques ou thorachiques.

— Tous les viscères de l'abdomen, à l'exception du duodénum, du pancréas et des reins, qui sont éloignés des ouvertures des parois abdominales et retenus par des liens fixes, peuvent sortir de cette cavité et former des hernies. Mais ils ne la quittent pas tous avec la même facilité. Ceux qui s'échappent le plus aisément, sont l'épiploon et les intestins jéjunum et iléon à cause de leur peu de volume, de leur mobilité, et de leur proximité de l'anneau et de l'arcade crurale. L'arc du colon, sa portion iliaque et le cœcum se déplacent et sortent beaucoup plus difficilement de l'abdomen. Quelle que soit la portion du conduit intestinal qui forme hernie, quelquefois il n'y a qu'une partie du diamètre de l'intestin engagée dans l'ouverture herniaire ; d'autres fois, la totalité de ce diamètre a traversé cette ouverture, et l'intestin forme une anse plus ou moins considérable. On a vu des hernies intestinales dans lesquelles aucune portion du diamètre de l'intestin n'était comprise : elles étaient formées par un de ces prolongemens en forme de doigt de gant, qui naissent quelquefois du jéjunum ou de l'iléon, et que l'on nomme appendices digitales. La sortie de la vessie, de l'estomac, des ovaires et de la matrice, est beaucoup plus rare et plus difficile. Celle de la rate paraît impossible au premier coup d'œil ; cependant elle a été vue par Ruysch dans l'hôpital d'Amsterdam. Une femme âgée portait dans l'aîne gauche une tumeur volumineuse, sur la nature de laquelle les avis furent partagés : cette femme étant morte, à l'ouverture de son corps, Ruysch reconnut que cette tumeur était une hernie de la rate (1). J. L. Petit dit que la hernie de ce viscère a été observée dans une bossue si étrangement contrefaite, que l'appendice xyphoïde touchait presque à l'os pubis. Une portion de foie peut former par vice de conformation, la hernie ombilicale.

Les différens viscères du ventre n'ont pas une égale tendance à sortir par tous les endroits où se forment les hernies. L'épiploon peut s'échapper par l'anneau ombilical, par l'anneau inguinal et par l'arcade crurale ; mais il sort beaucoup plus souvent par la première de ces ouvertures que par la dernière ; et lorsqu'il s'échappe par celle-ci, c'est aussi fréquemment du côté gauche que du côté droit, quelquefois des deux côtés sur le même sujet. Le jéjunum peut passer aussi par l'anneau ombilical, par l'anneau inguinal et par l'arcade crurale ; mais il s'échappe le plus souvent par la première de ces ouvertures. L'iléon forme ordinairement les hernies inguinales, crurales, vaginales, du périnée, etc. L'arc du colon se trouve souvent dans la hernie ombilicale ; il peut s'échapper aussi par l'anneau inguinal et par l'arcade crurale : la portion iliaque ou S romaine de cet intestin sort par ces dernières ouvertures du côté gauche et quelquefois du côté droit. Le

---

(1) *Advers. Anat.*, dec. 2, p. 23.

cœcum et son appendice vermiforme sortent
par l'anneau ou par l'arcade crurale du côté
droit, plus rarement du côté gauche. La vessie
passe par l'anneau ou par l'arcade crurale d'un
côté, presque jamais des deux : quelquefois
elle forme hernie au périnée chez l'homme,
et dans le vagin chez la femme. La matrice et
les ovaires produisent quelquefois une hernie inguinale ou crurale. L'estomac peut entrer seul,
ou avec la rate, l'arc du colon, l'épiploon, dans
la poitrine à travers le diaphragme, et l'on dit
que ce viscère peut aussi sortir par un écartement des fibres de la ligne blanche ; mais cette
espèce de hernie n'a pas été constatée encore
par des ouvertures de cadavres. Ce que nous
venons de dire de la tendance des divers viscères de l'abdomen à s'échapper par telle ou telle
ouverture des parois du bas-ventre, est fondé
sur le rapport de situation de ces viscères avec
ces différentes ouvertures ; mais si l'on considère que les intestins et l'épiploon peuvent
descendre extrêmement bas dans une hernie
très-volumineuse et entraîner avec eux les viscères avec lesquels ils ont des connexions, l'estomac, par exemple, on sera convaincu de
l'impossibilité de déterminer au juste d'après
la position naturelle d'un organe, l'ouverture
par laquelle il peut s'échapper.

On a donné différens noms aux hernies à raison des viscères qu'elles contiennent. On les
nomme épiplocèles, lorsqu'elles sont formées
par l'épiploon ; entérocèles, lorsqu'elles le sont
par un intestin ; entéro-épiplocèles, lorsque
l'intestin et l'épiploon s'y trouvent à la fois ;
cystocèles, quand elles sont produites par la
vessie ; etc. La hernie de l'ombilic qui contient

l'épiploon, se nomme épiplomphale ; celle qui renferme un intestin, entéromphale ; et celle qui est formée par l'épiploon et par un intestin, entéro-épiplomphale. On appelle entérovaginale, la hernie produite par un intestin et qui se montre dans le vagin, etc.

Les ouvertures par lesquelles les viscères abdominaux peuvent former hernie, étant tapissées par le péritoine, la plupart de ces viscères sortent de la cavité du ventre en poussant devant eux cette membrane qui est, en général, plus lâche et plus extensible aux endroits où elle recouvre ces ouvertures, que partout ailleurs. La portion du péritoine que les viscères qui s'échappent poussent au dehors, forme une poche à laquelle on a donné le nom de sac herniaire. Les anciens avaient sur la formation des hernies une opinion toute différente : ils pensaient que la hernie ne pouvait avoir lieu que par la rupture du péritoine ; aussi désignaient-ils sous les noms de hernie ou de rupture la maladie qui nous occupe ; ou bien, s'ils admettaient un déplacement, un alongement du péritoine dans les hernies qui se forment peu à peu, ils prétendaient que celles qui viennent subitement, étaient nécessairement accompagnées de la rupture de cette membrane. L'adhérence assez intime du péritoine aux parties qui forment les parois de l'abdomen, leur semblait être un obstacle au déplacement de cette membrane, et sa faiblesse était favorable à l'idée d'une rupture. Mais des observations mieux faites, l'examen plus attentif des hernies sur l'homme vivant, et surtout les dissections nombreuses de hernies sur le cadavre, ont conduit à des résultats tout opposés et plus sûrs.

On a pu se convaincre que dans presque toutes les hernies, le péritoine formait un sac qui enveloppait les viscères déplacés.

En disant que presque toutes les hernies ont un sac péritonéal, c'est assez faire sentir qu'il y en a qui en sont dépourvues, ou du moins dans lesquelles son existence n'est pas tellement démontrée, qu'elle ne puisse être révoquée en doute : telles sont les hernies consécutives aux plaies pénétrantes de l'abdomen, et celles qui reviennent chez les sujets qui ont été opérés pour détruire l'étranglement, ou pour tenter la cure radicale par la ligature, le caustique, etc. Arnaud pense aussi qu'une violente contusion sur le bas-ventre peut déchirer le péritoine sans intéresser la peau ni les muscles, et donner lieu à la formation d'une hernie sans sac herniaire. Mais quelque variés que soient sur nos parties les effets des corps contondans, nous ne pouvons admettre sans autre preuve une semblable assertion, et nous ne croyons pas que les hernies qui se déclarent à la suite de contusions soient dépourvues de sac péritonéal. Quelques auteurs, entre autres J. L. Petit, ont avancé que la hernie ombilicale n'avait point de sac herniaire : nous dirons ce qu'on doit penser de cette opinion, en traitant des hernies en particulier.

Il est encore quelques autres hernies où les viscères qui les forment ne sont point renfermés dans une poche fournie par le péritoine, et dont on pourrait dire par conséquent, qu'elles n'ont point de sac herniaire : telles sont la hernie de la vessie, celles du cœcum et des portions lombaires du colon. Mais dans la hernie de la vessie, il n'y a point rupture du péritoine ; et la vessie qui n'est recouverte par cette membrane que dans sa partie postérieure, s'échappe par l'anneau inguinal ou par l'arcade crurale sans pousser le péritoine devant elle : ce dernier forme seulement un sac accessoire auprès de la vessie, lorsque la portion de ce viscère qu'il recouvre est elle-même entraînée dans la hernie. Quant à la hernie du cœcum ou des portions lombaires du colon, il en est à peu près de même : ces intestins, lorsqu'ils s'échappent, conservent dans la cavité de la hernie leurs rapports naturels avec le péritoine : cette membrane embrasse environ la moitié de leur circonférence; l'autre moitié, qui adhérait immédiatement à la paroi abdominale par du tissu cellulaire, adhère de même à la paroi de la cavité nouvelle où se trouve l'intestin. Cette disposition à laquelle plusieurs Chirurgiens n'avaient pas apporté une attention suffisante, les avait induits en erreur ; ils avaient cru observer des hernies cœcales ou coliques sans sac péritonéal, et l'erreur était d'autant plus facile, que dans quelques cas, la partie adhérente de l'intestin est celle qui se présente au Chirurgien dans l'opération de la hernie. Mais en examinant les choses avec plus d'attention, on parvient aisément à reconnaître la véritable disposition du péritoine relativement à l'intestin, dans cette espèce de hernie. Il est donc, comme on voit, très-peu de hernies dans lesquelles il n'y ait point de sac péritonéal. Nous ne parlerons point ici de la chute de l'utérus ni de celle du rectum, parce que ces maladies diffèrent tellement des hernies, que nous croyons à propos d'en traiter à part.

La grandeur et la figure du sac herniaire

sont relatives à la figure et à la grandeur de la tumeur. Le péritoine jouit d'une extensibilité si grande que, quelque volume qu'acquière cette tumeur, les parties qui la forment sont enveloppées par le sac péritonéal; et, si dans quelques cas, on a trouvé ces parties immédiatement sous la peau, c'est qu'alors le sac herniaire avait été rompu par une percussion. Le sac herniaire présente deux faces : l'une externe, et l'autre interne.

Les rapports de la face externe avec les parties voisines sont très-importans à connaître, et méritent d'être exposés avec soin et exactitude; mais comme ces rapports sont différens dans chaque espèce de hernie, nous en parlerons en traitant de ces maladies en particulier. Nous nous bornerons ici à ce qui est commun à toutes les hernies.

La face externe du sac herniaire est unie aux parties environnantes par une couche de tissu cellulaire qui présente beaucoup de variétés. Dans les hernies récentes et dans celles qui ont été souvent réduites, ce tissu cellulaire est lâche, et le sac herniaire peut être facilement séparé des parties voisines. Mais dans les hernies anciennes, surtout si elles n'ont pas été réduites, ce même tissu cellulaire est ordinairement si serré, qu'il est difficile de séparer le sac herniaire des parties qui le recouvrent. Dans les sujets très-gras, la graisse accumulée autour du sac, le rend plus libre et quelquefois réductible en totalité ; mais, hors ce cas, pour peu qu'une hernie soit ancienne, les connexions du sac avec les parties environnantes sont telles, que sa réduction est impossible ; en sorte que quand les viscères renfermés dans la tumeur sont re-

placés dans le ventre, le sac reste au dehors,
prêt à recevoir les viscères lorsqu'ils ne sont
pas contenus par un bandage. La couche de
tissu cellulaire qui unit le sac herniaire aux
parties voisines, forme avec ces parties une autre enveloppe dans laquelle ce sac est renfermé,
et dont l'épaisseur et la structure sont différentes suivant la situation des hernies, comme nous
le dirons par la suite.

La face interne du sac offre les parois d'une
cavité qui communique avec celle de l'abdomen par une ouverture à laquelle on a donné
le nom d'orifice du sac, et qui correspond à
l'ouverture aponévrotique de la paroi abdominale par laquelle la hernie s'est formée. L'action de cette ouverture sur le sac herniaire et
la pression des bandages, en retrécissent quelquefois l'orifice sous la forme d'une virole ou
d'un collet dont la largeur, l'épaisseur, la consistance et les adhérences avec l'ouverture aponévrotique varient beaucoup. Dans certaines
hernies, le sac s'élargit et représente une poche immédiatement au-dessous de son orifice:
dans d'autres, il ne commence à s'élargir qu'à
une certaine distance de son origine. Dans ce
cas, la partie étroite, en forme de canal, qui
est comprise entre cet orifice et l'endroit où la
cavité commence à s'élargir, est appelée le col
du sac. Dans les hernies dont l'orifice du sac
est retréci et présente un collet, si, par un
nouvel effort, les parties sont poussées plus en
dehors, le sac s'alonge, et son collet qui ne
tient ordinairement à l'anneau aponévrotique
que par du tissu cellulaire assez lâche, se porte
au dessous de cet anneau dont la pression produit un second collet à une plus ou moins

grande distance du premier. Si ce second collet
est déplacé à son tour, il pourra s'en former
un troisième : ces collets sont susceptibles
de causer plusieurs étranglemens. Mais il est
bon d'observer que l'orifice du sac herniaire
n'est épaissi en forme de virole ou de collet,
que dans les hernies anciennes et qui ont été
contenues pendant long-temps par un bandage
bien ou mal appliqué, et que les sacs herniaires à plusieurs collets ne se rencontrent guères
que dans les hernies inguinales.

La face interne du sac herniaire est lisse,
blanchâtre et lubréfiée par une sérosité lymphatique, comme la face interne du péritoine
abdominal dont il n'est qu'un prolongement.
Quelquefois cette face est adhérente aux viscères qui forment la hernie, et rarement avec des
brides ligamenteuses, étendues d'un côté à l'autre, et qui peuvent former étranglement.

La structure du sac herniaire est la même
que celle du péritoine par lequel il est formé :
son épaisseur présente beaucoup de variétés.
Presque tous les auteurs s'accordent à dire,
qu'il est d'autant plus épais et plus ferme, que
la hernie est plus ancienne. Un très-grand nombre de faits a été rapporté à l'appui de cette assertion; mais en disséquant attentivement le
sac herniaire, il est facile de voir que dans le
plus grand nombre des cas, son épaisseur dépend des parties aponévrotiques et musculaires
qui le recouvrent, et surtout du tissu cellulaire
qui l'unit à ces parties. Les lames de ce tissu
cellulaire rapprochées les unes des autres, forment plusieurs couches quelquefois distinctes,
comme autant de sacs; tandis que le péritoine
lui-même reste presque toujours aussi mince

que celui qui tapisse les parois du ventre : quelquefois même il devient beaucoup plus mince. Cependant il est convenable de remarquer, que dans quelques cas, le péritoine même qui forme le sac est sensiblement épaissi, ce qui a lieu surtout, lorsque la hernie après avoir été réduite et contenue pendant long-temps, s'est échappée de nouveau et n'a plus été réduite, ou ne l'a été qu'imparfaitement; lorsqu'elle a été plusieurs fois frappée d'inflammation, ou bien enfin, lorsque les viscères qui la forment, adhèrent dans une grande étendue au sac herniaire. En traitant des hernies en particulier, nous ferons connaître les différences que présente ce sac dans chacune d'elles.

— Ce qui concerne les différences des hernies relatives à la manière dont ces tumeurs se sont développées, au temps où elles ont commencé, à leur volume, à leur forme, au sexe et à l'âge du sujet, se trouvera compris dans ce que nous allons dire de leur cause et du mécanisme de leur formation.

— Par rapport à leur nature, les hernies diffèrent entre elles, en ce que les unes sont simples, et les autres compliquées. Les hernies sont simples, lorsqu'on peut les réduire et les maintenir réduites. Elles peuvent être compliquées de douleurs, d'adhérences, de corps étrangers, d'étranglement et de gangrène. Nous parlerons de chacune de ces complications, après avoir exposé les causes, les signes, le pronostic et le traitement des hernies simples.

Causes des Hernies.

L'étude des causes des hernies a une grande importance : non-seulement elle fait connaître le mécanisme de leur formation, mais aussi elle conduit à la connaissance des moyens propres à les détruire et à prévenir leur retour. Ces causes, comme celles de presque toutes les maladies, peuvent être distinguées en prédisposantes ou éloignées, et en efficientes ou prochaines. Les premières favorisent la sortie des viscères ; les secondes la déterminent immédiatement : toutes deux concourent, mais à des degrés différens, à la formation de ces tumeurs.

Les causes prédisposantes ou éloignées tiennent à la disposition des viscères de l'abdomen, ou à celle des parois de cette cavité. La mobilité des viscères du ventre, leur peu de volume et leur situation dans la partie inférieure de cette cavité, ou près des ouvertures qui peuvent leur donner passage, sont autant de circonstances favorables à leur sortie, et qui doivent être regardées comme causes prédisposantes des hernies. On remarque, en effet, que la plupart de ces tumeurs sont formées par les intestins grêles et l'épiploon qui se trouvent dans les circonstances dont nous venons de parler. Le développement de certains organes est encore une circonstance qui rend leur sortie plus facile : l'alongement de l'épiploon pendant les vingt premières années de la vie, est la cause qui rend l'épiplocèle progressivement plus fréquente, à mesure que l'on s'éloigne de l'époque de la naissance. Quelquefois la distension exces-

sive d'un organe creux en rend les parois mollasses et flasques, et les dispose à s'echapper de
l'abdomen; c'est ce qui a lieu pour la vessie,
comme nous le dirons en traitant de la cystocèle. Les intestins jéjunum et iléon étant fixés,
comme on sait, par le mésentère qui, en leur
permettant de se mouvoir, les empêche cependant de se porter au-delà de ses limites naturelles, on a pensé que ces intestins ne pouvaient s'échapper de l'abdomen, sans le relâchement et l'alongement préalables du mésentère. Il est certain que dans l'entérocèle, la partie du mésentère à laquelle la portion d'intestin
qui forme la tumeur est attachée, a éprouvé
un alongement très-marqué; mais cet alongement est l'effet et non la cause de la maladie.
Il est d'autant plus grand, que la hernie est
plus ancienne et plus volumineuse; mais il ne
précède jamais le déplacement de l'intestin; et
la cause qui opère ce déplacement, est aussi
celle qui produit l'alongement du mésentère.

La cause prédisposante des hernies qui a
rapport aux parois de l'abdomen, consiste dans
la faiblesse de quelques points de ces parois,
tandis que les autres offrent une résistance plus
forte. Cette faiblesse est naturelle aux anneaux
inguinaux, aux arcades crurales, à l'anneau
ombilical, aux trous ovalaires, aux échancrures sacro-sciatiques, et, en général, à tous les
endroits où les parois abdominales, dépourvues
de fibres charnues, ne sont formées que par
des aponévroses : elle est accidentelle dans les
autres points des parois du ventre, après les
fortes contusions, les plaies profondes ou pénétrantes, les abcès situés entre les muscles,
ou entre ces muscles et le péritoine, les disten-

sions violentes pendant la grossesse; dans les
efforts qui écartent les aponévroses, particulièrement à la ligne blanche, ou au côté externe
des muscles droits. La faiblesse naturelle aux
ouvertures des parois du ventre et surtout aux
anneaux inguinaux, peut être augmentée accidentellement par différentes circonstances qui
doivent être mises au nombre des causes prédisposantes des hernies : telles sont la maigreur
qui succède rapidement à un embonpoint considérable, l'augmentation de volume et le
poids des viscères chez les grands mangeurs et
chez les personnes très-grasses, les fréquentes
et longues stations, l'action d'être long-temps
et souvent à genoux, l'usage de vêtemens qui
compriment inégalement l'abdomen, surtout à
sa partie supérieure ou moyenne, comme les
corsets, les ceintures, etc : on a pensé que l'u-
sage habituel d'alimens huileux, l'habitation
dans des lieux marécageux, dans des ports de
mer, etc. étaient aussi des circonstances favorables au développement des hernies ; mais leur
action est beaucoup moins directe, et surtout
moins certaine que celle des autres causes que
nous avons indiquées.

On regarde comme héréditaires les hernies
dont plusieurs auteurs dignes de foi disent
que tous les individus d'une même famille
étaient attaqués, et on les attribue avec raison
à une faiblesse originelle des ouvertures par
lesquelles les viscères du ventre peuvent s'é-
chapper.

Certaines dispositions de structure particulières au sexe, peuvent être regardées comme
causes prédisposantes des hernies : ainsi, les
hernies inguinales sont plus communes chez

les hommes, que les hernies crurales, à cause
de la largeur de l'anneau inguinal et de l'étroitesse de l'arcade crurale ; au contraire, les femmes sont plus sujettes aux hernies crurales ;
celles qui ont eu plusieurs enfans, et dont l'ombilic et les aponévroses du ventre sont naturellement faibles, sont exposées aux hernies ombilicales, aux hernies ventrales et à celles de la ligne
blanche.

Les hernies peuvent se former à tout âge ;
mais on y est plus exposé dans l'enfance, la
jeunesse et vers la fin de l'âge adulte. Cependant on voit un grand nombre de vieillards attaqués de hernies, mais la plupart d'entre eux
en ont été atteints avant d'arriver à la vieillesse. La faiblesse des aponévroses et l'énergie
des contractions musculaires dans les jeunes
sujets, peuvent être regardées comme les causes
des hernies dont ils sont fréquemment attaqués.

La plupart des auteurs ont mis au nombre
des causes prédisposantes des hernies, la laxité
contre-nature du péritoine dans les endroits où
il n'est point soutenu par les muscles du ventre, comme aux anneaux, aux arcades crurales, etc. Mais cette membrane est si mince et
en même temps si extensible, qu'il n'est pas
nécessaire de supposer un relâchement dont on
n'a aucune preuve, pour concevoir qu'elle
puisse céder à l'action des causes qui poussent
les viscères abdominaux au dehors lorsque les
ouvertures naturelles des parois abdominales
se prêtent à leur sortie. Il en est du relâchement et de l'extension du péritoine dans les hernies, comme du relâchement et de l'alongement du mésentère : ce relâchement, comme
nous l'avons dit, est l'effet et non la cause de
la maladie.

Ces diverses prédispositions aux hernies ne suffisent pas pour la formation de ces tumeurs; il faut qu'il s'y joigne une autre cause sans laquelle les hernies n'auraient jamais lieu : cette cause a été nommée efficiente ou prochaine. Dans quelques cas néanmoins, les causes efficientes agissent d'une manière si peu sensible, qu'on croirait que les causes prédisposantes seules déterminent la maladie, sans qu'aucune autre circonstance ait favorisé leur action.

Les causes efficientes des hernies sont toutes les puissances capables de pousser les viscères du ventre contre les parois de cette cavité, ou les parois contre les viscères. Ainsi la distension de l'estomac chez les personnes qui prennent habituellement une grande quantité d'alimens, celle de la vessie dans la rétention d'urine, des intestins dans le météorisme, de la matrice pendant la grossesse, sont autant de causes qui préviennent à la vérité la sortie des viscères distendus, mais qui, en pressant davantage ceux qui sont voisins des endroits faibles des parois de l'abdomen peuvent les forcer à sortir. Le seul poids des viscères vers ces endroits, surtout dans les personnes qui ont beaucoup d'embonpoint, produit le même effet. Cette pression augmente encore par les grandes secousses communiquées au tronc dans les chutes d'un lieu élevé sur les pieds, sur les genoux ou les fesses, etc.; dans les sauts, dans l'équitation sur un cheval dont les mouvemens sont durs et dont le dos fort large oblige le cavalier à tenir les cuisses très-écartées. Une forte pression exercée sur l'abdomen par une cause quelconque peut produire un effet semblable.

. Mais de toutes les causes capables de pousser

hors du ventre les viscères qu'il renferme, la contraction simultanée du diaphragme et des muscles abdominaux est la plus ordinaire et la plus efficace. Cette contraction a lieu dans le vomissement et l'accouchement, dans les efforts violens pour déplacer, charger, porter des fardeaux lourds, expulser les urines retenues par un obstacle quelconque et les matières fécales accumulées et endurcies par la constipation. Dans toutes ces circonstances, la capacité du ventre diminue, les viscères fortement pressés cherchent à s'échapper par les endroits qui résistent le moins; et si la force d'impulsion est supérieure à la résistance des ouvertures dont sont percées les parois abdominales, les viscères glissent dans ces ouvertures en poussant devant eux une portion du péritoine, et la hernie est formée. L'action du diaphragme dans l'inspiration, et la réaction des muscles abdominaux dans l'expiration forcée, comme pendant la toux, le chant, l'usage des instrumens à vent, produisent quelquefois le même effet.

Les causes dont nous venons de parler, quoique très-propres à produire les hernies, ne les occasionnent cependant qu'autant qu'elles y concourent avec les causes prédisposantes. Quand elles agissent seules, elles restent presque toujours sans effet. C'est ainsi qu'on voit des gens qui passent leur vie à remuer et à porter des fardeaux, d'autres à faire des efforts presque continuels pour crier, chanter, etc., rester néanmoins à l'abri de cette affection. Les cavaliers, les courriers, les femmes qui ont fait beaucoup d'enfans, les joueurs d'instrumens à vent, etc., ne sont pas tous à beaucoup près attaqués de hernies; et l'on est forcé de reconnaître que quelque puissantes que soient les causes efficientes, elles ne produisent les hernies que dans les cas où il y a une prédisposition à cette maladie ; tandis que comme nous l'avons précédemment observé, les causes efficientes les plus légères suffisent pour les produire lorsque la prédisposition est très-grande.

Quelles que soient les causes des hernies, tantôt ces tumeurs se forment d'une manière lente, graduée, tantôt elles arrivent promptement et en quelque sorte subitement. Lorsque la cause prédisposante existe à un faible degré, il est extrêmement rare que la cause efficiente agisse avec assez de force pour produire la hernie tout d'un coup, ou, ce qui revient au même, que la maladie paraisse aussitôt que l'équilibre est rompu entre la force d'impulsion des viscères et la réaction des parois abdominales. Le plus souvent alors, dès que la cause qui pousse les viscères vers l'ouverture par laquelle la hernie doit se former et qui les fait un peu bomber en dehors, cesse d'agir, ces viscères reviennent à leur premier état. On peut s'assurer facilement de ce commencement de déplacement, en mettant les doigts sur l'ouverture naturelle du ventre par laquelle les viscères ont de la tendance à sortir, pendant qu'on fait tousser le malade ; car alors on sent distinctement l'impulsion communiquée aux viscères par la contraction des muscles abdominaux. Ce phénomène est un indice de la formation prochaine d'une hernie, et doit engager le Chirurgien à conseiller l'usage d'un bandage pour prévenir la maladie. Mais la plupart des personnes qui en sont menacées, n'y font attention que lorsqu'elles éprouvent dans la région de l'anneau

inguinal ou de l'arcade crurale une légère douleur, de la tension et un sentiment de faiblesse
ou de gêne, et souvent alors la hernie est déjà
formée.

Comme nous l'avons dit déjà, les hernies paraissent quelquefois tout-à-coup : cela a lieu
lorsque quelqu'une des ouvertures de l'abdomen est trop faible pour résister à une forte
impulsion communiquée aux viscères par l'action du diaphragme et des muscles abdominaux.
C'est presque toujours par l'anneau inguinal
que les hernies ont lieu soudainement; quelquefois par l'arcade crurale et rarement par
l'anneau ombilical. Au moment où la hernie se
forme, le malade éprouve ordinairement de la
douleur et la sensation d'un corps qui passe à
travers les parois de l'abdomen.

Soit qu'une hernie se forme lentement et
par degrés, soit qu'elle paraisse tout-à-coup,
elle n'a jamais un volume considérable dans le
commencement : mais si elle n'est pas réduite et
contenue, son volume augmente progressivement par l'action réitérée des causes efficientes
qui l'ont produite. Cette augmentation de volume a lieu surtout dans le commencement de
la maladie; et lorsque la tumeur est parvenue
à un certain degré de grosseur, elle n'augmente
plus, ou du moins elle n'augmente que très-
peu et très-lentement. Le volume que les hernies *habituelles*, c'est-à-dire, les hernies qui ne
sont point contenues peuvent acquérir, varie
beaucoup suivant l'ouverture par laquelle elles
se forment, les viscères qu'elles contiennent, la
résistance des parties qui couvrent la tumeur
et le genre de vie du malade. Les hernies crurales sont ordinairement plus petites que les

inguinales, et celles-ci plus petites que les ombilicales et les ventrales. Dans certaines hernies inguinales où l'anneau est excessivement dilaté et
ses piliers presque entièrement effacés, la tumeur
peut acquérir un volume énorme par la sortie
de la plupart des viscères du ventre, et descendre jusqu'à la partie moyenne et même jusqu'à
la partie inférieure des cuisses. En général, les
hernies intestinales deviennent plus volumineuses que les épiploïques ; mais la grosseur
des gastro-épiploïques dépend ordinairement
de l'épiploon sorti en plus grande quantité
que l'intestin, et qui, constamment en repos
dans le sac herniaire, s'y épaissit par l'accumulation de la graisse.

Les hernies qui ont été contenues pendant
un temps plus ou moins long, et qui reparaissent parce que le malade cesse de porter un bandage, sont d'abord moins grosses qu'avant l'u-
sage du brayer ; mais si elles ne sont pas contenues de nouveau, elles ne tardent pas à augmenter et à prendre un volume égal à celui
qu'elles avaient avant l'emploi du bandage : elles
peuvent même acquérir ce volume presque
tout-à-coup, si la cause efficiente qui les repro-
duit, agit avec assez de force pour surmonter
la résistance qu'oppose à la sortie des viscères
le collet du sac devenu plus étroit et plus épais
par l'usage du bandage. A l'égard des hernies
qui ont été étranglées et opérées, et qui ne
manquent jamais de reparaître lorsque les malades négligent de se servir d'un bandage,
elles prennent toujours un volume beaucoup
plus considérable que celui qu'elles avaient
avant l'opération, à cause de la largeur et du
peu de résistance de l'ouverture herniaire.

Quelques-unes des circonstances propres à favoriser ou à retarder le progrès des hernies ont une influence marquée sur la forme de la tumeur ; mais comme cette forme est différente suivant l'espèce de la maladie, nous en parlerons en traitant des hernies en particulier.

Lorsque les hernies ne sont pas réduites et contenues par un bandage, il survient avec le temps dans les viscères qui les forment, des changemens qui méritent une attention particulière. Dans l'entérocèle, l'anse intestinale que le sac renferme, présente un épaississement sensible de ses membranes ; son diamètre est souvent augmenté, tandis qu'à l'endroit qui correspond à l'ouverture herniaire, il est plus ou moins retréci. La portion du mésentère qui correspond à l'anse intestinale déplacée, est alongée, épaissie, plus chargée de graisse, et les vaisseaux sanguins qui la parcourent sont dilatés. L'épiploon contenu dans une hernie ancienne offre une augmentation considérable de volume ; il est inégal, et chacun des lobes qui le forment est d'une dureté remarquable et quelquefois presque squirrheuse. Son augmentation de volume est d'autant plus marquée que dans l'endroit où il traverse l'ouverture herniaire, il perd ordinairement de sa grosseur ; en sorte que l'étroitesse de son pédicule et le volume considérable qu'il prend dans la tumeur, lui donnent presque la forme d'un champignon. L'épiploon présente encore une autre particularité très-remarquable : c'est que la portion de cette membrane encore contenue dans le ventre, qui correspond à la portion déplacée, est elle-même chargée d'une plus grande quantité de graisse, et que

ses vaisseaux offrent aussi un plus grand développement. Dans l'entérocèle, on rencontre
quelquefois un entortillement de l'intestin,
disposé en 8 de chiffre; mais il n'est pas bien
certain que cette disposition ait existé dès le
commencement de la hernie. Il est une autre
circonstance qu'on ne voit jamais dans les hernies récentes, et qui s'est quelquefois offerte
dans les hernies anciennes : c'est la présence
de deux anses d'intestin dans le sac; il est de
toute probabilité que la seconde ne s'y est in-
sinuée que long-temps après la première, et
lorsque l'ouverture herniaire avait déjà acquis
un diamètre considérable. Le célèbre Scarpa a
rencontré dans une hernie scrotale du côté gauche, la portion iliaque du colon et une anse de
l'intestin grêle.

Signes des Hernies.

Les signes des hernies sont communs ou particuliers. Les premiers font distinguer les hernies des autres tumeurs; les seconds font connaître chaque espèce de hernie. Il ne sera question ici que des signes communs et de ceux qui
apprennent que la hernie est formée par l'intestin ou par l'épiploon, ou par l'un et l'autre
à la fois. Nous parlerons ailleurs des signes qui
tiennent à la situation, à la nature des hernies,
etc.

Une hernie se présente sous la forme d'une
tumeur plus ou moins volumineuse qui a paru
tout-à-coup après un effort, ou lentement et
sans effort, dans un des points de l'abdomen
que nous avons indiqués comme le siège des
hernies et qui offre les caractères suivans : elle

est indolente, sans changement de couleur à la peau qui est mobile et peut aisément être pincée et soulevée. La tumeur elle-même est immobile, surtout à sa base : elle rentre d'elle-même ou par la moindre pression lorsque le malade est couché sur le dos; mais elle reparaît aussitôt qu'il est levé ou peu de temps après. La station prolongée, la marche, la plénitude de l'estomac, et surtout les efforts de la respiration augmentent le volume et la tension de la tumeur. Le malade étant debout, on peut faire rentrer la tumeur en comprimant avec plus ou moins de force. Avant la réduction de la hernie, si on cherche avec le doigt l'ouverture naturelle à laquelle elle correspond, on ne la trouve point : on reconnaît qu'elle est remplie par un corps mou. Mais lorsque la tumeur est réduite, on distingue ordinairement cette ouverture; on peut même quelquefois y introduire le doigt et juger par-là de son degré de dilatation; si on applique la main sur la tumeur et qu'on commande au malade de tousser, on sent une impulsion transmise aux parties que renferme la tumeur par celles qui sont contenues dans le ventre; et à ces dernières, par la contraction des muscles abdominaux et du diaphragme.

Lorsque la hernie est formée par l'intestin, la tumeur est arrondie et plus étroite du côté de l'ouverture abdominale : quand l'intestin est vide, que la tumeur est moins volumineuse lorsqu'il est plein de vents ou de matières fécales. La tumeur remplie par des gaz est plus grosse, égale, élastique, tendue comme un balon, surtout quand le malade tousse : si elle contient des matières stercorales liquides, elle est molle et pâteuse ; elle est dure et inégale , lorsque ces matières sont épaisses. La réduction d'une hernie formée par une portion d'intestin est facile, prompte, et a lieu ordinairement tout-à-coup : elle est presque toujours accompagnée d'un bruit ou gargouillement qui dépend du replacement de l'intestin et du passage de l'air, de la portion sortie dans celle qui est dans le ventre.

Dans la hernie formée par l'épiploon, la tumeur est molle au toucher, pâteuse, inégale : sa réduction est plus difficile que celle de la hernie intestinale ; elle s'opère peu-à-peu, sans bruit, et demande une compression soutenue jusqu'à la rentrée entière de la portion d'épiploon herniée. La tumeur reparaît facilement et promptement dès qu'on cesse de comprimer sur l'ouverture herniaire ; à volume égal, sa pesanteur est plus considérable que celle de la hernie intestinale.

On juge que la hernie est une entéro-épiplocèle, par le concours des signes de la hernie intestinale et de l'épiploïque : si on comprime la tumeur, elle diminue promptement de volume par la rentrée de l'intestin qui se fait avec bruit ; mais la portion restante formée par l'épiploon, ne rentre que difficilement, peu-à-peu, et sans faire entendre aucun bruit.

Les phénomènes dont nous venons de parler et que l'on regarde comme propres à faire distinguer la hernie intestinale de l'épiploïque et de celle qui est tout-à-la-fois intestinale et épiploïque, ne suffisent pas toujours à beaucoup près pour faire connaître quels sont les viscères contenus dans une hernie. Dans un grand nombre de cas, ce n'est qu'à l'ouverture du sac, lorsque la hernie est étranglée et qu'on est obligé d'en venir à l'opération, que l'on connaît si elle est formée uniquement par l'intestin, ou par l'épiploon, ou si elle contient en même temps ces deux parties, et dans quelles proportions elles contribuent à sa formation.

Les signes généraux ou communs des hernies, réunis aux circonstances commémoratives et aux symptômes de la lésion des fonctions dont ces sortes de tumeurs sont quelquefois accompagnées, suffisent presque toujours à un homme instruit et attentif pour distinguer une hernie d'une tumeur d'une autre nature. Cependant, comme une erreur à cet égard n'est pas absolument impossible, il convient d'exposer les signes propres à faire discerner les différentes espèces de tumeurs qui pourraient être prises pour des hernies, et c'est ce que nous ferons, en traitant des hernies en particulier.

Pronostic des Hernies.

En général, une hernie qui rentre facilement et qui peut être contenue par un bandage, n'est point une maladie fâcheuse. La personne qui en est attaquée, peut la porter pendant toute sa vie sans accident et même sans incommodité remarquable, pourvu qu'elle fasse constamment usage d'un bandage, et qu'elle évite avec soin tous les efforts capables de communiquer une grande impulsion aux viscères abdominaux. Cependant le pronostic des hernies varie à raison du lieu où elles se montrent, des parties qui les forment, de la manière dont elles arrivent, de leur volume, de l'âge du malade, et des circonstances qui les accompagnent. Les hernies qui se forment sous des muscles épais, et dans lesquelles l'application des bandages ne peut être qu'inexacte et insuffisante, comme dans les hernies du périnée, du trou ovalaire, de l'échancrure ischiatique, sont plus fâcheuses que celles qui ont lieu par des ouvertures placées immédiatement sous la peau, et que l'on peut contenir exactement à l'aide d'un bandage. Il est à remarquer, relativement au siège des hernies, que celles qui sont situées à l'aîne ou au pli de la cuisse sont plus sujettes aux accidens, non-seulement à cause de la résistance et de l'élasticité des ouvertures aponévrotiques par lesquelles elles se forment, mais aussi parce que dans tous les efforts de la respiration, les viscères abdominaux sont poussés vers cette région. Les hernies intestinales sont plus dangereuses que les épiploïques. Parmi les hernies intestinales, celles qui sont formées par les intestins jéjunum ou iléon, sont ordinairement plus fâcheuses que celles que forment les gros intestins. Le pronostic des hernies qui viennent tout-à-coup par un effort violent, et sans que l'ouverture par laquelle les parties s'échappent ait été préalablement dilatée, est plus favorable sous certains rapports, que celui des hernies qui se forment lentement et qui dépendent beaucoup plus des causes prédisposantes que des efficientes ; sous d'autres rapports il est moins favorable. Dans les premières, on a beaucoup plus d'espérance d'obtenir une guérison radicale, mais aussi elles sont plus sujettes à l'étranglement que les secondes ; et cet accident y est beaucoup plus grave. Les hernies récentes et peu volumineuses sont moins fâcheuses que les hernies volumineuses et anciennes : ces dernières sont surtout très-fâcheuses, lorsque leur grosseur et leur ancienneté empêchent de les réduire ou de les maintenir réduites ; parce qu'alors l'accroissement de la tumeur n'a point de bornes, et que la gêne et les incommodités qu'elle produit s'accroissent avec son volume. Les hernies sont moins graves chez les enfans que chez les adultes et les vieillards. Dans les premiers, on est presque toujours certain de guérir la maladie radicalement au moyen d'un bandage bien fait et incessamment appliqué, tandis que dans les derniers on n'a pas la même espérance ; en sorte que le malade est obligé de se servir du bandage pendant toute sa vie, et que s'il vient à le quitter, ou si le bandage ne contient pas exactement la hernie, il est exposé à l'étranglement. Le pronostic des hernies compliquées est différent suivant l'espèce de complication. Nous en parlerons par la suite.

Traitement des Hernies.

La cure des hernies consiste à replacer dans le ventre les parties qui en sont sorties, et à les maintenir réduites avec un bandage convenable. Si ce moyen procure la cohérence des parois du sac dans l'endroit sur lequel il agit, et le resserrement de l'ouverture herniaire au point d'empêcher les parties de ressortir, la cure est parfaite ou radicale : elle est palliative ou imparfaite lorsqu'il faut toujours continuer l'usage du bandage pour maintenir les parties réduites, et mettre le malade à l'abri des accidens auxquels il serait exposé sans cela.

La réduction des hernies n'a pas toujours lieu de la même manière. Les hernies peu volumineuses, récentes et formées uniquement par l'intestin, rentrent quelquefois d'elles-mêmes lorsque le malade est couché horizontalement sur le dos, ou que la tumeur est exposée au contact de l'air froid ; mais le plus souvent il faut repousser les parties dans le ventre avec la main, opération à laquelle on a donné le nom de *taxis*. Lorsque la hernie est peu volumineuse et facile à réduire, on peut faire rentrer les parties pendant que le malade est debout, en exerçant sur la tumeur une légère pression ; mais pour peu que la hernie soit difficile à réduire, on ne parvient à la faire rentrer qu'en donnant au malade une situation convenable, et en exerçant sur la tumeur une pression plus forte et plus méthodique.

Le malade doit être dans une position telle que les muscles abdominaux soient relâchés, pour qu'ils n'opposent aucun obstacle à la rentrée des parties ; que l'endroit où se trouve la hernie soit le plus élevé possible, afin que les viscères contenus dans le ventre s'éloignent de la tumeur et opposent moins de résistance à ceux qui sont sortis : ainsi, il sera couché sur le dos, il aura la tête légèrement inclinée sur la poitrine et soutenue par un oreiller, les cuisses et les jambes seront fléchies de manière que la plante des pieds porte à plat sur le lit, le bassin sera plus élevé que le ventre et incliné du côté opposé à la hernie ; on recommande au malade de ne faire aucun effort de respiration, ni aucune tentative pour fléchir la tête sur la poitrine, mouvement qu'il est presque toujours disposé à exécuter dans l'intention de voir ce qui se passe du côté de l'abdomen.

Le Chirurgien se place du côté de la hernie
et procède à la réduction de la manière suivante : il embrasse la tumeur avec une main
ou avec les deux si elle est trop grosse, afin de
l'investir entièrement s'il est possible ; il la comprime doucement et également avec les doigts,
et en pousse successivement les parties vers
l'ouverture qui leur a donné passage : la répulsion de ces parties doit être faite selon la direction qu'elles ont suivie en sortant ; ainsi elle
sera faite perpendiculairement à la hernie, si
celle ci est ombilicale ou ventrale ; obliquement
de bas en haut et de dedans en dehors, si elle
est inguinale ; et de dehors en dedans, si elle
est crurale ; si la hernie est épiploïque, la réduction s'opère plus lentement, plus difficilement, et elle exige une pression soutenue jusqu'à la fin. La hernie intestinale peu volumineuse obéit presque toujours à la première impulsion communiquée à l'intestin, et rentre,
pour ainsi dire, tout-à-la-fois : celle dont le volume est considérable, cède plus difficilement
à la compression ; et comme la rentrée de la
portion d'intestin qui la forme est successive,
la compression doit être continuée plus long-
temps ; on est même obligé quelquefois de presser ou manier la tumeur en différens sens, pour
faire passer dans le conduit intestinal les gaz et
les matières fécales contenues dans la portion
d'intestin sortie : quand elle en est débarrassée,
on doit diriger la compression de manière à
faire rentrer dans le ventre la partie de l'intestin la plus voisine de l'ouverture herniaire, et
successivement ce qui reste en dehors. Si ces
procédés de réduction et plusieurs petites manœuvres que l'usage seul peut apprendre, sont

insuffisans, on s'informera de l'attitude que le malade prenait pour réduire sa hernie et de la manière dont il la faisait rentrer, afin de tenter ce procédé, quelque différent qu'il soit de celui qu'on emploie ordinairement. On reconnaît que la réduction est complète par la disparition entière de la tumeur et par la facilité avec laquelle on distingue l'ouverture herniaire avec le doigt qu'il est souvent possible d'y introduire.

On maintient les hernies réduites, en exerçant sur l'ouverture herniaire après la rentrée des parties, une compression non-interrompue. La main du malade ou celle du Chirurgien peut dans la plupart des cas empêcher momentanément la tumeur de reparaître; mais comme la compression doit être continuée long-temps et sans interruption, c'est seulement au moyen d'un bandage méthodique qu'on peut l'exercer. La grandeur, la forme, la composition de ces bandages doivent varier selon le siège des hernies, leur nombre, l'âge et la constitution du malade, et le degré de tendance qu'ont les viscères à s'échapper du ventre. Il ne sera question ici que des bandages dont on se sert pour contenir les hernies inguinale et crurale. Nous parlerons de ceux qu'on emploie dans les autres espèces de hernies, en traitant de ces tumeurs en particulier. Les bandages dont on fait usage dans les hernies inguinale et crurale, sont le spica, le bandage de futaine et le brayer.

On fait le spica avec une bande roulée, large de deux à trois pouces, de sept à huit aunes de longueur pour les adultes, et de trois à quatre pour les enfans. Après avoir réduit la hernie et placé sur l'ouverture herniaire une compresse triangulaire, épaisse, graduée et plus grande

8.   5

que cette ouverture, on applique l'extrémité de la bande au-dessus de la crête de l'os des îles du côté opposé à la hernie, et on l'assujettit par trois circulaires autour du corps. Après le troisième circulaire, on la conduit un peu obliquement de haut en bas du côté sain vers le côté malade sur la compresse graduée : de là, on la dirige autour de la partie supérieure de la cuisse en passant au-dessous du grand trochanter, et la faisant tourner entre la partie interne supérieure de ce membre et les parties génitales, on la ramène sur la compresse graduée où elle se croise avec le jet descendant : de là, on la conduit autour du bassin en la faisant passer au-dessus de la hanche du côté malade ; et lorsqu'elle est arrivée au-dessus de la crête de l'os des îles du côté opposé, on la fait descendre sur la compresse graduée comme ci-dessus, et on continue de la même manière jusqu'à ce qu'elle soit entièrement employée. Les jets de bande doivent être disposés en doloires ; c'est-à-dire, qu'ils ne doivent être découverts que d'un tiers de la largeur de la bande, et être croisés sur la compresse : ce bandage peut être employé utilement après l'opération de la hernie étranglée, lorsque l'anneau est très-large et que les parties ont une très-grande tendance à s'échapper ; mais si on s'en servait pour contenir une hernie simple, on manquerait absolument son but par plusieurs raisons : 1.º quelque serré que soit le bandage au moment où l'on vient de l'appliquer, il se relâche bientôt et alors il n'exerce plus une compression suffisante pour s'opposer à la sortie des parties ; 2.º le bassin étant elliptique transversalement, le spica comprime plus les hanches

que la région inguinale, malgré la compresse
graduée que l'on place sur l'ouverture herniaire ; 3.° ce bandage se relâche dans la flexion
de la cuisse, et alors il n'agit plus avec assez de
force pour s'opposer à la sortie des viscères :
ainsi le spica ne doit être employé que quand
le malade reste au lit et en attendant qu'on se
soit procuré un bandage plus sûr et plus commode.

Le bandage de futaine est composé d'une
ceinture, d'une pelote et d'un sous-cuisse. La
ceinture, large d'un pouce et demi, et assez longue pour entourer le bassin, est de futaine ou
de satin plié en double. La pelote formée de
laine, de coton, de charpie ou de linge plié,
recouverte de futaine ou de satin, doit être
ovale ou ronde selon la forme de l'ouverture
herniaire, plus large d'un pouce que cette ouverture, et convexe du côté qui doit toucher
la peau : cette pelote est cousue à l'une des extrémités de la ceinture, dont l'autre extrémité
est percée de deux trous dans lesquels on passe
deux rubans de fil qui sont cousus à la pelote
et qui servent à serrer le bandage. Le sous-
cuisse est formé comme la ceinture à laquelle
il est cousu en arrière, tandis qu'en devant il
est arrêté au bas de la pelote par un bouton
ou par des rubans de fil. Ce bandage, dont les
femmes font souvent usage pour les enfans en
bas âge, ne contient pas mieux la hernie que le
spica : il est très-sujet à se déranger ; et malgré
les soins de propreté, il cause souvent des
meurtrissures, un érysipèle boutonneux et des
excoriations qui forcent d'y renoncer.

On donne le nom de *brayers* aux bandages
destinés à contenir les hernies, quelle que soit

la matière dont ils sont formés et la manière dont ils sont construits : ceux des anciens étaient extrêmement défectueux et ne remplissaient qu'imparfaitement l'intention qu'on doit se proposer en appliquant un brayer. Les modernes ont singulièrement amélioré cette partie de l'art, et la construction des bandages herniaires est portée à un degré de perfection tel qu'il est infiniment rare de rencontrer une hernie qui ne puisse être contenue et qui ne devienne par là un mal très-supportable.

Le brayer ou bandage herniaire qu'on emploie généralement aujourd'hui, est formé de deux parties principales : la ceinture et la pelote ou écusson. La ceinture est composée d'un arc de cercle d'acier d'une trempe un peu molle qu'on appelle aussi le *ressort*, et d'une courroie qui la complète. On convient généralement que les bandages dont la ceinture est élastique sont préférables à tous les autres ; mais on ne s'accorde plus lorsqu'il est question de déterminer la longueur qu'il convient de donner au ressort : les uns pensent qu'il ne doit s'étendre que depuis la pelote placée sur l'anneau ou l'arcade crurale jusqu'à un pouce au-delà de la première épine du sacrum ; les autres prétendent qu'il doit s'étendre depuis l'anneau d'un côté, jusqu'à l'attache supérieure du muscle du *fascia lata* du côté opposé ; c'est-à-dire, embrasser les $\frac{10}{12}$ de la circonférence du bassin. Quant à moi, je pense que l'une de ces opinions ne peut pas être admise à l'exclusion entière de l'autre, et que la longueur du ressort d'un bandage doit être subordonnée au degré de force nécessaire pour contenir la hernie.

Un bandage dont le ressort s'étend depuis la

pelote jusqu'à un pouce au-delà de la première
épine du sacrum suffit pour maintenir la plupart des hernies, lorsque d'ailleurs le ressort
a une force proportionnée à la tendance des
parties à s'échapper : mais lorsqu'il s'agit d'une
hernie ancienne et volumineuse, dans laquelle
l'ouverture herniaire est très-dilatée, le bandage en demi-cercle est presque toujours insuffisant; et si, pour rendre l'action du bandage
plus forte et moins variable, on serre fortement la courroie qui, de l'extrémité postérieure du ressort demi-circulaire, vient se joindre à la pelote, cette forte compression devient
insupportable, et n'empêche point d'ailleurs le
bandage de se déranger lorsque le malade fléchit la cuisse et surtout lorsqu'il marche. On
ne peut contenir ces sortes de hernies qu'avec
un bandage construit d'après les principes de
Camper, c'est-à-dire, dont le ressort embrasse
les $\frac{7}{12}$ de la circonférence du bassin ; ou, en
d'autres termes, qui s'étend depuis l'anneau
d'un côté jusqu'à la partie supérieure du muscle du *fascia lata* du côté opposé. J'ai vu un
grand nombre de hernies qui n'avaient pas pu
etre contenues avec un bandage ordinaire en
demi-cercle, et que M. Oudet, un des bandagistes les plus habiles de Paris, est toujours
parvenu à contenir avec un bandage dont le
ressort entourait les $\frac{10}{12}$ de la circonférence du
bassin, et dont la pelote avait une forme que
nous indiquerons plus bas.

Quelle que soit la longueur du ressort, sa
largeur ordinaire près de la pelote est de huit
lignes ; de là, elle va en augmentant par degres
vers son extrémité opposée qui doit être percée de plusieurs trous : son épaisseur doit va-

rier depuis un tiers de ligne jusqu'à une ligne, suivant la force nécessaire pour contenir la hernie : le ressort devant appuyer à plat dans toute son étendue sur des surfaces inclinées en différens sens, il doit être aussi contourné dans plusieurs points de son étendue, afin qu'il puisse s'adapter exactement sur toutes les parties qui lui répondent et s'y fixer invariablement : ainsi dans sa partie postérieure, sa face concave sera un peu inclinée en bas et dans sa partie antérieure, en haut pour s'accommoder à l'obliquité de la surface du bassin : il sera aussi recourbé sur sa largeur, en bas dans son tiers postérieur, en haut dans le tiers moyen, et en bas dans le tiers antérieur : cette dernière courbure doit être plus grande dans le bandage pour la hernie crurale.

La force du ressort qui résulte, comme nous l'avons dit plus haut, de son épaisseur, doit être proportionnée au degré de pression nécessaire pour contenir la hernie. Dans les petites hernies, dans celles qui arrivent aux enfans et aux personnes qui mènent une vie tranquille et sédentaire, on n'a pas besoin d'une pression très-considérable, et un ressort d'une force médiocre suffit. L'épiploon étant un corps très-glissant qui s'échappe aisément par le plus petit espace, les hernies épiploïques exigent, toutes choses égales d'ailleurs, un bandage plus fort que les hernies intestinales. Mais de toutes les hernies, il n'y en a point de plus difficiles à contenir, et par conséquent qui exigent un bandage plus fort que les hernies anciennes, très-volumineuses, et dans lesquelles l'anneau est considérablement dilaté, surtout lorsque le sujet est obligé de se livrer à des efforts violens.

A l'extrémité postérieure ou la plus large
du ressort, qui est percée de trous, comme
nous l'avons dit plus haut, on coud une lisière de drap large d'un pouce, assez longue
pour s'étendre jusqu'auprès du pubis où elle
est terminée par une courroie percée de
plusieurs trous placés sur la même ligne pour
assujettir la ceinture à la pelotte. Le cercle
est couvert d'une toile faufilée du côté de sa
convexité, puis d'une peau de chamois qui s'e-
tend le long de la lisière et qui est faufilée
du côté de la convexité du bandage : enfin,
il y a, le long de la face interne, une garniture
de laine recouverte de peau de chamois faufilée qui correspond au cercle et à la lisière,
et qui est fixée par des points piqués de chaque côté à ces parties que la garniture doit
déborder de deux à trois lignes.

La pelote doit avoir une grandeur proportionnée à celle de l'ouverture herniaire, et en
excéder les bords d'environ un demi-pouce;
de sorte que si cette ouverture a un pouce de
diamètre, la pelote en aura deux. La figure de
la pelote doit être différente suivant l'espèce
de hernie que le bandage est destiné à contenir. Dans la hernie inguinale, elle aura à-peu-
près la figure d'un ovale dont le plus grand
diamètre sera dirigé obliquement de haut en
bas et de dehors en dedans, comme celui de
l'anneau : lorsque celui-ci est très-large et la
hernie difficile à contenir, il arrive souvent
malgré la largeur de la pelote, que les parties
s'échappent par la partie inférieure de l'anneau.
Dans ce cas, M. Oudet parvient toujours à
contenir la hernie en alongeant la pelote par
en bas, et en lui donnant en quelque sorte la

forme d'un triangle rectangle dont le plus grand bord est tourné en dehors, et le sommet arrondi pour qu'il n'appuie pas douloureusement sur le cordon spermatique.

Pour la hernie crurale, la pelote doit avoir plus d'étendue transversalement que de haut en bas : si elle était trop large dans ce dernier sens, elle gènerait la flexion de la cuisse et serait poussée en haut par ce mouvement; et lorsque la cuisse prendrait une situation opposée, la pelote ne répondrait plus à la hernie.

La pelote, au lieu d'être verticale, doit être inclinée sous un angle parfaitement semblable à celui que la partie inférieure du ventre forme avec le pubis, afin qu'elle exerce une compression égale sur toute la circonférence de l'anneau ; et comme cet angle n'est pas le même dans tous les sujets, l'inclinaison de la pelote doit être déterminée pour chaque malade en particulier.

La face externe de la pelote doit être plate et l'interne convexe; mais la convexité de celle-ci ne sera pas toujours la même. Dans les cas ordinaires, son épaisseur dans sa partie moyenne sera de quatorze ou quinze lignes; de là elle ira en diminuant par degrés jusqu'à sa circonférence qui sera épaisse d'environ neuf lignes. Une telle pelote est presque plate, ou du moins sa convexité est si peu considérable qu'elle ne l'empêche pas de s'appliquer également sur l'anneau et sur tous les points de sa circonférence, et d'exercer une compression uniforme qui empêche que les viscères ne puissent s'échapper d'aucun côté.

Si la pelote est trop convexe et surtout très-élevée dans son milieu, il peut en résulter plu-

sieurs inconvéniens : 1.º la partie moyenne de
la pelote presse beaucoup plus que la circonférence, et les viscères peuvent aisément s'échapper sur les côtés, surtout pour peu que le bandage se dérange ; 2.º l'action du ressort s'exerçant principalement sur l'endroit le plus saillant de la pelote et ne se partageant pas unifor-
mément sur tous les points de son étendue, il
en résulte qu'une pression, même médiocre,
occasionne bientôt de la douleur ; 3.º la partie
la plus élevée de la pelote qui correspond à
l'anneau pousse fortement en dedans les parties molles qui le recouvrent ; elle distend ces
parties et les convertit en une espèce de sac
qui remplit l'ouverture herniaire, l'empêche
de se rétrécir, et s'oppose ainsi à la guérison
radicale de la hernie, alors toutefois qu'elle en
est susceptible ; 4.º enfin, une pelote trop convexe peut causer une nouvelle hernie, en écartant les fibres tendineuses voisines de l'anneau
les unes des autres par une pression forte et
continuelle, et en produisant une fente par laquelle peuvent sortir des portions de viscères.
Il y a cependant des circonstances qui doivent
faire employer de préférence une pelote convexe et même conique ; c'est lorsque les tégumens et la graisse ont une épaisseur si considérable, qu'ils forment étant affaissés, une
sorte d'entonnoir sur le fond duquel une pelote plate ne saurait avoir la moindre action ;
ou bien encore lorsque le cordon spermatique
a acquis par l'effet d'une hydrocèle, soit du
cordon lui-même, soit de la tunique vaginale,
un volume considérable.

La pelote est composée d'une platine de tôle
d'environ une demi-ligne d'épaisseur, fixée

dans sa partie supérieure au cercle d'acier par des clous rivés, portant au milieu de sa face externe un crochet recourbé en bas, ou un bouton de cuivre pour assujettir la courroie du cercle et le sous-cuisse. On couvre cette platine sur ses deux faces de toile écrue; on place sur sa face interne une pelote contenant de la laine, du crin, de la bourre ou du coton, et on la coud dans toute sa circonférence au morceau de toile dont la platine ou l'écusson est recouvert; le tout est enveloppé de deux morceaux de peau de chamois cousus à surjet dans la circonférence de la pelote : on fait deux brides de fil ou de soie longues d'environ quinze lignes sur la face externe de la pelote, l'une en dedans sous laquelle on passe la courroie avant de la fixer au crochet recourbé ou au bouton de cuivre, et l'autre en dehors, sous laquelle on passe la courroie lorsqu'elle est accrochée. La pelote ne doit être ni trop dure, ni trop molle : si elle est trop dure, elle contond les parties et surtout le cordon, et ne peut s'accommoder à l'anneau; si elle est trop molle, elle presse trop faiblement.

On n'est pas d'accord sur la forme du bandage dont doit se servir le malade qui porte une hernie de chaque côté. Les uns veulent un bandage composé de deux pelotes fixées au même cercle par une languette d'acier et qu'on place du côté de la hernie la plus difficile à maintenir; les autres conseillent un bandage dont le ressort embrasse le bassin en arrière et sur les côtés, et dont chaque extrémité se termine par un écusson : une courroie cousue à l'un de ces écussons et attachée à un crochet sur l'autre, sert à les réunir. Il y en a qui pré-

fèrent deux bandages unis par devant et par
derrière au moyen d'une petite courroie et
d'une boucle : ce double bandage paraît préférable aux deux premiers, en ce que la construction en est plus simple, qu'il est plus
aisé de proportionner la force de chaque bandage à celle qui est nécessaire pour maintenir
chaque hernie, et qu'ils se dérangent plus difficilement qu'un seul bandage à deux pelotes.
Au reste, si l'on donne la préférence à ce dernier, on doit faire attention que les deux pelotes soient à une distance suffisante l'une de
l'autre : l'éloignement des deux pelotes sera
soumis à celui des deux anneaux ; car chaque
pelote doit couvrir exactement chaque anneau.
Les deux branches supérieures des os pubis ne
sont point en ligne droite ; elles forment un
angle à l'endroit de leur réunion. Les deux pelotes ne peuvent donc point rester en ligne
droite l'une de l'autre, et la bande de fer qui
les unit doit avoir une courbure proportionnée
à l'angle de ces os, sans quoi l'une des pelotes
ne s'appliquerait qu'inexactement sur l'anneau.

La peau de chamois dont on couvre le bandage, pénétrée par la transpiration, se gâte,
se déchire promptement. Il est donc nécessaire
de le faire regarnir souvent, et si on ne le
fait pas à temps, le ressort peut être endom-
magé. On peut éviter cet inconvénient en en-
veloppant le bandage avec de la peau de lièvre
brun, préparée, dont on laisse le poil en dehors. Cette couverture reste long-temps intacte,
parce que les poils empêchent la sueur de la
pénétrer. On peut aussi se servir, dans la même
intention, d'un étui ou chemise de toile qu'on
a soin de renouveller de temps en temps.

Pour que le bandage soit bien adapté aux parties, et qu'il remplisse parfaitement l'objet qu'on se propose, il faut qu'il soit fait exprès pour l'individu et que la mesure en ait été prise avec soin. Il y a plusieurs manières de prendre cette mesure : la plus ordinaire consiste à embrasser circulairement le bassin au-dessous des crêtes des os iliaques, avec un ruban ou un fil dont les bouts seront ensuite rapprochés au-dessus de la symphise des pubis, et sur lequel on marquera les points correspondans à l'anneau, à l'épine antérieure et supérieure de l'os des hanches, à la première épine du sacrum. Pour qu'un bandage soit bien fait, il importe encore que la courbure du ressort ait l'étendue convenable et soit proportionnée à la circonférence de la hanche, qui est loin d'être la même chez tous les sujets. Si la courbure est trop courte, la pelote ne posera pas assez solidement sur l'anneau, et aura une tendance continuelle à se porter en dehors ; si la courbure est trop grande, le cercle n'appuyera pas fixement sur la hanche et le bandage se dérangera aisément. Pour prévenir cet inconvénient et pour donner au ressort toutes les autres conditions dont il a besoin, il faut prendre la mesure du bandage avec un fil de fer double et souple, qui peut s'accommoder à la figure des parties et la conserver ; ou mieux encore, comme Scarpa le conseille, avec une lame de métal mince et flexible, large de six lignes, terminée par une plaque semblable à celle qui sera destinée à soutenir la pelote. On appliquera cette lame sur toute la circonférence du bassin, à partir de l'anneau, de manière qu'elle porte bien à plat sur les parties, et qu'elle les embrasse avec une précision rigoureuse en se moulant à tous leurs contours. On courbera la plaque destinée à porter la pelote, et on lui donnera le degré d'inclinaison nécessaire pour qu'elle s'adapte exactement à l'angle formé par le bord inférieur du ventre et le pubis. Cela fait, on retirera la lame et on la placera dans une situation convenable pour qu'elle conserve toutes les inflexions qui lui auront été données. Cette lame servira de modèle pour la fabrication du ressort, qui ne sera soumis à la trempe qu'après avoir été essayé sur l'individu qui doit en faire usage. De quelque manière qu'on prenne la mesure d'un bandage, la différence, produite par les enveloppes du ressort, exige qu'on lui donne environ un pouce au-delà de cette mesure.

Pour bien appliquer un bandage herniaire, il convient de faire coucher le malade et de tenir le bassin un peu élevé : on passe le milieu du cercle au-dessous de la hanche du côté de la hernie ; on applique le centre de la pelote sur l'ouverture herniaire, et pendant qu'on l'y maintient fixée, on place le cercle dans la direction qu'il doit avoir au-dessous de la crête de l'os des îles et sur l'épine du sacrum ; on ramène la courroie au-dessous de la crête iliaque du côté opposé, et on la passe dans la bride interne de la pelote ; on serre plus ou moins fortement le bandage selon la tendance que les parties ont à s'échapper. La courroie est fixée au crochet, puis passée dans la seconde bride.

Lorsque le bandage est bien construit et bien placé, il conserve, dans la plupart des cas, la place dans laquelle on l'a fixé, et il n'est pas nécessaire d'employer un sous-cuisse, surtout dans la hernie inguinale ; mais dans tous les cas où le bandage n'est pas parfaitement bien fait, dans ceux aussi où une conformation particulière du bassin rend le bandage plus mobile, le sous-cuisse est nécessaire pour l'y affermir. Il est composé d'une lisière de drap garnie de laine, recouverte de peau ou de satin de même que le brayer ; il forme par un bout une anse dans laquelle on introduit le bandage jusqu'à sa partie moyenne ; c'est-à-dire jusqu'à l'endroit qui correspond au sacrum : l'autre bout du sous-cuisse est formé par une courroie qui est ramenée sous la cuisse, et qu'on fixe au moyen de l'un des trous dont elle est percée, dans le crochet de la pelote par dessous la courroie du brayer.

Le bandage étant placé, on examine s'il va bien : on supplée à ses légères imperfections ; on le change s'il ne s'applique pas convenablement. Lorsque la peau est pincée sous le bandage, on en étend les plis ; si le cercle porte à faux, on garnit de linge ou de coton les endroits où il n'appuie pas, en attendant qu'on en ait un autre dont la courbure soit mieux appropriée à la forme du bassin. Si les parties s'échappent entre la pelote et l'ouverture herniaire, c'est une preuve que le bandage n'est pas suffisamment serré. On doit faire tousser, marcher le malade pour s'assurer que la hernie ne reparaît pas. Si la forme des parties, leur maigreur, la saillie du pubis, la flexion de la cuisse font remonter le bandage, on y ajoute un sous-cuisse. Si l'embonpoint du ventre, le poids des culottes le font descendre, on le soutient à l'aide d'un scapulaire ou de bretelles passées par dessus les épaules, et fixées au bandage au moyen d'un bouton.

Pendant les premiers jours, l'usage d'un bandage est fort incommode et quelquefois douloureux : on permet alors au malade de l'ôter pendant qu'il est au lit, en lui recommandant de le réappliquer avant d'en sortir. Lorsque le sujet est très-gras, il est quelquefois nécessaire de serrer de nouveau le bandage à mesure que la laine dont il est rembouré et le tissu graisseux sous-cutané sont affaissés par la compression. Il survient quelquefois du gonflement au scrotum, au testicule, au pli de l'aine, de la gêne dans les mouvemens de la cuisse, de l'inflammation, et quelquefois des excoriations. Ces accidens peuvent être le résultat de la dureté de la pelote, de sa situation trop basse ou de son obliquité. On examine quelle est celle de ces causes qui produit les accidens ; on y remédie, ou en changeant la pelote, ou en la redressant, ou en employant un bandage dont le ressort soit plus faible. Si le bandage est seulement trop serré et que sa force soit suffisante, on se contente de le relâcher. On couvre les parties tuméfiées et excoriées de compresses imbibées d'infusion de fleurs de sureau, qu'on a soin de renouveler fréquemment afin de les maintenir humides, et dont on continue l'usage pendant quelques jours, après que l'accident qui les a rendues nécessaires est complètement dissipé.

Le bandage, lorsqu'il est bien fait et porté sans interruption, n'a pas seulement l'avantage de prévenir l'augmentation de la hernie, son étranglement et d'autres accidens, il peut encore, dans quelques circonstances, produire la cure radicale de la maladie. C'est particulièrement chez les enfans et les jeunes gens que le bandage produit cet effet : il n'est pas possible de l'espérer dans l'âge mûr, moins encore dans la vieillesse. Diverses autres circonstances concourent avec l'âge à favoriser la cure radicale de la hernie, par le moyen du bandage. Il est utile que le malade évite tout effort violent, tout exercice pénible ; qu'il ne fasse point d'excès dans le régime ; qu'il se tienne le ventre habituellement libre ; qu'il ait l'attention d'appliquer la main sur la pelote toutes les fois qu'il tousse, qu'il éternue, qu'il va à la selle. Cette précaution est plus nécessaire encore s'il vient à crier ou à vomir. Dans ces diverses circonstances, l'impulsion transmise aux viscères abdominaux par les muscles qui les entourent, devient plus considérable ; les viscères tendent avec plus de force à s'échapper, et en supposant qu'ils ne passent point sous la pelote, il est au moins sûr qu'ils cherchent à s'introduire dans l'ouverture herniaire : or, cet effort a toujours l'inconvénient d'entretenir la dilatation de cette ouverture, et de s'opposer à son rétrécissement. Il est même convenable, pour la guérison radicale, que l'on ne change le bandage qu'après avoir posé la main sur la pelote de celui qu'on veut ôter, afin de continuer la compression jusqu'à ce qu'un autre bandage ait été appliqué. Cette précaution est utile surtout chez les enfans qui font des cris pendant qu'on change le bandage, et chez lesquels, d'ailleurs ce changement est plus souvent nécessaire.

Chez eux, la compression constante produit la guérison radicale de la hernie, en déterminant l'oblitération du sac à son entrée. Quelquefois aussi lorsque la hernie est peu volumineuse, le sac rentre peu à peu dans le ventre, l'anneau se resserre, acquiert de la consistance, et il ne reste aucune trace de la maladie. Chez les adultes, le col du sac s'oblitère aussi quelquefois; mais cet évènement est rare; et quand il arrive c'est par un autre mécanisme : l'ouverture herniaire se resserre, se remplit de graisse, surtout si le malade prend de l'embonpoint; quelquefois les parties deviennent adhérentes à la portion du péritoine qui forme le sac; d'autres fois cette portion de péritoine s'épaissit et s'attache à l'anneau, au cordon spermatique et aux parties voisines, et le tout oppose aux viscères une digue insurmontable. Dans quelques cas, une adhérence de l'épiploon à l'orifice du sac est le moyen dont la nature se sert pour guérir radicalement une hernie : Paré en cite un exemple. Le même effet peut être produit par une adhérence de l'ovaire. Camper a trouvé à l'ouverture du cadavre d'une femme âgée, l'ovaire droit uni à toute la circonférence d'un sac herniaire d'une capacité assez considérable, lequel s'étendait dans l'aîne droite, et était vide et aplati.

On peut présumer que la hernie est radicalement guérie, d'après le temps que le bandage a été porté et d'après les autres circonstances indiquées. Pour s'en assurer, on ôte le bandage; on porte le doigt sur l'ouverture herniaire, on compare sa largeur à celle qu'elle avait à l'époque où l'on a appliqué le bandage; on commande au malade de se lever, de marcher, de tousser ou de faire quelqu'autre effort, en même temps qu'on tient la main appliquée sur l'endroit de la hernie; on sent alors l'impulsion communiquée par les viscères, si la hernie a de la tendance à reparaître;

et dans ce cas, on fait encore porter le bandage pendant quelque temps. Dans le cas opposé, on peut regarder la guérison comme
radicale ; mais il ne serait pas prudent de né-
gliger de suite toute espèce de précaution. Le
malade ne quittera d'abord le bandage que pendant la nuit ; il le placera chaque matin avec
soin avant de sortir du lit, et ne s'en dépouil-
lera le soir qu'après s'être couché. Plus tard,
il pourra ne point mettre habituellement le
bandage pendant le jour ; mais il devra y recourir encore toutes les fois qu'il aura à faire
ou un grand exercice, ou un effort violent : il
devra également avoir soin quand il toussera,
quand il criera, de placer la main sur l'ancienne ouverture herniaire, afin de prévenir
un nouveau déplacement.

On a conseillé de joindre à la compression
exercée par le bandage, l'application de certaines substances propres à resserrer le tissu des
parties, ou à les irriter et les enflammer. Parmi
les nombreux topiques astringens proposés
pour guérir radicalement les hernies, les principaux sont l'emplâtre *contra rupturam*, composé de mastic, de labdanum, de noix de cy-
près, de terre sigillée, de poix, de térébenthine, de cire et de racine de grande consoude ;
une peau d'anguille impregnée d'alun et de sel
marin ; un sachet de cendres, de plâtre, d'alun
et de bol d'Arménie. Mais un moyen qu'on a
recommandé de preférence à ceux qui précèdent,
c'est un sachet de linge rempli aux deux tiers
de fleurs de tan, trempé dans du vin chaud et
renouvelé toutes les vingt-quatre heures. Ce
moyen employé concurremment avec le bandage a quelquefois guéri des enfans en un

temps très-court, dans l'espace d'un mois, par exemple. On a remarqué que, dans les grosses hernies qu'on ne peut réduire qu'en partie, ce remède a sur les tégumens qu'il raffermit un effet astringent très-marqué, et qu'il resserre le sac de celles qui sont difficiles à maintenir réduites ; mais on a remarqué aussi qu'il produisait dans quelques cas un érysipèle ou des furoncles sur l'endroit où il était appliqué.

Lorsque les astringens, dont l'action en général est très-incertaine, ont été employés sans effet, on peut tenter la cure radicale, en déprimant les tégumens par une forte compression, au moyen d'une petite pelote très-convexe, en causant ensuite une irritation et une inflammation à la peau et au sac avec un vésicatoire ou une petite éponge impregnée d'huile essentielle de térébenthine, et en appliquant un bandage très-serré pendant l'effet du topique ; on diminue par degrés le serrement du bandage, dont on continue toutefois l'application constante pendant plusieurs mois. Ce moyen qui est très-douloureux a réussi quelquefois, mais le plus souvent il a été sans effet, et la hernie est revenue dès qu'on a cessé de se servir du bandage.

On a aussi tenté la guérison radicale des hernies par divers procédés opératoires : tels que le cautère actuel, les caustiques, la castration, le point doré, la suture royale, la ligature circulaire, l'incision et la suppuration du sac. Les anciens, dont les bandages pour contenir les hernies étaient très-défectueux et ne remplissaient presque jamais l'objet pour lequel on les employait, avaient souvent recours à ces différentes opérations, surtout dans les hernies in-

guinales, pour oblitérer par une cicatrice solide l'ouverture herniaire. A mesure que la
construction des bandages s'est améliorée, les
Chirurgiens rationnels et méthodiques n'ont
presque plus pratiqué ces opérations ; et aujour-
d'hui que la perfection des bandages est telle
qu'on trouve à peine une hernie qui ne puisse
être exactement contenue, ces différentes opérations sont entièrement proscrites ; en sorte
que rien ne pourrait justifier la conduite d'un
Chirurgien qui pratiquerait quelqu'une de ces
opérations, dans l'intention de guérir une hernie radicalement. Il serait donc inutile d'exposer en détail ces divers procédés opératoires ;
il suffira, je pense, de dire en quoi ils consistent, pour en faire connaître les inconvéniens,
les dangers et l'insuffisance.

Le cautère actuel était employé de la manière
suivante : on traçait avec de l'encre sur les tégumens le contour de la tumeur ; et après l'a-
voir réduite et rangé les vaisseaux spermatiques de côté, on portait dans le lieu circonscrit un fer incandescent, au moyen duquel on
brûlait successivement, en plusieurs jours, la
peau, le sac, le périoste et même l'os pubis,
pour que la cicatrice adhérente à cet os exfolié
opposât une résistance plus forte à la sortie des
viscères. Après la cautérisation, on mettait en
usage les moyens propres à favoriser la chute
de l'escarre et la guérison de la plaie.

Cette méthode a été employée pendant long-
temps. Dans la suite, pour éviter les douleurs
aiguës causées par l'ustion de la peau avec un fer
rouge, on y a substitué les caustiques. La pierre
à cautère est le caustique dont on se servait
ordinairement. On en appliquait un morceau as-

sez grand pour faire une escarre d'environ un pouce de diamètre sur l'anneau, après avoir fait rentrer la hernie ; lorsque l'escarre était tombée, on détruisait avec l'acide sulfurique, l'arsenic ou le sublimé corrosif joint à l'opium, le tissu cellulaire et la plus grande partie du sac, en évitant autant que possible, les vaisseaux spermatiques et le testicule : puis, on traitait l'ulcère suivant ses indications, et on le conduisait à parfaite cicatrice.

On a de nos jours cherché à reproduire le traitement des hernies par les caustiques, et on a cru le simplifier et le perfectionner en touchant avec de l'acide sulfurique la partie antérieure du sac, après l'avoir découverte par une incision longitudinale des tégumens ; mais cette modification de la méthode des anciens n'a pas mieux réussi que la méthode elle-même. L'inflammation très-douloureuse du cordon et du testicule, des abcès dans ces parties et dans le scrotum, la corrosion d'une portion d'intestin qui, malgré qu'on en ait, se présente dans l'anneau, l'inflammation du péritoine et quelquefois même la mort ont été les résultats funestes de ce traitement, dont le moindre inconvénient est encore de ne pas empêcher la tumeur de reparaître.

La castration est aussi une opération tout-à-la-fois inutile pour la guérison radicale des hernies et dangereuse pour la vie du malade : elle n'a jamais été pratiquée, au moins nous l'espérons, que par de vils charlatans, contre lesquels on a été souvent obligé d'invoquer l'autorité des lois.

Le point doré consiste à passer autour du cordon spermatique et du sac herniaire, après avoir incisé les tégumens, un fil d'or ou de plomb dont on tord les extrémités; on rapproche ensuite les lèvres de l'incision de manière à en obtenir la cicatrisation, qui cependant ne doit être complète que lorsqu'on a retiré le fil ou qu'il est tombé. La constriction du fil doit être assez grande pour fermer l'ouverture du sac, déterminer l'inflammation et l'adhérence de ses parois, mais non assez forte pour arrêter la circulation dans les vaisseaux spermatiques. Trop faible, la constriction du fil ne ferme point le col du sac; trop forte, elle produit la perte du testicule. C'est ici le cas de dire encore ou que ce traitement est sans succès, ou qu'il est pire que le mal.

La suture royale ne porte point atteinte aux vaisseaux spermatiques, et ne compromet pas les organes de la virilité : elle consiste à inciser les tégumens sur toute la longueur de la tumeur, à coudre le sac à surjet ou à points passés, en épargnant les vaisseaux spermatiques. Cette opération n'a peut-être jamais été pratiquée, et je suis bien loin de conseiller d'en faire l'essai.

On trouve l'origine de la ligature circulaire du sac immédiatement au-dessous de l'anneau, sans y comprendre les vaisseaux spermatiques dans la manière dont quelques-uns, du temps de Rousset, pratiquaient le point doré : ils commençaient par inciser les tégumens dans toute la longueur de la hernie, puis soulevant avec les doigts le sac herniaire, ils l'examinaient avec soin pour reconnaître le lieu qu'occupent les vaisseaux spermatiques; ils le traversaient ensuite avec une aiguille garnie d'un cordon de fil, et n'étreignaient pas les vaisseaux spermatiques dans l'anse de la ligature. Cette opération est la même que celle que Heister attribue à Freitag, Chirurgien de l'hôpital de Zurich, et qui, dans ces derniers temps, a été reproduite par Senff et Schmucker qui l'ont beaucoup vantée. Mais, outre que dans la hernie inguinale, sur-tout lorsqu'elle est ancienne, il est impossible de séparer le sac herniaire du cordon des vaisseaux spermatiques, et par conséquent, de lier le premier circulairement sans étreindre le second, la ligature seule du sac est capable de produire l'inflammation du péritoine et des autres parties voisines, et de faire périr le malade.

L'opération ordinaire de la hernie étranglée étant quelquefois suivie de la guérison radicale de la maladie, on a pensé qu'on pourrait obtenir le même résultat en appliquant cette opération aux hernies simples ; et ce qu'il y a d'étonnant, c'est que cette opération a été faite par des Chirurgiens du plus grand mérite. On en trouve trois exemples dans les œuvres posthumes de J. L. Petit. Deux de ces opérations ont été pratiquées par ce célèbre Chirurgien, et la troisième par un de ses confrères. Le premier malade avait 25 ans ; il portait sa hernie depuis son enfance ; jamais elle n'avait été étranglée. Arnaud et Ledran encouragèrent Petit à entreprendre cette opération qu'il refusait de faire depuis six mois. Le malade mourut le sixième jour avec tous les symptômes d'une inflammation du bas-ventre, malgré un traitement antiphlogistique très-actif. À l'ouverture du corps, qui fut faite en présence de ceux qui avaient assisté à l'opération, on vit que l'inflammation s'était étendue sur tout le péritoine, et particulièrement à l'estomac, aux intestins et à l'épiploon. La seconde personne était une femme de 40 ans : elle avait fait à Petit les plus vives instances, pour qu'il la débarrassât d'une hernie entéro-épiploïque, grosse comme le poing, qu'elle portait depuis douze ans. Les accidens furent graves, mais la malade n'y succomba pas ; la plaie fut guérie le trente-cinquième jour. Le sujet de la troisième observation était un domestique ; il n'avait d'autre raison pour se faire opérer, que l'espoir d'être encore en état de remplir ses devoirs auprès d'un maître auquel il était fort attaché. Petit ne put dissuader ni le malade, ni le Chirurgien qui avait sa confiance. L'opération fut faite avec toute la dextérité possible ; elle fut conduite avec sagesse, et cependant le malade mourut le dixième jour de l'opération. On reconnut par l'ouverture du corps une très-violente inflammation du péritoine, de l'estomac, des intestins et de l'épiploon. Nous pourrions rapporter un plus grand nombre d'observations de ce genre ; mais celles que nous venons de citer suffisent pour faire connaître le danger de l'opération dont nous parlons. Nous ajouterons qu'alors même qu'elle n'est suivie d'aucun accident, elle guérit très-rarement la hernie.

Comme nous l'avons dit, toutes les opérations pratiquées par les anciens et même par les modernes pour la guérison des hernies simples, sont insuffisantes et dangereuses. Aujourd'hui, l'usage non interrompu d'un bandage bien fait, et les précautions qui en favorisent les effets, sont les seuls moyens auxquels on ait recours pour obtenir la cure radicale des hernies qu'on peut réduire par le taxis ; quant à celles qui

ne sont pas réductibles ou qui offrent quelque
complication, le traitement en est aussi varié
que les circonstances qui les peuvent compliquer.

ARTICLE II.

Des complications des Hernies.

Les hernies peuvent être compliquées de
douleurs, d'adhérences, de corps étrangers,
d'étranglement et de gangrène.

Des Douleurs.

Les douleurs ne doivent être considérées
comme accident des hernies, que dans le cas
où elles sont aiguës. Des douleurs légères, passagères, accompagnent presque toutes les hernies, et rentrent dans la classe des symptômes
ordinaires que nous avons précédemment exposés. Des douleurs vives se font quelquefois
sentir au moment où la hernie paraît, surtout
lorsque sa formation est soudaine. Cet accident
est plus rare et moins grave dans les hernies
qui se forment avec lenteur. Dans les hernies
anciennes, non réduites ou difficiles à contenir, il y a souvent des douleurs, des coliques
qui reviennent après chaque repas et coïnci-
dent avec le passage des alimens dans la tumeur,
ou bien avec leur présence dans l'estomac, lorsqu'une grande partie de l'épiploon est contenue dans la hernie. Une longue station, une
marche forcée provoquent souvent aussi ces
douleurs dans les anciennes hernies, et les
douleurs font naître chez beaucoup de malades
des nausées, des vomissemens, des défaillances,

des indigestions, et par suite, elles entraînent l'amaigrissement et la diminution progressive des forces ; ces douleurs et les accidens dont elles sont cause dépendent des courbures contre-nature des intestins déplacés, du trouble que ce déplacement produit dans l'exercice de leurs fonctions, du resserrement qu'ils éprouvent dans l'ouverture herniaire, de la difficulté avec laquelle les matières traversent cette partie du conduit intestinal, et surtout l'endroit qui correspond à l'anneau fibreux de la hernie : si l'on ajoute à cela l'espèce de tiraillement et d'alongement qu'éprouvent les viscères encore contenus dans l'abdomen, et l'estomac en particulier, on se rendra facilement compte des douleurs qui surviennent si fréquemment dans les hernies anciennes.

Des douleurs vives se manifestent souvent aussi après la réduction subite de ces vastes tumeurs qui, comme on l'a dit, ont fait perdre aux viscères qui les forment, leur droit de domicile dans la cavité qui les contenait d'abord. Si l'on persiste à maintenir ces tumeurs réduites, il se joint aux douleurs qu'elles avaient d'abord provoquées, une tension plus ou moins considérable du ventre, quelquefois un flux de sang par l'anus et des symptômes fébriles ; ou bien il se forme peu-à-peu dans la portion du conduit intestinal précédemment échappée, un amas de matières fécales qui occasionne des accidens encore fâcheux, quoique moins graves que les premiers. La sortie de la tumeur fait cesser la douleur et les autres accidens qui l'accompagnent.

Lorsque la hernie est réductible, on fait disparaître la douleur qu'elle cause, en repoussant et en maintenant dans le ventre avec un bandage les parties déplacées ; mais lorsque la hernie ne peut pas être réduite, il n'est guère possible de faire cesser entièrement les douleurs et de prévenir les incommodités de la maladie : on conseille alors au malade de ne prendre qu'une quantité médiocre d'alimens, de choisir ceux qui ne fournissent que peu de matières fécales. On entretient le ventre libre au moyen des lavemens, et même des minoratifs. Le malade évitera de se tenir long-temps debout, et il portera un suspensoir pour soutenir le poids de la tumeur.

Des Adhérences.

Les hernies anciennes qui n'ont jamais été réduites, ou qui l'ont été rarement et incomplètement, sont très-souvent compliquées d'adhérences. Il est infiniment rare que cette complication ait lieu dans les hernies récentes et petites : elle est plus fréquente dans les hernies épiploïques que dans les intestinales. Résultat du contact permanent des parties avec le sac ou entre elles, et de la phlogose qu'elles souffrent, ces adhérences présentent beaucoup de variétés. Tantôt les viscères sortis sont unis au sac, tantôt ils le sont entre eux dans la tumeur, ou même dans le ventre, plus ou moins près de l'ouverture qui leur donne issue ; quelquefois l'adhérence n'a lieu que dans un petit point ; d'autres fois, elle occupe une grande étendue : dans quelques cas, on a trouvé une adhérence générale du sac avec les parties contenues, et de ces parties entre elles ; il est plus ordinaire de trouver des adhérences entre le sac et les viscères sortis, qu'entre ces viscères eux-mêmes : quelquefois cependant, les parties déplacées ont seules contracté des adhérences, l'épiploon avec l'intestin, ou bien le mésentère avec l'épiploon, les deux côtés d'une anse intestinale l'un avec l'autre. Dans la hernie congénitale, l'épiploon et l'intestin peuvent adhérer au testicule ; les adhérences peuvent être lâches, cellulaires et faciles à détruire ; ou denses, serrées et inséparables avec les doigts.

Lorsqu'une hernie est ancienne et volumineuse, qu'elle a été abandonnée à elle-même, ou qu'elle a été mal contenue, si elle ne peut être replacée, ou si elle n'est réductible qu'en partie, tout porte à croire qu'il existe des adhérences qui s'opposent à sa réduction, surtout lorsque le scrotum ou le testicule remonte vers l'anneau quand on fait des tentatives de réduction. Mais ce n'est que dans l'opération de la hernie, ou par la dissection de la tumeur, qu'on peut connaître au juste s'il y a des adhérences, quelles sont leur situation, leur étendue, leur forme, leur consistance, et jusqu'à quel point il est possible de les détruire pour procurer la rentrée des parties.

L'incertitude du diagnostic vient de ce qu'il y a des hernies qui peuvent être réduites en partie ou même en totalité, quoique compliquées d'adhérences ; tandis qu'il y en a d'autres qui sont irréductibles, quoique les viscères qui les forment n'aient point contracté d'adhérences contre-nature. Dans le premier cas, la hernie est d'un petit volume ; les viscères qu'elle contient sont unis entre eux, et s'ils tiennent en même temps au sac, celui-ci est si peu adhérent aux parties voisines, qu'il peut être réduit avec les viscères ; alors la hernie rentré peu-à-peu ou tout d'un coup. Ce cas est très-rare. Mais dans le second qui est beaucoup plus fréquent, l'irréductibilité de la tumeur dépend de son ancienneté et de son volume : les viscères qu'elle contient, particulièrement l'épiploon et le mésentère, prennent un accroissement si considérable, que leur grosseur devient très-disproportionnée au diamètre de l'ouverture qui leur a donné passage.

L'impossibilité de réduire une hernie qui n'est point étranglée peut donc venir des adhérences contre-nature, que les viscères qui la forment ont contractées, ou de l'accroissement plus ou moins considérable de ces viscères. Dans l'un et l'autre cas, le malade est exposé sans cesse au danger de l'étranglement ; et lors même que cet accident n'arrive pas, l'augmentation successive de la tumeur la rend de plus en plus incommode. Il est donc bien important que les personnes attaquées de hernie fassent usage, dès le principe de la maladie, d'un bandage qui maintienne exactement les parties, non seulement afin de prévenir l'étranglement, mais aussi d'empêcher la formation des adhérences et l'accroissement excessif des parties déplacées ; mais lorsque cette précaution a été négligée, et que la hernie est devenue irréductible par adhérence ou par augmentation de volume, la conduite à tenir est différente suivant le volume de la tumeur, la nature des parties sorties, et l'obstacle qui s'oppose à la réduction.

Si la hernie est peu volumineuse, ne rentre pas du tout, et conserve toujours la même grosseur ; si elle est molle, indolente, on peut la regarder comme une épiplocèle avec adhérence. Une semblable hernie peut sans aucun risque, être comprimée par un bandage à pelote plate, d'abord peu serré, mais dont on augmente ensuite la constriction par degrés; ce bandage non seulement prévient la sortie d'une nouvelle portion d'épiploon, ou d'une anse d'intestin, mais encore il favorise la rentrée de la portion déplacée, ou bien en produit l'atrophie et la réduit à une tumeur très-petite, qui, en s'appliquant à l'ouverture herniaire, n'est sans doute pas inutile à son occlusion.

Lorsque l'épiplocèle compliquée d'adhérence est plus volumineuse, on parvient ordinairement à en diminuer le volume et la dureté par le repos au lit et les topiques émolliens. Lorsqu'on a obtenu ce premier résultat, la tumeur peut quelquefois être réduite en totalité ou en partie. Dans le premier cas, on applique sur l'ouverture herniaire un bandage à pelote plate ou même un peu convexe, et l'on peut espérer, si l'individu est jeune, que l'emploi prolongé du bandage préviendra le retour de la hernie : il est au moins certain qu'il s'opposera aux accidens qui pourraient survenir, si l'on abandonnait la maladie à elle-même. Si la hernie ne peut pas être réduite complètement, on la soutiendra avec un bandage à pelote concave. Par l'effet de ce bandage, il arrive ordinairement que le volume des parties non réduites diminue par degrés, et qu'elles rentrent peu-à-peu dans le ventre. On doit avoir soin, à mesure que cette réduction lente s'opère, de rendre moins concave la pelote du bandage, de la remplacer enfin par une pelote plate ou même convexe; on peut,

quand les circonstances sont favorables , obtenir par cette méthode une guérison radicale.
Il est très-important dans la cure de cette espèce de hernie, que la pelote soit disposée de
manière à comprimer la tumeur sans l'irriter ;
si la pelote comprime trop fortement, si sa
concavité n'est pas assez profonde relativement
au volume des parties échappées, l'épiploon est
irrité par la pelote, il s'enflamme, et si l'inflammation se propage dans l'abdomen , on
voit se développer des symptômes très-graves ,
et quelquefois une péritonite qui compromet
la vie du malade. D'une autre part, si la compression est trop faible, à raison de la trop
grande profondeur de la concavité de la pelote ,
les parties ne sont pas poussées vers l'ouverture
herniaire, et une nouvelle portion d'épiploon
peut s'échapper.

Dans la hernie intestinale adhérente, si l'intestin est uni à toute la circonférence de l'entrée
du sac, la réduction est impossible, à moins que
le sac ne puisse être repoussé dans le ventre, ce
qui est très-rare : on doit alors soutenir la hernie
par un bandage à pelote concave, si elle est petite ;
par un suspensoir, si elle est volumineuse. Lorsque l'adhérence est au fond du sac, ou à l'un de
ses côtés, on parvient ordinairement à réduire
une portion de l'intestin et à diminuer beaucoup
le volume de la tumeur ; on peut ensuite soutenir
le reste au moyen d'un bandage à pelote concave, et quelquefois avec le temps la réduction
s'opère peu-à-peu en totalité : mais on doit avoir
soin que la compression soit douce, graduée,
afin que les fonctions de l'intestin ne soient
point gênées. Dans les grandes hernies intestinales, il y a presque toujours des adhérences ;

aussi la réduction en est-elle impossible ; et en supposant qu'elle pût se faire, il serait dangereux de la tenter en une seule fois : on doit exercer le taxis sur la tumeur, dans le but seulement de faire refluer d'abord une partie des gaz et des matières fécales qui y sont amassés ; on essaye ensuite d'obtenir la réduction d'une anse intestinale. Plus tard, on répète les mêmes tentatives ; on les suspend, lorsqu'on reconnaît une diminution sensible dans le volume de la tumeur. On n'expose point le malade par ces réductions partielles aux accidens qui succèdent souvent à la réduction subite d'une grande portion d'intestin et d'épiploon. Dans l'intervalle de chacune de ces réductions partielles, on soutient les parties avec un suspensoir de toile forte ou de peau de chamois qu'on fixe le plus solidement possible. Le séjour au lit, une diète sévère, la saignée même, les lavemens un peu actifs, les boissons relâchantes, de temps en temps des minoratifs, sont autant de moyens qui favorisent puissamment la réduction, en diminuant le volume des parties déplacées et de celles qui sont contenues dans la cavité du ventre où les premières doivent rentrer. Dans ce cas, on a aussi fait usage avec succès des remèdes mercuriaux, chez des malades qui avaient beaucoup d'embonpoint. Si l'on parvient à réduire la tumeur complètement, on appliquera un brayer ordinaire, et le malade en fera constamment usage, à moins que l'oblitération des parois du sac, des adhérences intérieures des viscères près de l'ouverture herniaire, ou leur augmentation de volume dans le ventre par le retour de l'embonpoint, ne le rendent inutile.

L'entéro épiplocèle très-volumineuse et avec adhérence doit être traitée de la même manière ; seulement il arrive dans la plupart des cas, qu'après avoir obtenu peu-à-peu la réduction de l'intestin, l'épiploon reste en partie ou en totalité dans le sac herniaire : il faut soutenir la tumeur avec un bandage à pelote concave, ou avec un suspensoir, quand elle est encore trop volumineuse pour être contenue dans la concavité de la pelote ; si l'usage long-temps continué du suspensoir produit une grande diminution dans la tumeur, il faut le remplacer par un bandage : mais il est rare qu'on obtienne dans l'entéro-épiplocèle très-volumineuse, des résultats aussi avantageux. Dans beaucoup de cas, non seulement l'épiploon reste dans la tumeur, mais souvent aussi par le repos au lit, la diète et les autres moyens que nous avons indiqués, on ne peut pas même réduire une portion de l'intestin. Il faut se borner alors à l'usage du suspensoir qui doit soutenir le mieux possible la tumeur, empêcher son accroissement, la rendre moins fatigante et prévenir la douleur. On ne doit jamais se hasarder dans de semblables circonstances, à ouvrir le sac et à entreprendre une opération dans laquelle tout est incertain, excepté la difficulté de son exécution et les dangers qui doivent la suivre ; il n'y a, comme le remarque Richter, qu'un seul cas dans lequel l'opération puisse être tentée sans manquer à la prudence qui doit diriger le Chirurgien dans toutes ses actions, c'est lorsqu'il survient dans la tumeur des accidens graves qui nécessitent une opération. Dans ce cas, après avoir incisé les tégumens et ouvert le sac, le Chirurgien

pourra juger de l'état des parties, et reconnaître s'il est permis de tenter la guérison radicale, ou s'il doit s'en tenir à des moyens palliatifs.

Corps étrangers. — Il s'arrête quelquefois
dans l'anse intestinale qui forme la hernie, des
corps étrangers qui ont été avalés, tels que des
noyaux de fruits, des portions d'os, des arêtes,
des épingles, etc. Ces corps peuvent être en si
grande quantité qu'ils mettent obstacle au cours
des matières. Dans d'autres cas, des vers intestinaux, particulièrement des ascarides lombricoïdes s'y sont pelotonnés et ont produit le
même effet. Ailleurs des concrétions biliaires
ou stercorales ont également séjourné dans la
tumeur et empêché la progression des excrémens. Ces différens corps étrangers ont pour
effet commun de produire de la douleur, de
l'inflammation et quelquefois la gangrène. Ils
peuvent percer les parties qui les contiennent,
surtout dans les efforts pour la réduction qui
sont dangereux, lorsque les corps sont durs et
hérissés de pointes.

Si des corps étrangers d'un petit volume,
lisses, tels que des noyaux de cerises, accumulés
dans la portion d'intestin qui forme la hernie,
empêchent la réduction, on fera observer le
repos, on tiendra le ventre libre au moyen des
lavemens, des potions huileuses ou laxatives, et
en même temps on tentera de faire rentrer les
corps étrangers successivement les uns après les
autres par une pression modérée, pour ne pas
blesser l'intestin, qu'on tachera de réduire en
même temps.

Lorsque les corps étrangers sont pointus ou
qu'ils ont des aspérités, le cas est beaucoup

plus grave et plus embarrassant. Les lavemens et les minoratifs sont sans effet, et les tentatives de réduction sont interdites, parce que, en les pratiquant, même avec la plus grande circonspection, on pourrait enfoncer les corps étrangers dans les tuniques de l'intestin, ce qui causerait probablement l'inflammation, la gangrène et l'épanchement des matières stercorales. Ces accidens ont lieu quelquefois aussi indépendamment d'aucune tentative de réduction, et dans des cas même où on ne soupçonne point la présence des corps étrangers. Au reste, de quelque manière que la chose arrive, on doit pratiquer ce qu'on appelle l'opération de la hernie, extraire les corps étrangers qui sont dans le sac, ceux qui sont engagés dans l'intestin qu'on incisera ou dont on agrandira l'ouverture s'il est nécessaire. L'opération de la hernie est indiquée aussi lorsque des corps étrangers lisses et d'un petit volume, accumulés dans la tumeur, ne peuvent pas être réduits les uns après les autres, et qu'ils interceptent tellement le passage des matières stercorales que les symptômes de l'étranglement se déclarent. Mais alors il n'est pas nécessaire d'ouvrir l'intestin pour extraire ces corps étrangers; il suffit, après avoir incisé l'ouverture herniaire, de tirer au-dehors l'intestin pour faciliter le passage des corps étrangers dans la continuité du canal intestinal.

De l'Étranglement.

On désigne sous ce nom un accident beaucoup plus grave que tous ceux dont nous avons parlé jusqu'ici. L'étranglement consiste dans l'interception complète ou presque complète du cours des matières, interception qui resulte de l'impossibilité de réduire la hernie, et qui provoque des accidens graves. Les causes de l'étranglement sont très-nombreuses. Les unes ont leur siège dans l'ouverture herniaire, les autres dans le sac péritonéal, d'autres dans les intestins eux-mêmes ou dans l'épiploon. Quelquefois enfin l'étranglement est le résultat de l'accumulation ou de la présence de certaines substances dans la tumeur.

Le rétrécissement, l'inflammation, la contraction même des fibres aponévrotiques qui circonscrivent les ouvertures herniaires, l'anneau inguinal et l'ombilic en particulier, ont été pendant long-temps considérés comme les causes exclusives de l'étranglement des hernies. Il est à peine nécessaire de remarquer que des fibres aponévrotiques sont très-peu susceptibles d'inflammation, qu'elles ne peuvent point se contracter et que l'opinion qui fait consister l'étranglement dans la coarctation des ouvertures aponévrotiques n'est guère mieux établie, puisque au contraire ces ouvertures tendent continuellement à se dilater. Cette opinion a été facilement combattue et presque universellement abandonnée. Néanmoins il est d'observation que dans beaucoup de hernies étranglées, les parties déplacées sont fortement comprimées par l'ouverture aponévrotique qui leur a livré passage, et qu'il est indispensable de la dilater pour faire cesser l'étranglement. On a nié avec raison que les fibres aponévrotiques qui entourent les ouvertures herniaires fussent capables d'une constriction active ; mais ce n'est pas ainsi qu'elles compriment les parties qui les traversent : c'est en vertu de leur élasticité, qu'après avoir cédé momentanément à l'impulsion transmise aux parties contiguës par une contraction violente des muscles abdominaux et du diaphragme, ces fibres tendineuses reviennent sur elles-mêmes, reprennent à peu-près leur disposition première, et exercent sur les parties une constriction bien différente sans doute de celle que produiraient des fibres musculaires ; mais assez puissante néanmoins pour déterminer tous les symptômes de l'étranglement. On reconnait facilement cette constriction, lorsque, après avoir mis à nu dans l'opération de la hernie, les parties déplacées, on veut introduire le doigt dans l'anneau ; non seulement on ne peut pas l'y faire pénétrer, mais souvent aussi une sonde mince n'y peut pas trouver place. Il faut encore remarquer que bien que les fibres aponévrotiques qui forment les ouvertures hernaires ne soient susceptibles d'aucune contraction active, cependant elles peuvent jusqu'à un certain point exercer sur les parties qui les traversent une pression analogue à celle que produirait un anneau musculeux, à cause des fibres musculaires mêmes qui se continuent avec les fibres aponévrotiques, et qui tendent à rapprocher l'un de l'autre les bords de l'ouverture herniaire, à-peu-près (qu'on nous permette cette comparaison), comme une boutonnière d'habit dont les côtés sont d'autant plus serrés qu'on exerce une plus forte traction sur ses angles. Ce n'est que dans les hernies récentes et dans celles qui sont habituellement contenues, que l'anneau aponévrotique conserve assez d'étroitesse pour réagir sur les organes sortis et produire l'étranglement.

Dans les hernies anciennes et non contenues, l'ouverture herniaire s'est agrandie par degré, et dès-lors elle n'est plus guères susceptible de produire le même effet.

Le sac péritonéal est assez fréquemment l'agent de la compression qu'éprouvent les organes déplacés. Cette compression est produite de diverses manières. 1.° Le sac épaissi dans l'endroit qui correspond à l'anneau, y acquiert une dureté et une résistance telles qu'il n'est plus susceptible de dilatation. Dans cet état, si par une cause quelconque, le volume des parties qui le traversent vient à augmenter, le collet du sac exerce une constriction qui détermine l'étranglement. Ce collet correspond dans la plupart des cas à l'ouverture herniaire : quelquefois il est situé plus bas ou même plus haut. Dans le premier cas, on peut quelquefois le reconnaître avant l'opération ; dans le second, il est possible de terminer l'opération sans l'avoir reconnu. Ce n'est que la persistance des symptômes d'étranglement qui avertit de l'existence de ce collet, et, dans quelques cas, la mort. Mais dans plusieurs circonstances, on est parvenu à le decouvrir pendant l'opération et à faire cesser en l'incisant les accidens qu'il causait. Lorsqu'il y a plusieurs collets, un seul produit ordinairement l'étranglement; mais, comme il se pourrait aussi que plusieurs y contribuassent, on doit toujours après avoir coupé le premier qui se présente, s'assurer s'il n'y en a point d'autres qu'il soit également nécessaire d'inciser.

Scarpa dans son Mémoire sur la hernie inguinale, a cherché à faire connaître les signes au moyen desquels on peut, avant de recourir à

l'opération, soupçonner que l'étranglement provient du col du sac et non de l'ouverture aponévrotique, on est porté à croire qu'il est produit
par le col du sac : 1.° si la hernie s'est mani-
festée dans l'enfance ou dès la première jeunesse, et si elle a présenté en peu de temps
un volume considérable ; 2.° si après avoir
été contenue pendant long-temps, elle a tout-à-
coup reparu dans un effort ; 3.° si le doigt ne distingue pas que les bords de l'ouverture aponévrotique sont tendus et exactement appliqués
sur les viscères ; 4.° si dans les tentatives de réduction les viscères rentrent incomplètement,
et s'il se forme au-delà de l'ouverture herniaire
une petite tumeur sensible à la pression, et
qui disparaît aussitôt que les parties ressortent.
Mais tous ces signes se trouvent rarement
réunis, et la présence de quelques-uns serait
insuffisante pour établir, je ne dis pas un
jugement certain, mais une conjecture raison-
nable. Nous remarquerons en terminant ce que
nous avions à dire sur l'étranglement produit
par le col du sac, que dans quelques cas la 1 er-
nie est étranglée à la fois par le collet et par
l'ouverture aponévrotique. Ici, l'incision des
fibres qui forment cette dernière serait insuffisante ; il faut détruire les deux agens de la
constriction.

2.° Les adhérences accidentelles que contractent, soit ensemble, soit avec les viscères, les parois du sac péritonéal, deviennent quelquefois
aussi les agens de l'étranglement, surtout lorsqu'elles sont sous la forme de brides ou de cordons ligamenteux. Si l'intestin vient à s'introduire entre une de ces brides et le sac, ou à s'en-
tortiller autour d'elle, sa compression peut en

être la suite. Scarpa a observé et décrit quelques faits de ce genre.

3.° Quelques auteurs ont pensé et plusieurs faits sembleraient prouver que le sac peut être percé par les intestins , et ceux-ci être étranglés dans l'ouverture accidentelle de la membrane qui les renferme. Mais la plupart des faits sur lesquels on a fondé cette opinion ne sont pas suffisamment établis : il est probable qu'un rétrécissement du sac dans sa partie moyenne aura été pris pour une perforation, ou qu'on aura jugé qu'il y avait rupture dans des hernies de naissance où les organes déplacés étaient en contact immédiat avec le testicule. Néanmoins, quelque rare que puisse être cette rupture, quelque invraisemblable qu'elle paraisse d'abord, elle a été observée par J. L. Petit. Ce Chirurgien célèbre rapporte qu'à la suite d'un coup de pied de cheval sur le scrotum, il se fit une rupture à la partie supérieure du sac herniaire , et que les viscères échappés par cette ouverture pénétrèrent dans le tissu cellulaire environnant où ils formèrent une seconde hernie qui descendait jusqu'au milieu de la cuisse. Nous avons eu nous - mêmes occasion d'observer un fait de ce genre que M. Rémond, un de nos élèves, a rapporté dans le Journal de Médecine (T. XV, avril 1808.) Un infirmier, âgé de soixante ans , était incommodé depuis son enfance d'une hernie inguinale du côté droit. Cet homme avait remarqué depuis long-temps que la pression exercée sur la tumeur la faisait remonter au dessus de l'anneau inguinal. Cette disposition avait fait de tels progrès, que dans les derniers temps de sa vie, il était obligé de comprimer de haut en bas les vicères déplacés

pour les ramener vers l'anneau. Enfin, dans un
effort violent, la hernie s'étrangla. Elle avait une
forme singulière, et s'étendait de bas en haut
de la région inguinale vers l'ombilic. Il fut facile de reconnaître en la palpant qu'elle n'était
recouverte que par la peau. L'opération fut ju-
gée nécessaire et je la pratiquai. Le sac herniaire étant ouvert, l'incision fut prolongée vers
l'ombilic dans toute l'étendue de la tumeur. La
portion d'intestin mise à nu avait quinze pouces
de longueur; une très-petite partie était contenue dans le vrai sac herniaire; tout le reste
s'était échappé par l'ouverture accidentelle de
la partie supérieure du sac, et s'était insinué
entre les tégumens et l'aponévrose du muscle
oblique externe. L'anneau fut débridé, l'intestin réduit : cependant le malade ne survécut
point à l'opération. Il fut facile de constater
à l'ouverture du cadavre la rupture accidentelle
du sac à sa partie supérieure, que j'avais déjà reconnue pendant l'opération.

Les intestins sont quelquefois eux-mêmes les
agens de la compression qu'ils éprouvent, soit à
raison des adhérences qu'ils ont contractées avec
d'autres parties, soit par la sortie d'une nouvelle portion d'intestin qui comprime la première, soit enfin par leur entortillement dans
la tumeur. On juge qu'une nouvelle portion
d'intestin s'est glissée dans la hernie, lorsque
par l'effet d'un violent effort, la tumeur déja
existante a tout-à-coup augmenté de volume,
et que les accidens de l'étranglement ont suivi
cet accroissement subit de la tumeur. On peut
présumer que l'étranglement est dû à l'entortillement des intestins ou tout-au moins à la position défavorable dans laquelle ils se trouvent,

lorsque l'étranglement se forme au moment où
les parties s'échappent, dans une hernie qui
rentre et sort tous les jours. C'est quelquefois
aussi l'épiploon qui cause l'étranglement; il
peut le produire de diverses manières. Tantôt
par sa simple augmentation de volume, il gêne,
il comprime les intestins, et intercepte par degrés le cours des matières. Si l'épiploon devient squirrheux, comme cela arrive quelquefois dans les hernies anciennes, il cause souvent l'étranglement de l'intestin qui se trouve
avec lui dans la tumeur. D'autres fois il contracte des adhérences et forme des brides ligamenteuses qui agissent comme celles du sac.
Dans quelques cas aussi on l'a trouvé entortillé
autour d'une anse intestinale et agissant sur elle
comme un lien. Enfin il n'est pas sans exemple qu'il se soit fait à cette membrane une rupture dans laquelle l'intestin s'est introduit et
où il a éprouvé une constriction assez forte
pour produire les symptômes de l'étranglement.
Cet étranglement a été observé par Baudelocque, Arnaud et Callisen. Voici comment on
explique sa formation : dans les entéro-épiplocèles, l'épiploon se trouve constamment placé
au devant des intestins; quelquefois même cette
membrane forme à l'intestin une espèce de bourse
dans laquelle il est placé; dans cet état de choses, si, dans un effort violent, l'intestin vient à
être fortement poussé en bas, il faut que l'é-
piploon descende avec lui, ou bien, si quelque chose s'y oppose, cette membrane mince
est facilement déchirée par la puissance qui la
comprime. Le déchirement de l'épiploon doit
surtout avoir lieu quand il a contracté des adhérences avec le sac dans l'endroit de l'ouverture

herniaire. Ces adhérences fournissent un point d'appui qui empêche le déplacement de l'épiploon, en même temps que son extrême tenuité rend sa rupture facile. C'est surtout dans les grands efforts, dans ceux de l'accouchement, par exemple, qu'on a vu survenir cet accident.

Le passage de l'intestin au travers de l'épiploon déchiré, n'entraîne pas toujours les symptômes de l'étranglement. Scarpa a trouvé cette disposition dans une hernie qui n'avait pas été étranglée, quoique le contour de la rupture fût déjà fort épaissi et comme squirrheux. Dans les cas où l'étranglement a été la suite de la rupture de l'épiploon, ce n'est en général qu'au bout d'un temps assez long et par l'épaississement progressif des bords membraneux de l'ouverture que l'intestin a été comprimé. Dans le cas rapporté par Baudelocque, néanmoins, l'étranglement a été la suite immédiate de la rupture ; il paraît avoir été déterminé par le gonflement inflammatoire de la partie déchirée. Ce gonflement fut manifeste dans une opération de cette espèce de hernie citée par Arnaud.

Lorsque cette cause produit l'étranglement, les parties se présentent au Chirurgien qui pratique l'opération, autrement disposées qu'elles le sont dans les autres hernies : dans celles-ci, l'épiploon est toujours placé comme dans la cavité abdominale, au devant de l'intestin qu'il enveloppe, souvent même en manière de bourse ; dans celles qui nous occupent, au contraire, les parties contenues dans la tumeur se présentent, après l'incision du sac, dans un rapport tout opposé ; l'intestin s'offre le premier et l'épiploon est situé derrière lui, au moins dans la partie inférieure du sac, car dans la partie supérieure on trouve quelquefois l'épiploon en devant, et on reconnait qu'il se sépare en deux bandes qui embrassent l'intestin et se réunissent derrière lui. Quelquefois il est nécessaire de tirer au dehors une portion d'intestin et d'épiploon, pour reconnaître l'endroit où la déchirure a eu lieu.

Les matières accumulées dans l'anse intestinale déplacée, et les corps étrangers qui s'y arrêtent, deviennent quelquefois aussi les causes de l'étranglement. Ces causes n'agissent pas de la même manière que la plupart de celles dont nous avons parlé jusqu'ici. L'étroitesse de l'anneau, du collet du sac herniaire, la rupture du sac et de l'épiploon, les brides ligamenteuses, etc., agissent comme des liens qui compriment le conduit intestinal ; dans l'espèce d'étranglement dont nous allons parler, il en est autrement : il est le résultat de la distention de l'intestin dans un sac herniaire qui a conservé la même grandeur, mais qui est devenu trop étroit, soit à son col, soit ailleurs, relativement aux parties qu'il renferme et dont le volume est augmenté.

L'épaississement des tuniques intestinales engorgées pourrait, comme la tuméfaction progressive de l'épiploon, causer cette espèce d'étranglement, comme nous l'avons dit plus haut. Le gonflement inflammatoire de l'intestin contenu dans la tumeur, soit qu'il résulte d'une lésion extérieure ou qu'il soit survenu spontanément, pourrait aussi produire le même effet. Mais la cause la plus ordinaire est la distention du conduit intestinal par les matières fécales, des gaz ou des corps étrangers.

Les matières fécales s'amassent d'autant plus facilement dans l'anse intestinale déplacée, qu'elle n'est plus soutenue dans son action par la pression alternative du diaphragme et des muscles abdominaux : les excrémens ne trouvent pas autant de résistance pour y pénétrer que pour en sortir. Aussi remarque t-on habituellement dans les hernies anciennes qu'il y a presque toujours accumulation d'excrémens dans la hernie. Cet amas de matières, lorsqu'il est médiocre, que l'ouverture herniaire et le col du sac ont une grande largeur, produit seulement quelques coliques et des borborygmes fréquens. Mais quand il est considérable et que la tumeur est circonscrite à sa base dans une ouverture de peu d'étendue, alors il en résulte un étranglement ou l'interception complète du cours des matières. Les gaz intestinaux accumulés avec ou sans matières stercorales produisent assez souvent aussi le même effet dans les hernies anciennes. Enfin la présence d'un corps étranger, tel qu'un os, une pièce de monnaie, une épingle, qui a traversé librement la partie supérieure du conduit intestinal, et qui parvenu dans la hernie, ne peut pas en être expulsé par la faible contraction des fibres musculaires, devient quelquefois une cause d'étranglement, comme on en connait plusieurs exemples. Ces corps étrangers gênent le cours des matières, irritent l'intestin qui les renferme, et tendent doublement à produire l'accident dont il s'agit, en provoquant à la fois l'inflammation et l'engouement.

L'étranglement peut encore dépendre d'une autre cause, comme le Professeur Scarpa a eu occasion de l'observer. Il est certaines hernies anciennes, médiocrement volumineuses, habi-

tuellement contenues par de mauvais bandages,
dans lesquelles le tissu cellulaire extérieur au
sac péritonéal et le muscle crémaster, acquièrent une dureté considérable, et s'opposent à
la dilatation du col du sac qui tantôt offre un
rétrécissement circulaire, et tantôt forme une
sorte de tube alongé, étroit, où l'étranglement
a lieu avec la plus grande facilité pour peu que
le volume des parties échappées vienne à augmenter. C'est ici le tissu cellulaire et le muscle crémaster qui sont les agens de l'étranglement bien plutôt que la membrane péritonéale
qui n'est pas, comme dans d'autres cas, altérée
dans son tissu, et qui n'offre qu'une résistance
passive. Il est aussi quelques circonstances où
le bandage même destiné à maintenir la hernie
devient l'agent de l'étranglement: c'est quand
la hernie s'échappe entre le bandage et l'ouverture herniaire et que la compression exercée
par la pelote est assez forte pour irriter l'intestin ou suspendre le cours des matières.

Enfin l'étranglement est quelquefois le résultat de la réduction même spontanée de la
hernie. M. Lobstein a vu tous les accidens de
l'étranglement survenir après un effort, chez
un homme affecté de deux hernies. Les régions
inguinales examinées ne présentaient plus aucune tumeur. On fit ressortir les deux hernies,
et on les réduisit ensuite avec soin : les accidens ne reparurent point. Un homme, dont
Chopart nous parlait dans ses leçons, ne fut
pas aussi heureux : la rentrée spontanée d'une
hernie considérable dont il était attaqué, fut
suivie de tous les symptômes de l'étranglement. Tous les moyens employés pour faire
ressortir la hernie furent sans effet, et le ma-

lade mourut. A l'ouverture de son corps, on remarqua que la portion d'intestin qui formait la hernie avait passé en rentrant derrière une bride transversale devant laquelle elle passait en sortant. Cette bride était la cause de l'étranglement.

Telles sont les causes très-variées qui produisent l'étranglement, dont les phénomènes sont très-variés aussi. Delà les différentes espèces d'étranglemens admises par les Chirurgiens. Le plus grand nombre pourtant n'en reconnait que de deux espèces : étranglement avec inflammation, étranglement avec engouement. Richter en distingue une troisième qu'il nomme étranglement *spasmodique*. Celle-ci, si elle existe réellement, n'a pas des caractères assez distincts de l'étranglement inflammatoire pour qu'on puisse en établir positivement le diagnostic. Aussi l'étranglement spasmodique, considéré par Richter comme une espèce absolument différente de l'étranglement avec inflammation, a-t-il été révoqué en doute par presque tous les auteurs.

Les signes communs à toutes les espèces d'étranglement, sont l'impossibilité de réduire la tumeur avec le seul secours de la main, une douleur plus ou moins vive qui s'étend de la partie étranglée aux parties voisines, à l'ombilic ou en différentes régions du ventre, et qui est plus forte lorsque le malade tousse, se tient debout, ou quand on touche la tumeur devenue très-tendue ; de l'anxiété à la région de l'estomac, des nausées, des vomissemens, la fièvre, la suppression des selles, la tension du ventre et le hoquet. Chaque espèce d'étranglement a encore ses signes particuliers.

L'étranglement avec inflammation se montre tout-à-coup dans les hernies récentes, petites ou grosses, ou dans celles qui après avoir été long-temps contenues par un bandage reparaissent subitement pendant un effort violent, surtout dans les sujets vigoureux et pléthoriques. Cet étranglement produit sur les parties échappées une constriction telle, que non-seulement la progression des matières fécales est tout-à-coup interrompue, mais encore que le sang est gêné dans son cours. La tumeur est ici plus dure, plus douloureuse; les tégumens eux-mêmes participent quelquefois à l'inflammation, et deviennent rouges et tendus. Il survient bientôt des nausées, des vomissemens fréquens et pénibles dès alimens d'abord, puis de matières bilieuses, glaireuses, d'une odeur fécale, enfin de toutes les boissons que le malade prend; le pouls est dur, petit et vif, le ventre tendu et douloureux; la fièvre augmente; le hoquet survient; les traits du visage s'altèrent, et en peu de temps les parties étranglées sont attaquées de gangrène, si leur constriction ne cesse pas d'une manière quelconque. Dans certains cas, les symptômes sont si violens et la marche de la maladie si rapide qu'on a vu le malade mourir en un jour, quelquefois même en moins d'un jour.

D'autres fois, au contraire, les symptômes ont si peu d'intensité et la marche de la maladie est si lente, que, abandonnée à elle même, elle ne devient funeste qu'au bout de six ou huit jours et quelquefois plus tard encore. Dans ce cas, la constriction de l'intestin est peu considérable, et, après que l'estomac a été débarrassé par les premiers vomissemens des matières qu'il contenait, si le malade s'abstient de prendre des boissons, il cesse de vomir ou ne vomit que de loin à loin. La tumeur est peu tendue et peu douloureuse ainsi que le ventre : cependant comme la circulation est gênée dans la portion intestinale sortie, ses tuniques s'engorgent, s'enflamment, et lorsque l'inflammation est portée à un certain degré, les accidens prennent tout-à-coup une grande intensité. Ce cas mérite une attention particulière, parce que le Chirurgien pourrait être trompé par la marche insidieuse de la maladie, se flatter du vain espoir de réduire la tumeur, et attendre pour pratiquer l'opération un terme auquel le succès en sera impossible, ou du moins fort incertain.

L'étranglement par engouement survient dans les hernies anciennes, volumineuses, qui ne rentrent jamais ou qui rentrent le soir lorsque les malades se couchent, et sortent le matin, lorsqu'ils se lèvent, et dans lesquelles par conséquent l'ouverture qui donne issue aux parties a acquis par degrés une dilatation considérable. Les symptômes de cette espèce d'étranglement se montrent toujours avec lenteur. L'accumulation des matières stercorales dans l'anse intestinale déplacée, étant la cause de l'étranglement, le volume de la tumeur augmente sensiblement avant la manifestation des accidens : elle est indolente ou peu douloureuse dans les premiers temps et même pendant plusieurs jours. Le ventre, peu douloureux, est plutôt boursoufflé que tendu ; les nausées, les vomissemens surviennent enfin, quand la plénitude du canal intestinal les détermine ; ils ont lieu sans efforts violens, et comme par regorgement et à des temps assez éloignés ; les excrétions al-

8.   6

vines sont supprimées, et rien ne passe par
l'anus, pas même les vents dont le malade par-
raît suffoqué ; la fièvre se déclare aussi ; mais
elle n'est jamais aussi considérable que dans l'é-
tranglement avec inflammation : enfin l'étranglement peut subsister assez long-temps sans
exposer la vie du malade.

Telle est la marche ordinaire de l'étranglement par engouement. Mais il arrive quelquefois que l'inflammation survient à la portion
d'intestin étranglée par engouement, ou à la portion d'épiploon contenue dans la tumeur quand
la hernie est entéro-épiplocèle, et alors il se
développe des accidens inflammatoires qui sont
aussi vifs et aussi pressans que dans la hernie
récente dont l'étranglement est essentiellement
avec inflammation. La connaissance de cette
complication de l'étranglement par engouement
avec l'étranglement inflammatoire, est de la
plus grande importance dans la pratique, et on
ne saurait y faire trop d'attention. En effet, si
on méconnaissait le nouveau caractère que la
maladie acquiert au moment où les symptômes
inflammatoires se développent, on pourrait
rester inactif et perdre un temps précieux pour
le succès de l'opération, en comptant sur les
moyens qui réussissent ordinairement dans l'é-
tranglement par engouement.

Richter, comme nous l'avons dit, a admis
une autre espèce d'étranglement qu'il nomme
spasmodique, et dont la principale cause est,
suivant lui, la contraction spasmodique de l'anneau inguinal, déterminée par celle du muscle
oblique externe ; mais la réalité de cette espèce
d'étranglement n'est rien moins que démontrée ;
et malgré tous les raisonnemens employés par

Richter pour l'établir, nous le répétons, on s'accorde généralement aujourd'hui à la révoquer en doute.

L'étranglement se présente communément avec des signes qui ne permettent pas de le méconnaître : les vomissemens, la constipation, la tension du ventre, le hoquet et la présence d'une tumeur irréductible dans une des régions où se forment les hernies, sont autant de signes qui laissent rarement de l'obscurité dans le diagnostic. Dans quelques cas néanmoins, la tumeur est si petite qu'on a de la peine à en constater l'existence, et qu'elle échappe nécessairement à l'œil du Chirurgien qui ne la cherche pas. Mais il arrive plus fréquemment qu'on attribue à la présence d'une hernie des accidens qui surviennent par toute autre cause chez les individus affectés de cette maladie ; et néanmoins l'embarras gastrique, les vomissemens nerveux, l'iléus peuvent survenir chez eux comme chez ceux qui n'ont pas de hernie. Le diagnostic, il faut en convenir, présente alors les plus grandes difficultés, et l'on est toujours porté à attribuer ces accidens à une cause qui les produit si souvent. Néanmoins, si la hernie est réductible, comme auparavant, on ne peut pas croire qu'elle soit, par son étranglement, la cause des accidens qu'on observe ; mais si on ne peut pas la réduire, dès lors on a de puissans motifs pour les attribuer à la hernie. Celle-ci cependant peut être depuis long-temps adhérente et irréductible, et dans ce cas l'impossibilité de la réduire ne prouve rien. Si la hernie, après avoir été long-temps réductible, cessait presque tout-à-coup de l'être, la présomption deviendrait bien plus forte, mais encore n 'y aurait-il pas de certitude absolue. Dans des cas aussi épineux , des praticiens très-célèbres ont été enduits en erreur : Pott en cite plusieurs exemples. Un jeune homme qui portait une hernie irréductible depuis plusieurs années, fut pris d'envie de vomir avec constipation opiniâtre et douleur dans tout le ventre. La hernie pourtant n'était ni douloureuse ni tendue. Tous les Consultants proposèrent l'opération ; mais Pott n'étant pas de cet avis, puisqu'il pensait que la hernie était étrangère aux accidens , l'opération fut différée. Le malade mourut le lendemain. L'épiploon et l'intestin formant la hernie étaient dans l'état naturel ; mais le jéjunum contenu dans la cavité du ventre était enflammé et gangrené. Dans un autre cas où les symptômes avaient été à peu près les mêmes , l'opération fut pratiquée ; les parties déplacées étaient saines et furent réduites sans qu'on eût dilaté l'anneau. Le malade mourut le lendemain , et à l'ouverture du corps on trouva le colon gangrené dans la cavité abdominale.

Dans ces cas, toujours obscurs, quelques circonstances peuvent diminuer l'incertitude où l'on se trouve. 1.° Si la douleur se fait sentir dans le ventre et non dans la hernie ; 2.° si la hernie est molle et que le ventre au contraire soit dur et tendu ; 3.° si la maladie survient tout-à-coup sans aucun effort qui ait pu donner lieu à l'étranglement de la hernie , sans augmentation de la tumeur qui annonce l'engouement; 4.° si l'ouverture herniaire est libre et que le doigt ne distingue aucune tension au col de la tumeur ; 5.° enfin si les accidens ont commencé par l'abdomen et qu'ils ne se soient étendus

que plus tard à la hernie : tout indique que ces
accidens ne dépendent pas de la hernie, mais
d'une affection survenue dans l'abdomen.

Une inflammation qui se développerait spontanément et sans cause externe dans une hernie ancienne et volumineuse, pourrait produire
aussi des symptômes semblables à ceux d'une
hernie étranglée. Le diagnostic serait beaucoup
plus difficile encore que dans le cas précédent.
Heureusement un tel accident est fort rare et
il n'est pas bien certain qu'il ait jamais été observé. Voici au reste à quels signes, suivant
Richter, on reconnaîtrait cette inflammation : la
douleur, au lieu de commencer à l'ouverture
herniaire, se serait développée dans la tumeur
elle-même; cette ouverture ne serait pas remplie comme elle l'est dans l'étranglement; le
début de la maladie, les frissons, la fièvre an-
nonceraient le développement d'une affection
aiguë et confirmeraient le Chirurgien dans son
jugement. Mais il faut bien remarquer que
dans la plupart des cas le gonflement inflammatoire de l'intestin ne pourrait avoir lieu sans
produire l'étranglement et que, dès-lors les indications seraient les mêmes. Quant aux simples
coliques qui surviennent chez les individus affectés de hernie, il est rare qu'elles puissent
en imposer pour un étranglement, même quand
elles sont accompagnées de nausées et de vomissemens. Lorsque l'étranglement a lieu dans une
hernie ancienne et volumineuse, il y a toujours
suppression totale des évacuations alvines; la
tumeur est plus ou moins douloureuse; il existe
des vomissemens, du hoquet, de la fièvre; au
contraire, dans les coliques qui simulent l'é-
tranglement, la constipation n'est jamais com-

plète ; de légers purgatifs provoquent l'excrétion des matières fécales et des vents ; s'il y a des nausées, des vomissemens, ils sont rares ; le pouls n'est pas acceléré, et la tumeur n'est le siège que d'une douleur sourde, bien qu'en général elle soit tendue et très-volumineuse.

Tels sont les principaux accidens qui peuvent simuler l'étranglement d'une hernie. Il sera, sinon facile, du moins possible dans la plupart des cas, de porter un jugement certain, d'après les signes qui viennent d'être exposés.

Le pronostic de l'étranglement est toujours fâcheux; mais il l'est plus ou moins selon la nature de l'accident, le volume, l'ancienneté, et la situation de la tumeur, les parties qu'elle contient, l'âge et la constitution du malade.

L'étranglement avec inflammation est toujours beaucoup plus grave que l'étranglement par engouement. Il est surtout très-dangereux quand le sujet est adulte, fort et vigoureux ; qu'il est produit par l'anneau ou l'arcade crurale et qu'il s'est formé tout-à-coup à l'occasion d'un effort violent ou d'une chute: mais le danger est plus grand encore lorsque l'étranglement survient au moment où la hernie se forme. Dans un cas semblable, Pott a vu la gangrène se manifester dans l'espace de huit heures. L'étranglement par engouement, qui n'arrive guère que dans les hernies anciennes et volumineuses, où l'anneau est extrêmement dilaté, chez des sujets vieux, est beaucoup moins grave; il peut durer plusieurs jours sans compromettre la vie du malade ; cependant s'il subsiste long-temps dans le même état, comme il empêche le passage des alimens et des excrémens dans la continuité du conduit intestinal, le malade périt d'épuisement ou de l'inflammation gangréneuse qui survient tardivement et sans symptômes aussi violens que dans les sujets jeunes, vigoureux, dont la hernie est étranglée avec inflammation.

Dans l'entérocèle récente, l'étranglement est en général d'autant plus grave que la tumeur est plus volumineuse. Cependant l'étranglement d'une petite portion d'intestin, dont les symptômes sont légers, est quelquefois plus fâcheux que celui d'une grande portion intestinale, parce qu'on le reconnait moins promptement, et que n'étant point détruit à temps, il cause bientôt la gangrène. Dans les hernies anciennes et volumineuses, le danger de l'étranglement est moins grand et moins pressant ; dans ces hernies, l'anneau a été depuis long-temps si fortement distendu par les parties déplacées, qu'il a perdu une grande partie de son élasticité ; ensorte qu'il ne peut point exercer une contriction violente sur les parties qu'il embrasse.

L'étranglement de la hernie inguinale est en général plus grave chez la femme que chez l'homme. L'étranglement de la hernie crurale est au contraire, plus fâcheux chez l'homme que chez la femme. Le diamètre de l'anneau est plus petit chez la femme ; l'arcade crurale est plus étroite chez l'homme : d'où il résulte que la compression exercée par l'anneau sur les parties qui le traversent est plus forte chez la première, tandis que chez le dernier la constriction de l'arcade est plus forte.

L'intestin étant beaucoup plus sensible et plus nécessaire à la vie que l'épiploon, l'étranglement de la hernie intestinale est beaucoup plus fâcheux que celui de la hernie épiploïque. Dans celle-ci, l'étranglement est en général rarement mortel: l'épiploon, peu sensible peut, souffrir une forte pression sans éprouver un dommage considérable, et lorsqu'il s'enflamme les accidens sont rarement violens. Son inflammation peut se terminer par suppuration ou par gangrène: la première de ces terminaisons n'expose presque jamais la vie du malade, et la seconde est rarement mortelle, lorsqu'on la traite convenablement. L'étranglement de la hernie entéro-épiploïque est moins grave que celui de l'entérocèle, parceque l'épiploon fait l'office d'une pelote molle qui diminue la pression de l'anneau sur l'intestin. Dans la hernie intestinale, l'étranglement est souvent plus dangereux quand il n'y a qu'une petite portion d'intestin de sortie, parce que l'anneau peu distendu presse fortement l'intestin qui s'enflamme promptement à un haut degré. Le danger est un peu moins prompt quand une grande portion d'intestin forme la hernie, non seulement parce que l'anneau est plus distendu et plus affaibli, mais aussi parce que ordinairement il y a en même temps dans cette ouverture une portion de mésentère qui modère la pression sur l'intestin.

L'étranglement est, toutes choses égales d'ailleurs, plus grave chez les adultes que chez les enfans, où les moyens généraux suffisent presque toujours pour le faire cesser. Mais cette règle générale, de même que toutes les autres, a ses exceptions; et l'on a vu de très-jeunes enfans, d'un an, six mois par exemple, mourir d'une hernie étranglée. En général le danger de l'étranglement est plus grand dans un sujet fort et vigoureux, d'un tempérament sanguin, que dans un sujet faible et d'une constitution lymphatique. Lorsqu'une hernie étranglée est compliquée de l'inflammation d'une portion d'intestin contenue dans le ventre, ou de quelqu'autre affection du tube intestinal, qui intercepte le cours des matières stercorales, elle est presque toujours mortelle ; et dans ce cas, si l'on pratique l'opération, on trouve les parties qui forment la hernie dans un état qui s'éloigne peu du naturel ; mais celles du ventre sont enflammées en différens endroits avec des taches cendrées, livides et gangreneuses.

Dans le traitement de la hernie étranglée, on doit avoir pour objet de soustraire les parties à la constriction qu'elles éprouvent, et de les réplacer dans leur situation naturelle. Les moyens propres à remplir cette indication fondamentale, sont la situation du malade, la diète, le taxis, la saignée, les bains, les topiques émolliens, repercussifs et astringens, les boissons et les lavemens relâchans et laxatifs, l'opération. Le choix et l'administration de ces moyens dépendent de l'espèce, de la durée, des effets de l'étranglement, de l'état du malade, de son âge et de son tempérament.

Dès qu'une hernie est étranglée, de quelque espèce que soit l'étranglement, le malade doit se mettre au lit, prendre la position la plus favorable à la réduction et s'abstenir d'alimens, de boissons et surtout de celles qui sont excitantes. Le Chirurgien cherchera d'abord à réduire les parties déplacées en pratiquant le taxis. Nous avons exposé les règles qui concernent cette opération : nous nous bornerons ici à dire que si la hernie se présente avec les symptômes propres à l'étranglement inflammatoire, cette opération doit être faite avec beaucoup de prudence. Dans cette espèce d'étranglement, si la première tentative de réduction est sans effet, le Chirurgien fera une ample saignée du bras ; il ne craindra pas de causer la syncope ; il cherchera au contraire à la provoquer afin de profiter du relâchement général des muscles pour repousser dans le ventre les parties qu'on n'a pu réduire auparavant. Il semblerait même que la syncope qui suspend la contraction des muscles soumis à la volonté, n'a aucune influence sur la contractilité des fibres intestinales ; c'est du moins ce que porterait à croire la rentrée spontanée de la portion d'intestin déplacée pendant les syncopes provoquées par la saignée. Si ce moyen ne produit pas l'effet qu'on pouvait en attendre, on mettra le malade dans un bain tiède où il restera une heure et demie ou deux heures, et au sortir du bain on fera une nouvelle tentative de réduction. Si elle est inutile, on couvrira la tumeur d'un cataplasme émollient qui s'étendra sur l'ouverture herniaire et même au dessus. On procurera l'évacuation des excrémens contenus dans les gros intestins au moyen de lavemens émolliens ; on placera le malade de façon que la partie où est la tumeur soit plus élevée que les autres, afin que rien n'augmente la congestion inflammatoire, et que le propre poids des parties déplacées tende à les ramener dans le ventre. On ne laissera prendre au malade aucune boisson afin de ne pas augmenter les efforts de vomissement qui sont toujours nuisibles. On calmera la soif au moyen de tranches d'oranges ou de citrons, ou de quelques gorgées de boisson acidulée. On réitérera les saignées du bras à petites distances, suivant la violence des accidens et les forces du malade; on recommencera aussi les tentatives de réduction; mais, comme nous venons de le dire, ces tentatives doivent être faites avec bien de la prudence, et on doit même y renoncer quand la tumeur devient douloureuse. L'expérience a appris que pour peu que l'étranglement inflammatoire soit considérable, il est bien rare que la hernie puisse être réduite par le taxis, que les tentatives de réduction violentes et répétées n'augmentent pas l'inflammation de l'intestin, ne la fassent dégénérer en gangrène et n'aient l'influence la plus fâcheuse sur l'issue de la maladie.

Ainsi, lorsque les moyens dont nous venons de parler, administrés avec célérité, n'ont pas procuré la rentrée des parties, et que les symptômes de l'étranglement, loin de diminuer, acquièrent de l'intensité, il n'est plus permis de compter sur l'efficacité de ces moyens, et il faut en venir à l'opération: on s'y déterminera d'autant plus promptement que la hernie se sera formée subitement, que les symptômes auront beaucoup d'intensité et que le malade sera fort et vigoureux. Il y a des cas où la constriction est si forte qu'elle permet à peine vingt-quatre heures de délai. On a souvent vu, au bout de 24, 30, ou 36 heures, l'intestin livide et prêt à tomber en mortification ou même déja en gangrène. Il y a beaucoup de danger à différer dans des circonstances aussi urgentes; il est prouvé que c'est à des délais, à des hésitations inopportunes qu'il faut attribuer le défaut de succès de l'opération dans la plupart des cas où l'évènement a été malheureux.

Tous les praticiens conviennent de la nécessité urgente de l'opération et du danger auquel
on expose le malade en temporisant dans le
cas dont nous venons de parler ; mais il n'en
est pas de même dans celui où l'étranglement,
quoique inflammatoire, est peu considérable et
se présente avec des symptômes qui par leur
nombre, leur degré et leur marche, n'ont rien
en apparence d'inquiétant et d'urgent. Dans ce
cas, beaucoup de Chirurgiens comptant sur
la possibilité de réduire la hernie par les
moyens ordinaires, surtout par le taxis, se bor-
nent à l'emploi de ces moyens, reviennent souvent aux tentatives de réduction, et ne se déterminent à l'opération qu'au bout de plusieurs
jours, lorsque les symptômes se sont aggravés
et que le danger paraît imminent. Cette conduite peut avoir les suites les plus fâcheuses :
la constriction de l'intestin, sans être très-forte,
l'est cependant assez pour l'empêcher de rentrer, et pour produire consécutivement son
inflammation en gênant le cours du sang dans
ses vaisseaux et particulièrement dans les veines. Cette inflammation d'abord peu considérable, parce que les parties qui remplissent l'anneau n'éprouvent pas une grande irritation,
augmente ensuite par degrés, et à mesure
qu'elle fait des progrès, la portion intestinale
sortie est plus étroitement pressée par l'ouverture herniaire, la gangrène s'en empare et
peut faire périr le malade ; et lors même qu'elle
n'est point frappée de gangrène, ses parois
dont l'épaisseur est singulièrement augmentée
perdent une partie de leur contractilité, ensorte qu'après la réduction de l'intestin elles
n'agissent pas avec assez de force pour pousser

les matières stercorales : ces matières s'arrêtent
dans la portion intestinale qui formait la hernie , et leur rétention est une des causes qui
peuvent donner lieu à la persévérance des accidens de l'étranglement après l'opération.

Il résulte de ce que nous venons de dire, que
dans l'étranglement inflammatoire , soit que
la maladie se présente avec des symptômes violens et rapides , soit qu'elle se montre avec
des symptômes peu intenses et lents dans leur
marche , on doit pratiquer l'opération de bonne
heure et avant que l'inflammation ait fait des
progrès qui en rendraient le succès impossible
ou du moins fort incertain.

Le danger auquel on expose le malade en
se permettant un délai trop long pour l'opération, est si grand et si évident, qu'il y aurait
je pense, moins d'inconvénient , dans tous les
cas d'étranglement inflammatoire, à pratiquer
l'opération aussitôt que l'accident se manifeste,
et sans avoir préalablement recours aux autres
moyens , qu'à ne s'y déterminer qu'après avoir
reconnu l'insuffisance de ces moyens , et surtout avoir réitéré un grand nombre de fois le
taxis , en employant des efforts proportionnés
à la difficulté de la réduction. A la vérité, en
tenant cette conduite , on s'exposerait à opérer
quelques hernies pour lesquelles l'opération
ne serait pas absolument indiquée , et qu'on
aurait pu réduire par des moyens moins violens ; mais cet inconvénient ne peut pas être
mis en parallèle avec le danger auquel on expose le malade en pratiquant l'opération trop
tard. En effet , l'opération de la hernie n'est
pas dangereuse par elle-même , et elle réussit
presque toujours quand on la pratique avant

que les parties soient affectées d'inflammation ;
et lorsque l'issue en est malheureuse, la mort
du malade doit être attribuée à l'inflammation
et à la gangrène de l'intestin, et non à l'opération.

Dans la hernie avec étranglement par engouement, comme dans celle où l'étranglement est
inflammatoire, on doit d'abord chercher à la
réduire par le taxis. Le malade étant situé de
manière que les parties par où la hernie passe
et qui font étranglement, soient dans le plus
grand relâchement qu'on puisse leur procurer, on prend la tumeur avec les deux mains
et on la manie très-doucement ; on la porte
en haut, en bas ; on la tourne en différens
sens ; on la tire un peu à soi, comme pour
alonger l'anse de l'intestin, procurer plus d'espace aux matières et les disposer à suivre la
route du canal intestinal. On ne risque rien
dans ces tentatives, parce que les parties ne
sont pas enflammées ; souvent on ne réussit
pas la première fois ; on laisse alors le malade
tranquille pendant quelques momens, et l'on
revient à la charge jusqu'à ce que les parties
soient rentrées. Il est rare que la persévérance ne soit pas suivie de succès, lorsque l'é-
tranglement n'a pour cause que l'engouement
des matières. Un Chirurgien expérimenté reconnaît quand elles commencent à céder, et
il est autorisé à forcer un peu lorsqu'il croit
que l'obstacle ne peut être vaincu que par
un petit effort de sa part ; mais il n'est pas
possible de donner de précepte précis sur ce
qu'on ne peut apprendre que par l'expérience
personnelle.

Si le malade est fort, vigoureux, le pouls

dur et fréquent, on le saignera une ou deux
fois dans l'intervalle des tentatives. Les saignées
dans ce cas peuvent amener une détente salu-
taire, ou éloigner la complication inflammatoire
qui ne permettrait pas la continuation des essais
que nous venons de recommander, lesquels ont
eu souvent le plus heureux succès. On a recours aussi à d'autres moyens dont nous allons
parler.

Les topiques émolliens et relâchans , les
bains tièdes dont on retire quelquefois de bons
effets dans l'étranglement inflammatoire, auraient ici l'inconvénient d'affaiblir le ressort
des parties et de favoriser l'augmentation de
leur volume et de leur engorgement : ils ne
conviennent que dans l'engouement par des matières durcies qu'il faut délayer et attenuer par
des pressions réitérées. Dans tous les autres cas,
il faut leur préférer les toniques et les répercussifs. Ainsi, on couvrira la tumeur avec des
compresses trempées dans du vin, de l'eau de
Goulard ou de l'oxicrat froids, et on les renouvellera fréquemment. Alexandre Monro a vu
des hernies réduites par l'application du vin
rouge froid, ou de la neige, après que les remèdes qu'on appelle antiphlogistiques avaient
augmenté la tumeur, et qu'on avait tenté
inutilement les efforts communément usités
pour réduire les hernies. Mais lorsque les
symptômes inflammatoires se manifestent, les
répercussifs sont dangereux ; ils peuvent produire la gangrène.

Des praticiens modernes ont proposé des topiques plus actifs encore que ceux dont nous venons de parler : ce sont l'eau à la glace, la neige,
la glace pilée. Ces remèdes peuvent être em-

ployés de deux manières : la première consiste
à verser subitement de l'eau très-froide sur la
tumeur, les cuisses et l'abdomen. Le saisis-
sement violent et l'espèce de convulsion générale qui en résultent, opèrent quelquefois dans
ce moment la rentrée des parties. J. L. Petit
en rapporte un exemple très-remarquable :
un jeune garçon de 22 ans avait depuis plusieurs années une hernie qu'il faisait rentrer
très-facilement ; mais n'ayant pu le faire un
jour qu'il avait trop marché, tous les accidens
de l'étranglement survinrent. Appelé auprès
de ce jeune homme, Petit, après avoir employé sans succès les secours ordinaires de l'art,
et les accidens pressant de plus en plus, proposa l'opération qui fut acceptée par le malade
et par ses parens. Après avoir fait les dernières
tentatives pour réduire la tumeur et éviter,
s'il était possible, l'opération, Petit allait enfin
couper lorsque la grand-mère du malade entra
et s'opposa à ce qu'il allât plus loin, disant
qu'elle pouvait guérir son fils en un moment.
Elle le fit coucher tout nu sur une couverture
qu'elle étendit à terre, et lui ayant fait écarter
les cuisses elle lui jetta brusquement et tout-à-
coup entre les cuisses et sur les bourses un
plein seau d'eau nouvellement tirée du puits,
et la hernie rentra sur le champ. Arnaud a
tant de confiance dans ce moyen, que lorsqu'il
ne réussit point, dit-il, aucun autre ne peut
réussir.

La seconde manière d'employer le froid actuel consiste à appliquer sur la tumeur de la
glace pilée ou de la neige mise dans un linge ou
dans une vessie, ou bien une compresse en huit
ou douze doubles, trempée dans l'eau à la glace.

On laisse ces topiques sur la tumeur en ayant
l'attention de les renouveller lorsqu'ils commencent à n'être plus assez froids ; mais leur
séjour ne doit pas être de longue durée, et si
au bout de trois ou quatre heures on n'en obtient aucun avantage, on ne peut pas attendre
de succès d'une plus longue application du
froid. La hernie rentre rarement tout à coup
par ce moyen ; elle devient ordinairement peu-
à-peu moins volumineuse. Quand on remarque
qu'elle diminue de grosseur, on pratique le
taxis qui souvent réussit alors.

Des deux manières d'employer les réfrigérans, la première est tombée en désuétude, et
la seconde est la seule usitée aujourd'hui. Mais
de quelque manière qu'on veuille employer le
froid actuel dans les hernies étranglées, avant
d'y avoir recours il est de la plus haute importance de déterminer les cas dans lesquels ce
moyen peut être utile, et ceux où il peut devenir nuisible.

Dans l'étranglement inflammatoire où la
hernie et le bas-ventre sont ordinairement très-
enflammés et douloureux, on ne doit jamais
hasarder l'application de la glace ou de la
neige ; parce qu'elle pourrait produire la gangrène en éteignant le peu de vie qui reste encore dans les parties enflammées. Plusieurs auteurs, et notamment Goursaud et Sharp, nous
ont prévenus sur le danger de leur usage dans
ce cas. Aussi tous les auteurs praticiens blâ-
ment-ils l'emploi des réfrigérans dans cette espèce d'étranglement ; et ceux-mêmes qui ne
les proscrivent pas entièrement, recommandent
expressément de pratiquer l'opération deux ou

8.   7

trois heures après leur application, si elle n'a aucun succès.

Ces topiques ne doivent donc être employés que dans l'étranglement par engouement, et encore même ne conviennent-ils pas également dans toutes les circonstances de cette espèce d'étranglement. Il y en a une qui fournit l'indication précise de leur usage ; c'est lorsque des gaz raréfiés distendent l'intestin et sont l'obstacle qui s'oppose à la réduction. On reconnait que l'étranglement est produit par cette cause aux signes suivans : ordinairement le malade a pris, la veille du jour où l'accident se déclare, des alimens qui contiennent beaucoup d'air ; la tumeur est tendue, élastique, mais elle n'est pas douloureuse ; le ventre est également plus ou moins tendu et ballonné sans être douloureux ; le malade a des borborygmes, des éructations fréquentes, des nausées, mais rarement des vomissemens, le hoquet et la fièvre ; ces derniers symptômes ne se montrent qu'autant que la hernie n'étant point réduite, l'inflammation s'empare de l'intestin. Cette variété de l'étranglement par engouement est très-rare ; je ne l'ai rencontrée qu'une fois. Un jeune homme d'environ 20 ans avait une hernie inguinale du côté droit, pour laquelle il ne portait point de bandage ; ensorte que la tumeur rentrait quand il était couché, et reparaissait aussitôt qu'il était debout. Ce jeune homme était fort sujet aux flatuosités. Le lendemain d'un jour où il avait mangé beaucoup de légumes, et notamment des haricots, sa hernie s'étrangla peu après qu'il fut levé. Appelé à son secours vers les dix heures du matin, je reconnus aux signes que je viens d'indiquer, que des gaz retenus dans l'anse intestinale qui formait la hernie étaient la cause qui s'opposait à sa rentrée. Je fis appliquer sur la tumeur et sur le ventre des compresses épaisses trempées dans de l'eau à la glace, et je recommandai qu'on les renouvellât toutes les demi-heures. A midi, lorsque je revins chez le malade, je trouvai la hernie rentrée, et je n'eus autre chose à faire qu'à conseiller à ce jeune homme de porter un bandage pour contenir sa hernie, de boire de l'infusion de camomille, et de prendre des lavemens avec la même infusion. Il rendit beaucoup de vents par l'anus; et le lendemain il n'avait aucun ressentiment de l'accident qu'il avait éprouvé.

Dans l'engouement formé par des matières fécales endurcies, les topiques réfrigérans ne conviennent point au début de l'accident, parce qu'alors les matières ne peuvent point rentrer en détail ou successivement, et qu'il y a une trop grande disproportion entre le diamètre de l'anneau et le volume de la tumeur, pour que celle-ci puisse rentrer tout-à-coup et pour ainsi dire, en bloc. Ces topiques ne peuvent être utilement employés qu'au moment où la tumeur s'est amollie par l'usage des autres moyens, et surtout par des pressions réitérées et exercées avec toute la circonspection convenable. Si la hernie est entéro-épiploïque, les réfrigérans agissent peu sur l'intestin qui est couvert quelquefois d'une portion d'épiploon très-épaisse : toute leur action se passe entièrement sur cette masse épiploïque qu'ils peuvent resserrer et condenser de manière à en rendre la réduction plus difficile et même impossible. On voit par ce que nous venons de dire, que le froid actuel employé dans le traitement des hernies étranglées, sans distinction de causes ni d'accidens, peut avoir les plus graves inconvéniens ; que les cas dans lesquels on peut l'employer avec avantage sont assez rares ; qu'on ne doit y avoir recours qu'après avoir essayé les autres moyens ; enfin qu'on ne doit en faire l'application qu'après avoir préparé tout ce qui est nécessaire pour l'opération, et déterminé le malade à la subir immédiatement après l'usage des réfrigérans, dans le cas où ils seraient sans succès.

S'il est indiqué dans toutes les espèces d'étranglement de débarrasser les gros intestins des matières qui peuvent y séjourner et résister au cours de celles qui sont arrêtées plus haut, cette indication a lieu surtout dans l'étranglement par engouement. Ainsi dès le principe de l'engouement, on donnera des lavemens purgatifs composés de miel mercurial et de muriate de soude, ou d'une décoction de séné à laquelle on ajoutera de l'huile de noix. Ces lavemens non-seulement procurent la sortie des matières accumulées dans les gros intestins, ils ont encore l'avantage de solliciter la contraction des fibres musculeuses du tube intestinal, et cette contraction aide puissamment à la réduction et quelquefois même suffit pour l'opérer.

L'insufflation de la fumée de tabac dans l'anus a paru beaucoup plus propre à produire cet effet que les lavemens purgatifs, et elle a été préconisée comme le remède le plus favorable à la réduction des hernies étranglées. On a inventé diverses machines propres à pousser cette fumée dans les intestins ; mais comme on n'a pas toujours ces machines sous sa main, et que d'ailleurs il est difficile de faire

pénétrer la fumée en grande quantité, parce que
la contraction des intestins fait resortir celle
qui est entrée, on peut remplacer l'insufflation
de la fumée par des lavemens avec une infusion
d'un gros de feuilles de tabac dans une livre
d'eau bouillante. L'action de ces lavemens est
plus sûre, plus prompte et souvent plus efficace que celle de la fumée ; elle cause, comme
cette dernière, mais peut-être à un degré plus
considérable, du malaise, des anxiétés, la dé-
faillance, une sueur froide, des mouvemens
convulsifs dans le ventre, la sortie des vents
par en haut et par en bas, etc. ; quelquefois
pendant ces symptômes les parties sorties rentrent d'elles-mêmes par l'effet de la faiblesse et
de l'irritation excitée dans le canal intestinal,
ou sont faciles à réduire par le taxis. Les éloges prodigués par plusieurs auteurs à la fumée
et à la décoction de tabac n'ont point été con-
firmés par l'expérience : à la vérité ce moyen
a été fort utile dans certains cas et a procuré la
rentrée de hernies qui avaient résisté à tous les
autres moyens ; mais le plus souvent il n'a été
d'aucune utilité, et quelquefois même il est devenu funeste. Aujourd'hui il est tout-à-fait
tombé en désuétude parmi les chirurgiens fran-
çais. Il n'en est pas de même en Angleterre, où
l'on n'a presque jamais recours à l'opération
avant d'avoir tenté ce remède. On a quelquefois
combiné l'emploi des lavemens de tabac avec
l'application de la glace sur la tumeur, ou avec
l'immersion prolongée dans un bain chaud.
Quelquefois aussi on a préféré les lavemens
avec de l'oxicrat froid. Ces divers moyens ont
été utiles ; mais le plus souvent on les a employés sans succès. On peut les essayer sépare-

ment ou conjointement tant que les symptômes ne font pas craindre la gangrène ; mais il est un terme au-delà duquel il n'est plus permis de compter sur leur efficacité, et où tout délai devient dangereux.

L'espèce d'étranglement dont il s'agit ici n'ayant lieu que dans les hernies anciennes dont l'anneau est fort dilaté, il peut être très-utile de prescrire des purgatifs pour évacuer les matières stercorales arrêtées dans l'anse intestinale, quelquefois très-longue, qui forme la hernie. Cette anse intestinale dont le ressort est plus ou moins affaibli, se trouve privée d'ailleurs de la pression que le diaphragme et les muscles abdominaux exercent sur les vicères du bas-ventre, et qui est si favorable à la progression des matières fécales sur lesquelles elle n'agit pas avec assez de force pour les faire remonter et continuer leur route vers l'anus. Lors donc que cet engouement commence à se former, et même lorsqu'il est déja porté à un certain degré, un purgatif aura le double avantage d'exciter le mouvement péristaltique de l'intestin et de procurer une excrétion d'humeurs capable de détremper et d'entraîner les matières qui sont accumulées dans la hernie. Tous les praticiens n'ont pas employé, dans ce cas, le même purgatif : Monro se servait de jalap en poudre avec du mercure doux, et il dit avoir réduit plusieurs fois au moyen de ce purgatif, des hernies pour lesquelles on avait mis inutilement en usage le taxis et les émolliens. La plupart ont employé des boissons laxatives, telles que l'infusion de séné avec du sirop violat, la décoction de casse et le sulfate de soude, et surtout la solution d'une once de sulfate de magnésie dans deux livres d'eau , donnée par petits verres tous les quarts d'heure ou toutes les demi-heures. Mais avant de faire prendre un purgatif quelconque dans les cas où il est permis d'y avoir recours, il est convenable de débarrasser préalablement les voies inférieures par le moyen des lavemens purgatifs ; et on doit ensuite manier doucement la tumeur à plusieurs reprises pour disposer les matières à suivre la route du canal, lorsque le purgatif viendra à produire son effet.

Lorsque les différens moyens dont nous venons de parler n'ont pas procuré la rentrée de la hernie, il reste une dernière ressource, c'est l'opération ; mais elle n'est pas à beaucoup près aussi urgente ici que dans l'étranglement inflammatoire , où il vaut infiniment mieux , comme nous l'avons dit, que le Chirurgien pratique l'opération trop tôt, que trop tard. Si les symptômes n'augmentent pas , on peut attendre cinq, six, douze jours et même plus , sans compromettre la vie du malade : on a vu souvent la hernie rentrer au bout de ce temps , et dans les cas où elle n'est pas rentrée, l'opération a été faite avec succès. Au reste, les délais qu'on peut se permettre pour l'opération, dans l'étranglement par engouement, doivent être mesurés sur l'âge et la constitution des sujets autant que sur le caractère particulier du mal. Dans les sujets fort avancés en âge et d'une grande faiblesse, l'opération doit être pratiquée dans les trois ou quatre premiers jours des accidens, quoiqu'ils n'augmentent pas , et que la nature de l'étranglement permette du délai.En temporisant trop long-temps, on expose le malade à périr des effets de la faiblesse ou de l'épuisement qui résulte des vomissemens et de la privation de nourriture : sans hernie, la plupart de ces malades ne résisteraient pas à l'inanition qui résulte nécessairement de cette privation de nourriture quelquefois pendant dix ou douze jours.

Les accidens inflammatoires viennent compliquer quelquefois l'étranglement par engouement : il faut être bien attentif à cette complication pour ne pas se livrer aux vaines espérances de réduction qu'a fait naître la connaissance du caractère primitif de l'étranglement. Ces espérances se soutiennent et sont fondées tant que l'engouement est la seule cause des symptômes que le malade éprouve ; mais du moment où les accidens inflammatoires se manifestent, elles s'évanouisssent presque entièrement et l'on doit agir comme dans l'étranglement purement inflammatoire, c'est-à-dire, recourir promptement à l'opération.

Lorsque la hernie étranglée par engouement est entéro-épiploïque, si l'on parvient, comme cela arrive quelquefois, à faire la réduction de l'intestin sans celle de l'épiploon, les accidens diminuent, parce que le ventre acquiert la liberté de se vider par la voie des selles ; mais ordinairement le vomissement, le hoquet la fièvre et la douleur de la tumeur causés par l'inflammation de l'épiploon resté au dehors, continuent : dans ce cas l'opération est encore indiquée, et il y aurait beaucoup d'inconvénient à la différer.

Quand, par le taxis et les autres moyens dont nous avons parlé, on est parvenu à réduire une hernie étranglée, ordinairement les accidens de l'étranglement cessent, les matières stercorales reprennent leur cours et tout rentre dans l'ordre naturel. Quelquefois cependant, après la réduction, les accidens persévèrent et augmentent même. La faiblesse de la portion d'intestin qui a été étranglée, son inflammation, celle du reste du conduit intestinal et du péritoine, une bride membraneuse ou une conformation extraordinaire de l'épiploon qui produit un étranglement intérieur, le rétrécissement de l'intestin dans l'endroit qui a été soumis à l'action de l'ouverture herniaire, sont autant de causes de la persévérance des accidens après la réduction de la hernie, et chacune a ses signes particuliers et réclame des moyens appropriés.

On juge que la persistance des accidens est due à la faiblesse de la portion d'intestin qui a été étranglée et qui n'agit point avec assez d'énergie sur les matières dont elle est remplie, pour s'en débarrasser, en les poussant dans la partie du tube intestinal qui lui est inférieure, lorsque le malade n'a point d'évacuations alvines peu de temps après la réduction, et que d'ailleurs il ne présente pas les symptômes d'une vive inflammation. Dans ce cas, les purgatifs sont évidemment indiqués : on administre plusieurs verres d'une décoction de casse à laquelle on ajoute du sulfate de magnésie ; on prescrit des lavemens purgatifs pour procurer l'expulsion des matières stercorales arrêtées. J'ai employé plusieurs fois avec succès dans cette circonstance une potion laxative composée avec une once d'huile de ricin et une once de sirop de fleurs de pêcher. On doit continuer l'usage des laxatifs et celui des lavemens jusqu'à ce

que le malade ait eu des selles suffisantes, et
que les accidens disparaissent. Ces moyens sont
surtout nécessaires, lorsque l'étranglement est
causé par l'engouement des matières.

Lorsque l'étranglement est inflammatoire,
qu'il a été violent, qu'il a duré long-temps et
que le malade éprouve les symptômes généraux de l'inflammation des intestins, la persévérance des accidens doit être rapportée à cette
cause. Dans ce cas, la saignée et tous les autres
moyens antiphlogistiques sont indiqués et
doivent être continués jusqu'à la cessation des
symptômes inflammatoires : mais comme l'ato-
nie des intestins est toujours jointe à leur inflammation, après avoir satisfait aux indications que celle-ci présente, on doit administrer
les laxatifs dans l'intention que nous avons indiquée ci dessus.

Il n'y a point de signes propres à faire connaître si la persistance des accidens dépend du
rétrécissement de l'intestin ou d'un étranglement interne ; mais on peut présumer qu'elle
est due à l'une ou à l'autre de ces causes lorsque les minoratifs et les moyens antiphlogistiques ont été sans effet. On doit alors ordonner au malade de se lever, de tousser et de
faire des efforts capables de déterminer les parties à sortir de nouveau, et si elles sortent,
procéder sur le champ à l'opération. Si la hernie ne reparaît pas, la mort du malade est inévitable : on ne pourrait tenter de le sauver
qu'en ouvrant le sac herniaire, en incisant l'anneau, si cela était nécessaire, et en coupant la
bride qui forme l'étranglement interne ; mais
ici le diagnostic est si incertain qu'il ne s'est
point trouvé encore un Chirurgien assez témé-

raire pour pratiquer cette opération, et je doute qu'il s'en trouve jamais. Ce n'est qu'à l'ouverture des corps qu'on a reconnu les étranglemens intérieurs, et qu'on a jugé si l'art aurait pu y rémédier.

Il arrive quelquefois que des bandagistes ignorans ou même des Chirurgiens peu instruits ou inattentifs croient avoir réduit complètement une hernie étranglée pendant qu'il reste encore au-dehors une petite portion des parties qui formaient la tumeur; et, ce qu'il y a de plus fâcheux, c'est qu'ils appliquent un bandage dont la compression sur ces parties aggrave la maladie. Dans cet état de choses, les accidens de l'étranglement continuent, et si l'on n'en reconnait pas la cause, ils font périr le malade. Lors donc qu'on est appelé auprès d'un malade affecté d'une hernie étranglée que l'on dit avoir été réduite, et pour laquelle on a même appliqué un bandage sans que les accidens de l'étranglement aient cessé, on doit ôter le bandage, examiner attentivement le lieu qu'occupait la tumeur, et si l'on reconnait qu'une portion plus ou moins considérable des parties dont elle est formée n'a pas été réduite, en faire la réduction : si la réduction est impossible, l'opération devient nécessaire et on la pratique sur le champ, ou on la remet à un autre moment suivant les circonstances de la maladie.

On a mis aussi au nombre des causes de la persévérance des accidens de l'étranglement après la réduction d'une hernie, la rentrée du sac avec l'intestin, et la constriction permanente de la partie du sac qui était dans l'anneau. Le Dran est le premier qui ait parlé de cette cause, que lui fit découvrir le fait suivant : Le 5 mai

1726, ce célèbre Chirurgien fut appelé auprès d'un homme qui depuis huit jours éprouvait de grandes douleurs dans le ventre, qui avaient commencé par une descente à laquelle il était sujet, et qu'il tenait pour l'ordinaire réduite avec un brayer. Le Dran trouva qu'on avait fait la réduction vingt-quatre heures après la sortie des parties ; que le malade avait été saigné deux fois, et que malgré la réduction, les douleurs excessives et un vomissement continuel avaient subsisté. Le malade n'avait presque plus de pouls, et il était mourant. Il n'y avait plus de tumeur dans l'aîne ; mais en sa place on y sentait une espèce de vide, et le ligament de Fallope s'était tellement prêté au volume de la hernie qu'on pouvait presque fourrer les quatre doigts et le pouce par dessous. Le Dran présuma que l'intestin remis dans le ventre avec le sac herniaire y était encore enfermé et étranglé ; mais voyant le malade sur sa fin, il ne crut pas devoir risquer une opération infructueuse et par là la décréditer. Le malade mourut à cinq heures du soir. A l'ouverture du corps, on trouva dans le ventre le sac herniaire qui avait trois pouces de profondeur sur huit pouces de circonférence, et dans ce sac était encore renfermée une demi-aune de l'intestin jéjunum. Tenant le sac à pleine main on voulut en faire ressortir l'intestin, en le tirant par l'un des bouts ; mais la chose fut impossible, tant l'entrée du sac était resserrée, et on n'en vint à bout qu'en dilatant cette entrée avec les ciseaux. La Faye a vu un cas semblable ; mais son malade fut plus heureux que celui de le Dran : c'était un homme d'environ 40 ans, attaqué d'un bubonocèle depuis plusieurs années et qui

ne portait point de bandage pour contenir les
parties réduites. Cette hernie s'étrangla ; les remèdes usités en pareil cas procurèrent la facilité de faire peu-à-peu, par le taxis, la réduction des parties : néanmoins les accidens ne cessèrent point : l'anneau était fort libre ; mais,
en y portant le doigt, on sentait, malgré l'é-
paisseur des tégumens, une espèce de poche
ronde qui venait frapper l'extrémité du doigt
lorsqu'on fesait tousser le malade ; ce qui fit
juger que c'était le sac herniaire dans lequel les
parties étaient encore renfermées. On fit lever
et tousser le malade : les viscères retombèrent
alors en partie dans l'aîne. La Faye fit sur le
champ l'opération. Il trouva le sac herniaire
fort épais ; il renfermait une portion d'intestin
grosse comme une noix, étranglée à l'entrée du
sac et qu'il repoussa dans le ventre ; après
quoi il débrida cette entrée qui était si étroite
qu'il n'y pouvait introduire le bout du petit
doigt. Le malade guérit.

Des observations semblables à celles que
nous venons de rapporter ont été faites par Arnaud, Le Blanc, Bell, Sabatier et Scarpa.
« J'étais parvenu, dit Sabatier, à reduire les intestins étranglés dans une hernie inguinale ;
mais au lieu de rentrer peu-à-peu et de faire entendre à la fin le gargouillement ordinaire, ils
étaient rentrés en masse et sans bruit. La hernie fut soutenue avec un bandage ; les accidens
dont le malade était attaqué ne se dissipèrent
point. Il continua à ressentir de vives douleurs
dans le ventre et à avoir des tranchées et des
vomissemens fréquens, sans rendre ni vent, ni
matières par les voies naturelles. Le ventre
était tendu. L'ouverture de l'anneau était assez

large pour que je pusse y introduire deux doigts à travers les tégumens. J'y sentais profondément une tumeur ronde qui venait en frapper l'extrémité lorsque je faisais tousser ou moucher le malade. Il me fut facile de reconnaître qu'il y avait un étranglement intérieur, et que rien ne pouvait sauver le malade que l'opération, en cas que je fusse assez heureux pour pouvoir faire sortir la hernie. Je le fis lever, et je le fis moucher avec force. La tumeur reparut; j'opérai. Le sac herniaire se trouva épaissi et resserré à l'endroit de l'anneau. Je me contentai de l'inciser sans toucher à cette partie. La hernie était du genre de celles où les parties sont en contact immédiat avec le testicule. Bientôt les accidens se dissipèrent, et j'eus la satisfaction de guérir le malade. » Celui qui fait le sujet de l'observation de Scarpa était un jeune homme de treize ans. Il avait une hernie étranglée dont on fit la réduction. Tous les symptômes de l'étranglement persistèrent quoiqu'on eût réduit la hernie de la manière la plus complète, et le malade mourut. Après la mort, on ne pouvait apercevoir dans l'aîne, à la vue ni au toucher, la plus légère apparence de tumeur; mais à l'ouverture du ventre, on reconnut que l'intestin, encore étranglé par le col du sac herniaire, avait été repoussé au-delà de l'anneau entre les aponévroses de l'abdomen et le péritoine qui se trouvait décollé dans une certaine étendue.

D'après ces observations, comment peut-on douter de la possibilité de réduire le sac herniaire avec les parties qu'il contient, et de l'étranglement de ces parties par le col du sac rétréci en forme d'anneau? C'est cependant ce qu'a fait Louis, et il a regardé comme fausse l'observation sur laquelle Ledran l'a établie. L'opinion de Louis, fondée sur les adhérences plus ou moins intimes du sac herniaire avec les parties voisines n'a pas été généralement adoptée. Elle a été combattue par plusieurs auteurs, et notamment par les célèbres Richter et Scarpa ; dont les raisonnemens fondés sur l'expérience et l'analogie paraissent concluans. Il faut convenir toutefois que le cas dans lequel il est possible de réduire simultanément le sac herniaire et les parties qu'il renferme doit être extrêmement rare. On le reconnaîtrait au reste à la persévérance des accidens après la réduction de la hernie qui serait rentrée subitement, en masse, sans faire entendre le gargouillement qui accompagne la rentrée graduelle et successive de l'intestin ; à la grandeur de l'ouverture herniaire dans laquelle on peut faire entrer l'extrémité de plusieurs doigts, avec la peau qui la couvre; enfin à la tumeur ronde qui viendrait frapper le doigt quand le malade se moucherait ou tousserait. Dans ce cas, il faudrait ordonner au malade de se lever, de marcher, de tousser ou de se moucher ; et si la tumeur, sortait pratiquer sur le champ l'opération si l'état du malade laissait encore quelque espérance de succès. Mais si la tumeur ne reparaissait point, devrait-on, comme Ledran en donne le précepte, faire une incision au lieu où était la tumeur, couper largement l'anneau ou le ligament de Falope, pour retirer ensuite avec deux doigts ou avec une pincette le sac herniaire, l'ouvrir, agrandir son entrée et réduire l'intestin ? L'expérience n'a rien appris à cet égard, et je pense qu'on ne pourrait pratiquer une semblable opération sans s'écarter des règles de la prudence, qui doivent toujours présider à nos tentatives.

De l'Opération de la Hernie en général.

Ce que nous allons dire de cette opération est applicable à toutes les hernies. En traitant de ces tumeurs en particulier, nous exposerons les préceptes relatifs à l'opération de chacune d'elles.

L'opération de la hernie consiste à inciser les tégumens et le sac herniaire, à agrandir l'ouverture par laquelle les viscères sont sortis, pour faire cesser l'étranglement de ces viscères, les réduire ensuite ou remédier à leurs altérations.

Les instrumens nécessaires pour pratiquer cette opération, sont un bistouri droit, une sonde cannelée d'argent, mousse et flexible quoique forte ; une pince à disséquer, des ciseaux à pointes mousses, un bistouri étroit, boutonné, concave sur le tranchant, et une ou plusieurs aiguilles courbes enfilées de fils cirés de différentes grosseurs. Les objets nécessaires pour le pansement sont un linge fin pour recouvrir la plaie immédiatement, de la charpie, des compresses, un bandage triangulaire ou inguinal, et une bande roulée assez longue pour faire le spica de l'aine, au besoin. A tous ces objets on doit joindre deux éponges fines.

Après avoir disposé tout ce qui est nécessaire pour l'opération et le pansement, rasé le poil qui couvre la partie, et fait uriner le malade, s'il en a besoin, on le mettra dans la même position que pour l'opération du taxis : ainsi, il sera couché sur le bord droit du lit, à moins que le Chirurgien ne soit plus habile de la main gauche, auquel cas il faudrait que le malade fût couché sur le bord gauche du lit : la tête sera élevée par un oreiller, la poitrine légèrement fléchie : on placera des oreillers sous le bassin pour le soulever suffisamment, et surtout du côté de la hernie, afin qu'il y ait de la pente de l'anneau à l'abdomen et que les muscles de cette partie soient dans le plus grand relâchement possible. Le lit dans lequel le malade est couché, ne doit pas avoir plus de trois pieds et demi à quatre pieds de largeur ; s'il était plus large, la position de l'aide qui est placé vis-à-vis l'opérateur et qui doit lui être d'un grand secours dans l'opération, deviendrait extrêmement fatigante et l'exposerait à s'acquitter mal de ses fonctions : il ne faut pas non plus que le lit soit trop bas, parce qu'alors le Chirurgien serait obligé de se courber considérablement ; et comme l'opération est quelquefois très-longue et très-laborieuse, il éprouverait bientôt aux lombes une douleur qui ne lui permettrait peut-être pas de garder long-temps cette position. Si le lit où se trouve le malade ne réunissait pas les conditions nécessaires, il faudrait se servir d'un lit de sangle, et dans le cas où on ne pourrait pas se procurer un lit assez haut, comme cela arrive souvent chez les gens pauvres, on placerait le malade dans la position à laquelle Louis donne la préférence, et qui consiste à le coucher en travers sur le bord du lit, les cuisses et les jambes fléchies, soutenues par des aides, le bassin soulevé avec un oreiller : alors le Chirurgien devrait être assis sur un escabeau entre les

8.

jambes du malade, afin d'opérer plus commodément.

Le malade étant situé comme nous l'avons
d'abord indiqué, le Chirurgien placé au bord
droit du lit, de quelque côté que se trouve
la hernie, procède à l'opération de la manière
suivante : il pince la peau qui couvre la partie
supérieure de la tumeur avec le pouce et le
doigt indicateur de chaque main, et en la soulevant il lui fait faire un pli dont la direction
doit être perpendiculaire à celle de l'incision
qu'il se propose de faire. Un aide intelligent
placé vis-à-vis de lui, à la gauche du malade,
s'empare de l'extrémité du pli qui correspond
à la main droite du Chirurgien, auquel il rend
par là la liberté de cette main avec laquelle il
doit se servir du bistouri. Il tient cet instrument comme pour couper de dehors en dedans ;
il en porte le tranchant perpendiculairement
sur la partie moyenne du pli, et en le faisant
glisser depuis la base jusqu'a la pointe, il coupe
ce pli dans toute sa largeur. Il est rare que la
plaie résultante de la section du pli ait une
étendue suffisante ; il est donc presque toujours
nécessaire de l'agrandir, ce qui peut être fait
de plusieurs manières : on enfonce communément dans le tissu cellulaire sous-cutané une
sonde cannelée qui sert de conducteur au bistouri avec lequel on incise la peau: cette sonde
est portée alternativement sous l'angle supérieur et sous l'angle inférieur de la plaie. Ce
procédé a des inconvéniens ; l'introduction de
la sonde est douloureuse, même lorsque cet
instrument est un peu pointu ; la peau fuit
pour ainsi dire, devant le bistouri qui la coupe
difficilement, même lorsqu'on a l'attention de

la faire tendre par un aide transversalement à
la direction de l'incision. Pour éviter ces inconvéniens, le Chirurgien saisit avec le pouce
et le doigt indicateur la lèvre de la plaie qui
est tournée de son côté, près de son angle inférieur ; un aide saisit de la même manière la
lèvre opposée ; ils soulèvent de concert ces deux
lèvres pour tendre la peau que l'opérateur coupe
de dehors en dedans avec le bistouri porté
dans l'angle inférieur de la plaie : ensuite il prolonge l'incision supérieurement, en suivant
le même procédé, excepté qu'alors il est obligé de tenir le bistouri de la main gauche. De
quelque manière qu'on fasse l'incision de la
peau, elle doit correspondre à la partie moyenne de la tumeur, et s'étendre depuis sa partie inférieure jusqu'à un pouce et demi ou deux
pouces au dessus de sa partie supérieure, afin
que l'ouverture par laquelle les parties sont
sorties soit bien à découvert. Si l'incision
n'était pas prolongée assez haut, on pourrait
éprouver beaucoup de difficultés dans le débridement de l'ouverture herniaire, parce qu'alors
on agirait sans voir les parties sur lesquelles on
porterait les instrumens. Il y aurait moins d'inconvénient à ne pas prolonger l'incision jusqu'au bas de la tumeur ; cependant dans ce cas
il pourrait se former par la suite, au-dessous
des tégumens, une poche dans laquelle le pus
s'amasserait, et retarderait par son séjour la
guérison de la plaie. Si quelque artère un peu
considérable est ouverte dans l'incision de la
peau, il faut en faire la ligature avant de passer outre. Si la peau ne peut pas être soulevée
en pli, à cause de l'embonpoint, de l'œdématie ou de l'inflammation, on la tendra avec

le pouce , l'indicateur et le doigt du milieu de la main gauche , transversalement à la direction de l'incision ; on la coupera de dehors en dedans et peu-à-peu , mais avec plus de circonspection , de peur de pénétrer trop avant et de blesser les parties contenues dans le sac. Dans les hernies qu'on opère pour la seconde fois , et qui sont ordinairement sans sac herniaire , l'incision de la peau doit être faite avec plus de ménagement encore. Le volume et la forme de la tumeur étant susceptibles de variations accidentelles , ce n'est pas sa direction qui doit toujours régler celle de l'incision et du sac herniaire. Tous ceux qui ont eu de fréquentes occasions de pratiquer l'opération de la hernie ont dû remarquer que faute de cette attention , l'incision n'a pas toujours été faite de la manière la plus favorable.

La peau étant incisée , le tissu cellulaire se présente : celui qui correspond à la partie de l'incision qui s'étend au-dessus de l'ouverture herniaire contient ordinairement de la graisse qu'il faut diviser avec circonspection , pour mettre à découvert l'aponévrose du muscle oblique externe. Le tissu cellulaire qui correspond au reste de l'incision ne contient point de graisse ; ses lames rapprochées et condensées forment plusieurs feuillets dont le nombre et l'épaisseur varient suivant le volume et l'ancienneté de la hernie , et qui sont ordinairement séparés par un vide qu'on pourrait prendre pour la cavité du sac si on n'en était prévenu. On ne découvre le véritable sac herniaire ou péritonéal qu'après avoir divisé successivement ces divers feuillets ; mais comme il est impossible , surtout quand la hernie est ancienne , de juger par la seule

vue du nombre et de l'épaisseur de ces feuillets
qui recouvrent le sac herniaire, le Chirurgien
ne saurait agir avec trop de circonspection et
de prudence en les divisant. Il est inutile de
couper successivement ces différens feuillets
dans toute la longueur de l'incision extérieure,
en portant sous chacun d'eux une sonde cannelée
pour servir de conducteur au bistouri : ce serait
alonger inutilement l'opération. On doit couper ces feuillets l'un après l'autre dans la largeur de trois à quatre lignes à la partie inférieure de la tumeur, en les soulevant avec une
pince à disséquer et en portant le bistouri presque horizontalement, ou, comme on dit, en
dédolant. Pendant ce temps de l'opération, on
doit redoubler d'attention à mesure qu'on pénètre plus profondément et qu'on approche du
véritable sac herniaire, de peur de l'ouvrir sans
s'en apercevoir et de blesser l'intestin qu'il
renferme. On reconnait qu'on est arrivé à ce
sac, à sa transparence qui laisse presque toujours
distinguer la couleur rouge foncée et presque
noire de l'intestin. On le saisit légèrement avec
la pince à dissection, on le soulève et on le
coupe en dédolant. On juge qu'il est ouvert
par la sortie de la sérosité qu'il contient presque toujours ; et lorsque la hernie est sèche,
c'est-à-dire, qu'elle ne contient point de sérosité, par la surface lisse de l'intestin et le grand
nombre de vaisseaux injectés qui se ramifient
et serpentent dans ses parois. On introduit dans
le sac, par l'ouverture qu'on vient d'y faire,
une sonde cannelée qu'on dirige de bas en haut
jusqu'à la partie supérieure de la tumeur ; on
applique la sonde contre le sac pour le soulever, et après s'être assuré par des mouvemens

latéraux de cet instrument, qu'il n'y a point de portion de viscère du côté de la cannelure, on conduit dans celle-ci un bistouri, ou mieux encore, des ciseaux à pointe mousse, pour fendre le sac jusqu'à sa partie supérieure. On le divise ensuite jusqu'à sa partie inférieure avec le même instrument, ou avec un bistouri boutonné conduit sur le doigt indicateur porté de haut en bas entre l'intestin et le sac. Lorsque, en incisant ce sac et les feuillets celluleux qui le recouvrent, on ouvre des vaisseaux qui versent beaucoup de sang, on doit en faire la ligature avant de continuer l'opération.

On a conseillé dans les hernies récentes, peu volumineuses, étranglées depuis peu de temps, dans lesquelles les viscères paraissent sains et où l'intestin ne contient point de corps étranger, d'inciser l'ouverture herniaire, sans ouvrir le sac ; ensuite de réduire les parties qu'il contient, de pousser dans l'ouverture herniaire la plus grande partie du sac affaissé, et de l'y soutenir avec une pelote large, mollette, formée de charpie enveloppée de linge fin. Cette méthode, attribuée à J. L. Petit, et revendiquée par Sabatier en faveur de Franco et surtout d'Ambroise Paré, a, dit-on, l'avantage de prévenir la récidive de la hernie. Suivant Petit, cet avantage résulte de l'adhérence des parois du sac, qui se convertit alors en un corps solide propre à empêcher le retour de la maladie. Mais si l'inflammation n'est pas assez grande pour déterminer la réunion des parois du sac entr'elles, n'est-il pas à craindre que les viscères s'introduisent de nouveau dans ce sac resté dans l'aîne, et qu'ainsi la méthode d'opérer la hernie étranglée sans ouvrir le sac herniaire ne soit plus propre à favoriser la récidive de la hernie qu'à la prévenir? Si l'avantage attribué à cette méthode est douteux, il n'en est pas de même de ses inconvéniens. En effet, l'intestin peut avoir contracté des adhérences vicieuses qu'il est nécessaire de détruire ; il peut être disposé à la gangrène, quoique l'étranglement n'existe que depuis 12, 15, 20 ou 24 heures, et que le sac soit sain ; ce sac peut contenir une sérosité putride capable d'irriter les intestins et d'en déterminer l'inflammation. Or, dans tous ces cas, si l'on faisait la réduction des parties sans ouvrir le sac herniaire, on exposerait le malade à des accidens très-graves et peut être mortels. Ajoutez à cela qu'il est possible quelquefois de réduire les parties lorsque le sac est ouvert, sans débrider l'ouverture herniaire, et que d'autres fois le collet du sac est tellement resserré qu'il forme seul l'étranglement, et que son incision est absolument nécessaire pour la réduction des parties. Tous ces inconvéniens ont fait abandonner la méthode dont il s'agit, et aujourd'hui on n'opère point une hernie étranglée sans ouvrir le sac herniaire.

L'ouverture de ce sac met les parties qu'il renferme à nu. En cessant d'être comprimées ces parties s'étendent, se développent, et prennent un volume plus considérable. Cette circonstance pourrait en imposer à un Chirurgien peu exercé, et lui fait croire qu'une nouvelle portion d'intestin ou d'épiploon s'est échappée du ventre au moment où le sac herniaire a été ouvert. Après avoir incisé le sac, on continue l'opération en la modifiant suivant la nature et l'état des parties qu'il renferme.

Supposons d'abord une hernie intestinale dans laquelle l'intestin est sain et non adhérent. Il arrive quelquefois dans ce cas qu'il rentre de lui-même, après qu'on a soulevé convenablement le bassin du côté de la hernie. S'il ne rentre pas, on en tirera doucement une plus grande portion au-dehors, afin que les gaz et les matières contenues dans la portion déplacée se distribuent dans un plus grand espace et ne la distendent pas, et en même temps pour s'assurer de l'impression que l'ouverture herniaire a produite sur la portion d'intestin qui lui correspondait. On parvient quelquefois, par ce seul moyen, à faire rentrer l'intestin, sans qu'il soit nécessaire d'inciser l'ouverture qui lui a donné passage; mais si la réduction est impossible, on doit sur le champ débrider cette ouverture.

On a inventé plusieurs instrumens pour faire ce débridement; mais le plus simple, et celui dont on se sert le plus généralement aujourd'hui, c'est un bistouri boutonné, à lame étroite et concave, qu'on dirige sur une sonde cannelée ou sur le doigt indicateur. L'endroit de l'ouverture herniaire où le débridement doit être fait est différent suivant l'espèce de hernie et les circonstances dont elle est accompagnée : nous l'indiquerons en traitant des hernies en particulier. Si on se sert de la sonde cannelée pour conduire le bistouri, on la courbe un peu vers son extrémité pour la rendre concave du côté de sa cannelure, afin qu'elle s'applique exactement contre le péritoine. Si la sonde était droite, le volume de l'intestin ou de l'épiploon ne permettrait pas toujours de l'abaisser suffisamment pour l'appuyer contre le péritoine;

il resterait entre elle et cette membrane un espace triangulaire dans lequel viendrait se placer une portion d'intestin qui pourrait être atteinte par le bistouri à mesure qu'on le ferait
glisser dans la cannelure de la sonde. On dé-
prime l'intestin avec le dos de la main gauche ;
on prend la sonde de la main droite, et on l'enfonce entre l'intestin et le col du sac, dans l'endroit où l'on veut faire le débridement. Si dés
adhérences ou l'étroitesse de l'ouverture en
empêchent l'introduction en ce lieu, on l'in-
sinuera vers l'un des côtés du sac, ou au-dessous de l'intestin relevé ; ensuite on la conduira avec précaution à l'endroit où l'incision
doit être faite. La sonde introduite à la profondeur d'un pouce environ, et placée dans le
lieu convenable, on abaisse sa plaque pour
appliquer fortement sa cannelure contre le péritoine, on lui fait faire de petits mouvemens
latéraux pour s'assurer qu'il n'y a aucune partie comprise entre cette membrane et elle ;
ensuite on place l'instrument sur les doigts de
la main gauche et on l'y fixe avec le pouce.
Malgré l'attention du Chirurgien à déprimer
l'intestin avec cette main, il arrive presque
toujours qu'il se relève sur les côtés de la
sonde, et qu'il en couvre la cannelure : on
doit alors le faire déprimer par un aide qui applique les doigts indicateurs sur les côtés de la
sonde. Les choses ainsi disposées, le Chirurgien prend le bistouri de la main droite et le
tient comme pour couper de dedans en dehors
et devant soi ; il le fait glisser dans la cannelure
de la sonde, et lorsqu'il est parvenu un peu au-
delà de l'ouverture herniaire, il en relève le manche pour achever l'incision du bord de cette ou-

verture ; il retire ensuite les deux instrumens l'un après l'autre. Si on se sert du doigt pour conduire le bistouri boutonné, on opère de la manière suivante : on applique la face dorsale des doigts de la main gauche sur l'intestin, de manière que le bout de l'indicateur réponde à l'endroit où l'incision doit être faite. On prend le bistouri de la main droite et on le tient comme nous venons de le dire ; on en applique le dos sur la pulpe du doigt indicateur, et on enfonce le bouton à la profondeur de deux ou trois lignes, entre le col du sac et l'intestin ; ensuite en relevant l'instrument avec la main qui le tient, et le pressant avec le doigt indicateur de la main gauche, on achève l'incision de ces parties. Il n'est guères possible de déterminer au juste l'étendue qu'il convient de donner à l'incision de l'ouverture herniaire. Cette étendue doit être relative à l'étroitesse de l'ouverture et au volume des parties déplacées. Dans la plupart des cas, une incision de trois ou quatre lignes suffit pour faire cesser l'étranglement et faciliter la réduction des viscères ; mais en général il vaut mieux faire une incision plus grande que trop petite, pourvu qu'on prenne d'ailleurs toutes les précautions convenables pour ne point intéresser des artères dont l'ouverture pourrait donner lieu à une hémorragie dangereuse.

Au lieu d'inciser l'ouverture herniaire, on a conseillé de la dilater, et on a imaginé différens instrumens pour opérer cette dilatation ; mais, comme cette méthode a été entièrement abandonnée, nous croyons pouvoir nous dispenser de décrire ces instrumens et d'exposer la manière de s'en servir.

Lorsqu'on a incisé l'ouverture herniaire dans une étendue convenable, l'intestin étant sain et libre comme nous l'avons supposé, on en tirera doucement une plus grande portion au-dehors ; ensuite on fera la réduction en repoussant l'intestin, de bas en haut et en sens contraire de la direction suivant laquelle il est sorti, avec les doigts indicateurs des deux mains portés alternativement, afin que le premier contienne la portion déjà rentrée et l'empêche de faire effort contre celle que l'on cherche à réduire avec le second. Si ces tentatives ne réussissent pas, on cherche à découvrir la cause qui s'oppose à la rentrée de l'intestin. Quelquefois la difficulté de la réduction vient de ce que l'ouverture herniaire n'a pas été incisée dans une assez grande étendue : alors il faut l'agrandir en suivant le procédé qui a été décrit plus haut. D'autres fois la difficulté ou l'impossibilité de la réduction dépend d'un rétrécissement circulaire du col du sac, situé à une distance plus ou moins grande de l'ouverture herniaire, et que l'on reconnaît en portant le doigt indicateur dans cette ouverture. On incise ce rétrécissement avec le bistouri boutonné conduit sur ce doigt, et alors l'intestin rentre facilement.

Quand l'étranglement est inflammatoire, pour peu qu'il ait duré, on trouve l'intestin enflammé, d'un rouge foncé, et souvent même livide ou noir. Cet état de l'intestin ne doit pas empêcher d'en faire la réduction, s'il est rénitent ou élastique, parce que la chaleur du ventre le ranimera et que l'engorgement de ses tuniques se terminera par résolution, dès que rien ne s'opposera à la libre circulation du sang.

Lorsque l'intestin a contracté des adhérences vicieuses, on doit se conduire différemment suivant la situation, l'étendue et la nature de ces adhérences. Si l'adhérence est gélatineuse, c'est-à-dire formée par la lymphe concressible qui exsude de la surface des parties enflammées, on la détruit aisément en glissant l'extrémité du doigt ou d'une spatule entre les parties réunies. Ces parties se séparent facilement, et les points de leurs surfaces qui se correspondaient restent légèrement tomenteux ; mais ils ne sont d'ailleurs ni sanglans, ni altérés en aucune manière. Quand l'adhérence est formée par des filamens, ou de petites membranes organisées, on écarte légèrement l'une de l'autre les parties adhérentes, et on coupe successivement toutes les brides avec des ciseaux, ou bien en promenant légèrement sur elles le tranchant du bistouri. Dans l'un et l'autre cas, après avoir détruit les adhérences on procède à la réduction de l'intestin. Mais si l'adhérence de celui-ci avec le sac a lieu dans une grande étendue ; si elle est ancienne, intime et semblable en quelque sorte à la cicatrice d'une plaie simple, ou, en d'autres termes, si les parties adhérentes sont tellement confondues ensemble qu'elles ne fassent pour ainsi dire qu'un seul et même corps, il ne faut point y toucher : en voulant détruire cette adhérence intime avec le bistouri, on s'exposerait à entamer l'intestin ; et si pour s'en éloigner, on voulait exciser une portion du sac herniaire, on courrait risque de diviser le cordon spermatique, qui adhère fortement à sa paroi postérieure. En supposant qu'on pût éviter ces deux écueils, la surface externe de l'intestin présenterait toujours dans le lieu de l'adhérence une large plaie saignante, qu'on ne pourrait faire entrer dans le ventre sans avoir à craindre des accidens consécutifs très-graves, tels que l'hémorragie, l'inflammation, la suppuration, et même l'ouverture de l'intestin dans un point qui peut-être ne se trouverait plus en rapport avec la plaie extérieure. Il faut alors réduire les portions intestinales libres, laisser au-dehors celle qui est adhérente, et la couvrir de compresses fines imbibées d'eau de guimauve. L'expérience a appris que dans ce cas, lorsqu'on a débridé convenablement l'ouverture herniaire et le col du sac, les accidens de l'étranglement cessent, et que la liberté du ventre se rétablit quoique l'intestin ne soit pas réduit. La portion intestinale adhérente se rapproche peu-à-peu de l'ouverture herniaire, et rentre même quelquefois, entraînée par le ressort du mésentère. Lorsqu'elle reste au-dehors, souvent sa tunique externe s'exfolie, se couvre de bourgeons charnus qui se réunissent bientôt à ceux des lèvres de la la plaie des tégumens ; et la cicatrice se forme.

Dans le cas dont nous venons de parler, on laisse l'intestin au-dehors, parce qu'il a contracté des adhérences qu'on ne pourrait détruire qu'en exposant le malade à des accidens facheux. On est quelquefois obligé de tenir la même conduite quoique l'intestin soit sans adhérences et sans altérations : c'est lorsqu'une portion très-considérable du tube intestinal est contenue dans la tumeur, et que le malade a négligé depuis très-long-temps de porter un bandage. Nous avons sur ce cas plusieurs observations, une entre autres rapportée par J. L. Petit dans ses OEuvres posthumes, et qui est consi-

gnée aussi dans les mémoires de l'Académie de
Chirurgie. Un jeune homme fort replet, âgé
d'environ trenteans, était incommodé d'une hernie intestinale ancienne et d'un volume considérable ; depuis très-long-temps il négligeait
de porter un bandage : la hernie était au côté
gauche et distendait excessivement le scrotum.
Des accidens d'étranglement exigèrent l'opération , et Petit la pratiqua en présence de
plusieurs de ses confrères. Mais quel fut l'é-
tonnement des spectateurs , et celui de l'o-
pérateur, lorsque l'intestin étant mis à découvert toutes les tentatives que put faire cet
habile Chirurgien pour le réduire furent inutiles ! Son volume n'était augmenté ni par des
vents ni par aucune matière ; l'anneau bien débridé ne faisait aucun obstacle à la réduction ;
il n'y avait pas lieu de soupçonner d'adhérence
intérieure ; il n'y avait aucun étranglement de
la part du sac herniaire et l'on portait facilement le doigt dans toute la circonférence de
l'anneau dilaté. Il fallait nécessairement laisser
l'intestin au-dehors. Quelques-uns des assistans
furent d'avis qu'on emportât la portion qui ne
pouvait rentrer: la sortie des matières aurait fait
connaître le bout qui répondait à l'estomac ; et
ils proposaient qu'on le fixât dans l'anneau pour
former en cet endroit un nouvel anus , et que
l'autre bout fut abandonné après qu'on y aurait
fait une ligature. Petit, heureusement pour le
malade, n'adopta pas ce conseil : il jugea qu'en
garantissant de l'impression de l'air, la portion
d'intestin sortie, elle pourrait dans la suite
rentrer peu-à-peu et d'elle-même, à mesure que
l'embonpoint excessif du malade, qu'il regar-
dait comme le principal obstacle à la réduction,

diminuerait, tant par les saignées que par une diète sévère. Il laissa donc les parties dans l'état où elles étaient ; après avoir un peu rapproché la peau et le sac, il enveloppa le tout avec des compresses trempées dans une légère décoction de racine de guimauve, et il soutint ces compresses et la tumeur avec un simple bandage en forme de suspensoir : les accidens de l'etranglement ne subsistaient plus parce que l'anneau avait été amplement débridé, et les parties mises à l'aise, de manière que les matières stercorales prirent leurs cours le soir même. L'appareil fut humecté de deux en deux heures avec la même décoction chaude. Les pansemens suivaus furent faits de la même manière pendant deux mois au bout desquels le malade fut parfaitement guéri. La suppuration des parois de la plaie, la fonte des graisses voisines, la diminution de l'embonpoint général qui suppose celle de l'épiploon et du mésentère, produite par les saignées et le régime, comme on l'avait prévu, permirent à l'intestin de rentrer insensiblement de jour en jour dans la capacité du bas-ventre. La convexité de l'anse intestinale resta au bord de l'anneau ; l'exfoliation de la tunique extérieure de cette portion d'intestin servit de point d'appui à la cicatrice, qui se fit de la circonférence au centre. Le malade fut obligé seulement de porter un bandage à pelote creuse, pour loger la petite portion d'intestin qui n'avait pu rentrer.

Dans le cas dont il s'agit, le volume considérable des parties déplacées depuis long-temps, s'oppose à leur rentrée subite. Les parois de l'abdomen ne peuvent se prêter qu'à un replacement lent ; les viscères qui ont été long-temps hors de cette cavité ont perdu, s'il est possible de le dire, leur droit de domicile; on risquerait de les meurtrir en s'obstinant à vouloir les faire rentrer promptement. On a vu, après la réussite de ces tentatives inopportunes, les malades souffrir des douleurs très-vives, qui n'ont cessé qu'après la sortie des parties qu'on était parvenu à faire rentrer.

Mais on ne doit pas confondre les hernies anciennes et volumineuses, qui n'ont pas été réduites et contenues depuis très-long-temps, avec celles qui, quoique d'un volume très-considérable, ont été réduites et contenues par un bandage. Dans ces dernières, si le malade quitte le brayer, la tumeur reparaît plus grosse qu'auparavant; et si des accidens d'étranglement se manifestent et qu'on soit obligé d'en venir à l'opération, après avoir ouvert le sac et débridé l'ouverture herniaire et le col du sac, il arrive souvent qu'on ne peut faire rentrer l'intestin. L'impossibilité de la réduction ne vient alors ni du volume considérable de la portion intestinale sortie, ni de ce que les parois du ventre ne se prêtent pas à une réduction subite; mais bien de ce que l'anneau n'a pas été incisé dans une assez grande étendue. J'ai éprouvé cet obstacle plusieurs fois, et toujours je suis parvenu à le détruire en donnant à l'incision de l'ouverture herniaire une étendue beaucoup plus grande que celle que je lui avais d'abord donnée. A la vérité, cette grande incision expose davantage le malade à une hernie consécutive; mais cet inconvénient me paraît moins grand que celui de laisser au-dehors une portion considérable d'intestin; et je n'ai jamais remarqué dans ce cas que la réduction complète ait donné lieu à des accidens.

Dans toutes les hernies intestinales étranglées, la constriction exercée par l'ouverture herniaire sur la portion d'intestin qui lui correspond y produit une impression plus ou moins forte, suivant le degré de cette constriction et la durée de l'étranglement. Or, c'est pour connaître la nature de cette compression, qu'on tire au-dehors, comme nous l'avons dit, l'anse intestinale avant d'en faire la réduction. Le plus souvent cette compression consiste simplement dans un enfoncement circulaire, sans augmentation de l'épaisseur des parois intestinales, qui conservent leur dilatabilité naturelle. Cet état ne doit point empêcher de réduire l'intestin, parce qu'il ne peut apporter aucun obstacle au cours des matières stercorales. Dans quelques cas extrêmement rares, non-seulement l'intestin est aussi excessivement rétréci à l'endroit étranglé par l'anneau, que si on l'avait fortement serré avec une ficelle, mais encore ses parois sont épaissies, endurcies, et quelquefois même adhérentes entre elles, ensorte que le passage des matières fécales est intercepté. Si on réduisait l'intestin dans cet état, les accidens de l'étranglement persisteraient après la réduction, et la mort du malade serait inévitable. La vérité de cette assertion est prouvée par une observation de Ritsch, insérée dans les Mémoires de l'Académie de Chirurgie. Un homme de 45 ans, portait depuis plusieurs années une hernie inguinale au côté droit, qu'il contenait avec un brayer; il en était peu incommodé, à quelques douleurs de coliques près qu'il sentait de temps à autre de ce côté. Il était souvent constipé. Un jour, en faisant un grand effort pour soulever un fardeau

8.

la hernie sortit : dès le moment il fut attaqué
des accidens qui annoncent l'étranglement de
l'intestin. Les saignées, les lavemens émolliens,
les demi - bains , les cataplasmes émolliens, et
même les clystères de fumée de tabac furent
employés inutilement pendant deux jours. Le
troisième jour , on jugea que l'opération était
indispensable, et Ritsch qui avait été appelé
en consultation fut chargé de la faire. Ayant
incisé les tégumens et ouvert le sac herniaire ,
il trouva l'intestin enflammé ; mais cette inflammation ne lui parut pas assez grave pour contre-
indiquer la réduction; à peine fut-elle faite
que les accidens parurent calmés. On fit prendre quelques lavemens à demi-seringue pour
débarrasser les gros intestins , et malgré cela le
malade n'avait pas été à la garde-robe six
heures après l'opération. Les accidens repar-
rurent peu après qu'elle fut faite ; les clystères
avec la fumée de tabac ne réussirent pas mieux
après qu'avant l'opération, et le malade mourut au bout de douze heures. A l'ouverture du
cadavre , on trouva l'intestin iléon rétréci en
deux points, aux endroits qui avaient été étranglés par l'anneau, autant qu'il aurait pu l'être
par une ficelle fortement serrée. Il y avait
adhérence mutuelle des parois internes de l'intestin , ensorte que la capacité qui était au-dessus de cette bride n'avait aucune communication avec le reste de la continuité du canal ; en
un mot, le passage pour toute matière était
exactement oblitéré.

Quelque danger que cette disposition présente, elle n'est pas au-dessus des ressources de
l'art : on pourrait y remédier en coupant l'anse
de l'intestin au-dessus des endroits qui ont souf-

fert l'étranglement, de manière à retrancher
tout ce qui a été enfermé dans la tumeur, et
en se conduisant ensuite comme nous le dirons
en traitant des hernies avec gangrène.

Aussitôt que l'intestin est réduit, on doit
porter le doigt indicateur dans l'ouverture herniaire, le faire pénétrer dans l'intérieur du ventre, et lui faire parcourir tout le pourtour de
l'anneau, afin de reconnaître si cette ouverture
est libre, si l'intestin est complètement rentré
dans la cavité abdominale, s'il n'a pas été réduit encore étranglé par le col du sac; si, au
lieu d'avoir été introduit dans le ventre, il n'a
pas été poussé entre le péritoine et les muscles;
enfin s'il n'y a pas quelque bride intérieure qui
étrangle l'intestin au-dessus de l'anneau, et
qu'il conviendrait de couper avec le bistouri
boutonné, ou avec des ciseaux mousses conduits sur le doigt indicateur.

La plupart des auteurs recommandent d'exciser les côtés du sac herniaire, s'il est épais
et dur; mais cette excision est inutile, et elle
expose à ouvrir l'artère spermatique dans la
hernie inguinale, comme nous le dirons par la
suite. Plusieurs Chirurgiens considérant la plaie
qui résulte de l'opération de la hernie, comme
une plaie simple, conseillent de la réunir immédiatement avec des bandelettes agglutinatives, et quelques uns même, avec des points de
suture; mais en supposant que par ce procédé
les bords de la plaie des tégumens se réunissent
immédiatement et sans suppurer, les parois du
sac resteront séparées, et cette disposition favorisera la récidive de la hernie.

Cette plaie doit être pansée comme celles
qui doivent suppurer. On la couvrira donc

d'un linge fin qu'on aura soin d'enfoncer jusqu'à l'ouverture herniaire sans le faire pénétrer dans cette ouverture; on placera mollement de la charpie sur ce linge; on mettra des
compresses longuettes sur la charpie, et le tout
sera soutenu par un bandage dont la forme sera
subordonnée à la situation de la hernie. Lorsque la tumeur est très-volumineuse, qu'on a
été obligé d'inciser l'ouverture herniaire dans
une grande étendue, que le malade a beaucoup
d'embonpoint, et surtout lorsqu'il est fatigué
par la toux, la charpie dont on couvre le linge
doit être plus entassée et le bandage plus serré
que dans les cas ordinaires, de crainte que les
parties réduites ne s'échappent sous l'appareil,
comme je l'ai vu quelquefois. Le pansement
fait, on place le malade dans une position favorable au relâchement des muscles abdominaux
et on lui recommande le plus parfait repos. On
le met à une diète sévère, et on lui prescrit une
boisson délayante et adoucissante, telle que du
petit-lait clarifié et édulcoré avec du sirop de
violettes, du bouillon de poulet, etc. Une heure
après l'opération, on lui fait prendre un lavement de décoction de graine de lin à laquelle
on ajoute quatre onces de miel mercurial ou
d'huile de noix pour exciter l'évacuation des
matières qui peuvent être contenues encore
dans les gros intestins, malgré les lavemens
que le malade a pris avant l'opération. La sortie de ces matières est ordinairement précedée
de celle des vents qui s'échappent peu de temps
après que le malade a été opéré.

Lorsque les évacuations alvines se rétablis-
sent spontanément ou par le secours des lavemens, et que les vomissemens et les autres

symptômes de l'étranglement cessent ou diminuent considérablement, on doit bien augurer
des suites de l'opération ; mais s'ils persévèrent, il est présumable qu'elle n'aura aucun
succès.

La persistance des symptômes de l'étranglement après l'opération, peut dépendre de plusieurs causes, telles que l'inflammation de l'intestin et du péritoine, la rétention des matières
dans la partie du conduit intestinal supérieure
à celle qui a été étranglée, une bride intérieure
qui étrangle l'intestin dans le ventre, enfin le
resserrement de l'intestin dans l'endroit qui a
éprouvé la constriction de l'ouverture herniaire. Parmi ces causes, les deux dernières sont
très-rares, et lorsqu'on ne les reconnaît pas
au moment de l'opération, la perte du malade
est inévitable. La rétention des matières dans
le tube intestinal, au-dessus de l'endroit qui a
souffert l'étranglement, et l'inflammation de
l'intestin sont donc les causes les plus ordinaires
de la persévérance des symptômes de l'étranglement après l'opération. Ces deux causes sont
presque toujours réunies, mais à des degrés
différens, qu'il importe beaucoup de distinguer
pour déterminer les moyens qu'il convient de
leur opposer.

Dans toutes les hernies intestinales étranglées, où l'intestin forme une anse plus ou
moins considérable, il s'amasse, pendant la
durée de l'étranglement, dans le tube intestinal,
entre l'estomac et la partie qui est étranglée,
une grande quantité de matières liquides dont
les intestins ne peuvent souvent se débarrasser
par leur propre force, après l'opération, parce que leur contractilité, et particulièrement

celle de la portion d'intestin qui a souffert l'é-
tranglement, est très-affaiblie. Ces matières
retenues continuent ainsi à irriter les intestins,
à les engouer, à les distendre, et donnent lieu
à la persistance des accidens. Il y a lieu de
croire que cette persévérance est due principalement à cette cause, lorsque le ventre n'est
point douloureux, que la fièvre est médiocre,
et que dans l'opération, on n'a pas trouvé
la portion d'intestin contenue dans la tumeur
fort enflammée. Dans ce cas, si les évacuations
alvines ne s'établissent pas spontanément presque aussitôt après l'opération, il convient de
donner un léger purgatif, tels qu'un peu de
sulfate de magnésie dans de la décoction de
casse, de l'huile de ricin avec du sirop de fleurs
de pêcher, et d'en continuer l'usage pendant
deux ou trois jours, jusqu'à ce que le ventre
soit parfaitement débarrassé, et que les symptômes soient dissipés. Les purgatifs conviennent surtout lorsque l'étranglement est par engouement de matières. On seconde leur effet
par le moyen des lavemens.

Les purgatifs sont constamment indiqués
après l'opération de la hernie; mais leur usage
est subordonné à celui des moyens propres à
combattre l'inflammation, lorsqu'il y a lieu de
croire que c'est elle qui cause la persévérance
des accidens. Or on juge que cette persévérance
est due à l'inflammation, par la violence et la
marche rapide des symptômes de l'étranglement, par la couleur rouge foncée de la portion
d'intestin qui a été étranglée, par la fièvre et
par la tension douloureuse de l'abdomen. Cette
inflammation ne se borne pas ordinairement à
la portion d'intestin déplacée; elle gagne le

reste du conduit intestinal et même le péritoine ; ensorte qu'après l'opération on a une entérite plus ou moins intense à traiter. Il faut alors recourir sans délai aux moyens antiphlogistiques parmi lesquels la saignée tient le premier rang. Les saignées du bras seront réiterées à des intervalles rapprochés, en raison de la force et de l'âge du malade. On appliquera sur le ventre un grand nombre de sangsues, et sur les piqûres saignantes un cataplasme de farine de graine de lin et d'eau de guimauve. Les embrocations et les fomentations émollientes et anodines ne doivent pas être négligées, ainsi que les lavemens. Mais comme les matières retenues dans les intestins y entretiennent l'irritation, aussitôt que les moyens antiphlogistiques auront notablement diminué la violence des symptômes inflammatoires, on leur associera les laxatifs. Quelquefois le hoquet subsiste pendant plusieurs jours, lorsque tous les autres symptômes de l'étranglement sont dissipés. Dans ce cas, j'ai employé plusieurs fois le camphre avec succès, à la dose de douze, dix-huit, vingt-quatre, et même trente-six grains par jour.

Lorsque l'issue de la maladie est heureuse, on ne lève l'appareil qu'au bout de deux ou trois jours, et on panse la plaie comme celles qui guérissent par voie de suppuration. Aussitôt que les accidens de l'étranglement sont complètement dissipés, on permet au malade de prendre un peu de bouillon, ensuite on augmente sa nourriture par degrés ; mais pendant toute la durée de la cure, et même quelque temps après la parfaite cicatrisation de la plaie, on doit soigneusement surveiller son régime et

ne lui permettre que des alimens légers et en
petite quantité. Les intestins restent si faibles
et si sensibles pendant un certain temps, que
les moindres écarts dans le régime peuvent
donner lieu à des accidens fâcheux et même
mortels.

Lorsque la plaie est entièrement guérie, et
que la cicatrice a acquis une fermeté suffisante
pour soutenir la compression d'un bandage sans
se déchirer, on doit en faire l'application, et
ne permettre au malade de se lever et de marcher qu'avec ce bandage, qu'il doit porter constamment après la guérison. Il est très-rare que
l'opération procure la guérison radicale de la
hernie, et alors même que cette guérison doit
en être le résultat, on n'en est jamais certain
dès le commencement. C'est pourquoi il est
toujours très-important que le malade fasse
usage d'un bandage, sans quoi il serait exposé
à la récidive de la maladie, qui souvent même
alors prend un volume plus considérable que
celui qu'elle avait auparavant. Ce cas est un de
ceux où il vaut mieux prendre une précaution
inutile que de s'exposer à des accidens pour
avoir négligé cette précaution.

Dans tout ce que nous avons dit jusqu'ici, il
n'a pas été question de l'épiploon : il convient
maintenant d'exposer la conduite que l'on doit
tenir par rapport à cet organe dans l'entéro-
épiplocèle et dans l'épiplocèle.

Dans la hernie entéro-épiploïque, lorsque
le sac est ouvert, l'épiploon se présente, et on
trouve derrière lui l'anse intestinale. Après
avoir débridé l'anneau, on réduit l'intestin ;
mais si l'épiploon empêche, par ses adhérences, l'introduction de la sonde cannelée, on

porte celle-ci entre l'intestin et lui, on le coupe, et en même temps le col du sac et le bord de l'ouverture qui cause l'étranglement. L'intestin étant replacé dans le ventre, si l'épiploon est sain, d'un volume médiocre et sans adhérence, on le réduit aussi avec toutes les précautions convenables pour ne pas déchirer sa substance, qui est très-tendre et très-délicate.

Lorsque l'épiploon est adhérent, si son volume et son état sain permettent d'en faire la réduction, il faut examiner la nature de son adhérence. Si elle est récente, et en quelque sorte gélatineuse, on peut la détruire avec le doigt. Si elle est ancienne et comme charnue, qu'elle n'occupe pas une grande étendue, on peut y employer le bistouri. Mais si elle a beaucoup de largeur et de force, il faut la laisser subsister, en ayant l'attention de s'assurer que l'ouverture herniaire est assez agrandie pour faire cesser l'étranglement.

Lorsque l'épiploon est d'un grand volume, et sorti depuis long-temps, quoique sain et sans adhérence, si l'on veut en faire la réduction, on éprouve une résistance qui semble annoncer qu'il ne peut plus, pour ainsi dire, être admis dans le ventre, et qu'il n'y a plus de place pour lui. Dans cet état de l'épiploon, si la réduction pouvait avoir lieu, ce ne serait que par une pression violente, par des meurtrissures dangereuses. Les auteurs ne sont pas d'accord sur la conduite qu'on doit tenir dans ce cas. Autrefois on conseillait de retrancher une grande portion de l'épiploon, après avoir fait une ou plusieurs ligatures au-dessus de la portion qu'on doit emporter, de repousser le reste dans l'abdomen, avec la précaution de

retenir vers la partie supérieure de l'anneau les
fils qui avaient servi à cet usage ; mais les accidens fâcheux , qui résultent communément de
la ligature de l'épiploon , ont fait abandonner
ce procédé. Quelques auteurs ont conseillé de
retrancher une portion de l'épiploon sans appliquer de ligatures , disant n'avoir jamais observé d'hémorragie pour n'avoir pas lié l'épiploon. Mais si l'on considère que les artères
épiploïques ont acquis un développement proportionné à celui de la portion d'épiploon contenue dans la tumeur , on se persuadera difficilement que ces artères puissent être coupées
sans verser une grande quantité de sang qui
s'épanchera dans le ventre, si l'on fait la réduction de la portion restante de l'épiploon , et que
l'hémorragie sera difficile à arrêter par la compression , si on laisse cette portion de l'épiploon
au dehors. Pour prévenir l'hémorragie, on a
conseillé de toucher les vaisseaux avec un linge
trempé dans de l'alcool ou dans de l'huile essentielle de térébenthine ; mais ces moyens, s'ils sus-
pendent d'abord le cours du sang, n'ont point
assez d'activité pour empêcher toujours la récidive de l'hémorragie , après la réduction de
l'épiploon dans le ventre. D'après ces considérations, plusieurs praticiens ont conseillé
de laisser l'épiploon au-dehors, de le renverser
sur le ventre après l'avoir couvert d'un linge ,
et de panser mollement et à sec la plaie dont
les bords seront écartés. Alors une portion de
cette membrane rentre peu-à-peu dans le ventre par la situation horizontale du malade, par
le retour de l'estomac et de l'arc du colon à
leur place naturelle, et par l'amaigrissement
pendant la cure. Quelquefois alors l'épiploon

se flétrit, suppure et se sépare près de l'ouverture herniaire, où ce qui en reste devient adhérent et fournit des bourgeons charnus qui, s'unissant aux parties voisines, deviennent la base de la cicatrice. Ce procédé peut convenir lorsque la portion d'épiploon sortie est d'un volume médiocre; mais lorsqu'elle est très-volumineuse et qu'elle est hors du ventre depuis long-temps, comme nous l'avons supposé, si on la laisse entière au dehors, elle se tuméfie, se convertit en une espèce de champignon rougeâtre que la suppuration affaisse difficilement, et sur lequel la cicatrice ne se forme que très-lentement et avec beaucoup de difficulté; et lorsqu'elle est formée, il reste une tumeur sur laquelle on ne peut appliquer qu'un bandage à pelote concave, qui n'exerce pas une compression suffisante pour s'opposer à son accroissement, et surtout pour empêcher consécutivement la sortie de l'intestin. On prévient tous ces inconvéniens en retranchant l'épiploon avec des ciseaux, à environ un pouce et demi ou deux pouces de l'ouverture herniaire, après l'avoir étendu pour s'assurer qu'il ne contient aucune portion d'intestin, et en liant séparément les artères épiploïques saisies l'une après l'autre avec une pince à disséquer. On laisse dans la plaie la portion restante de l'épiploon, après s'être assuré que l'ouverture herniaire est suffisamment débridée pour faire cesser l'étranglement. Comme cette portion d'épiploon a peu de volume, elle ne s'oppose pas au rapprochement des lèvres de la plaie des tégumens, dont les bourgeons se réunissent à ceux qui s'élèvent de la surface de l'épiploon, ensorte qu'il se forme bientôt une cicatrice solide sur laquelle

on peut appliquer un bandage à pelote plate
et même un peu convexe, au moyen duquel
on prévient le retour de la hernie. Je pourrais
rapporter plusieurs observations qui prouvent
les avantages de cette pratique : je me bornerai
à une seule. Un homme, âgé de 50 ans, peintre-
vitrier, d'un tempérament sanguin, d'une
haute stature et d'un embonpoint considérable,
portait, depuis l'âge de dix ans, une hernie
inguinale du côté droit. Dans le principe, cette
hernie était peu volumineuse, et le malade faisait usage d'un bandage qui en empêchait l'accroissement ; mais par la suite, ce moyen ayant
été négligé, la tumeur augmenta successivement et s'étendit jusqu'à la partie inférieure
des bourses. Cependant elle rentrait encore,
tantôt complètement, tantôt en partie, lorsque
le malade était couché, et elle reparaissait
lorsqu'il était debout ; ensuite elle cessa de rentrer, et son volume continua à faire des progrès, sans causer aucune incommodité notable.
Il y avait au moins dix ans que cette tumeur
n'était rentrée lorsqu'il survint des symptômes
d'étranglement, à la suite d'un effort que le
malade fit pour soulever un fardeau considérable. Les secours usités en pareil cas furent
administrés pendant six jours par le médecin
ordinaire du malade. Appelé en consultation le
septième jour, je le trouvai dans l'état suivant :
Il avait des nausées fréquentes, mais il ne vo-
missait que deux ou trois fois dans les vingt-
quatre heures, et ces vomissemens avaient lieu
sans beaucoup d'efforts ; la tumeur n'était ni
tendue, ni douloureuse, et l'on pouvait la manier et la comprimer avec assez de force sans
faire souffrir le malade : le ventre était un peu

boursoufflé, mais sans tension. Dans les deux premiers jours de l'accident, les lavemens avaient entraîné les matières fécales contenues dans les gros intestins; mais depuis quatre jours les évacuations alvines étaient supprimées; le visage et le pouls étaient à-peu-près dans l'état naturel. Quoique les accidens ne fussent pas très-urgens, l'opération nous parut indispensable, et le malade y étant déterminé, je fus chargé de la pratiquer. L'ouverture du sac herniaire mit à découvert une masse épiploïque énorme, derrière laquelle se trouvait une anse d'intestin qui comprenait à peine tout son diamètre, et qui était d'un rouge violet. Je cherchai à faire rentrer l'intestin en le comprimant doucement : n'y ayant pas réussi, je débridai l'anneau, et alors la réduction de l'anse intestinale devint facile. L'épiploon était sain et sans adhérences ; mais son volume était si considérable, et il y avait si long-temps qu'il était hors du ventre, qu'en supposant qu'il y eût de la place dans cette capacité pour le recevoir, je n'aurais pu l'y faire rentrer qu'au moyen d'une pression forte qui aurait pu le meurtrir, peut-être même le déchirer. Je pris donc le parti de le retrancher avec des ciseaux, à environ un pouce et demi de l'anneau, après l'avoir étendu et développé. Les artères épiploïques, dont le calibre était considérablement augmenté, furent saisies avec une pince à disséquer, et liées immédiatement à mesure que je les coupais. J'en liai quinze de cette manière. La portion d'épiploon retranchée pesait deux livres. La portion restante fut laissée dans la plaie et couverte d'un linge fin, par dessus lequel je plaçai de la charpie. Les accidens de l'étranglement cessèrent. L'épiploon se tuméfia considérablement, et se convertit en une espèce de champignon, sur lequel il se développa des bourgeons charnus qui s'unirent bientôt à ceux des parties voisines, et devinrent la base de la cicatrice, qui ne fut complète qu'au bout de deux mois et demi. Le malade ne put faire usage d'un bandage à pelote presque plate que beaucoup plus tard, à cause de la faiblesse de la cicatrice qui, dans les premiers temps, s'excoriait à la moindre pression.

La hernie épiploïque est en général moins sujette à l'étranglement que la hernie intestinale, et lorsque cet accident a lieu, les symptômes sont ordinairement moins intenses et moins graves que dans l'entérocèle. L'étranglement de la hernie épiploïque ne produit pas toujours les mêmes effets sur l'épiploon. Quelquefois cette membrane graisseuse s'enflamme, suppure et tombe en mortification. Alors l'inflammation s'étend au sac herniaire et à la peau; la tumeur devient molle, livide, indolente, et elle présente de la fluctuation. Les tiraillemens d'estomac, les nausées et les vomissemens disparaissent ordinairement, et le malade rentre dans un état de calme et de tranquillité. Dans ce cas, on doit ouvrir la tumeur, comme un abcès ordinaire, aussitôt que la fluctuation se fait sentir. Si on différait trop long-temps à en faire l'ouverture, le pus pourrait pénétrer dans la cavité du ventre, et s'étendre le long de l'épiploon jusqu'à l'estomac, comme Ledran l'a observé dans un cas où le malade mourut. A l'ouverture de la tumeur, on trouve quelquefois l'épiploon entièrement fondu par la suppuration ; mais le plus souvent il en reste

une portion qui est plus ou moins altérée, et
souvent gangrenée.

Lorsque l'épiplocèle étranglée ne suppure
point, et que les symptômes de l'étranglement
persévèrent ou s'accroissent malgré l'emploi
des moyens dont nous avons parlé en traitant
de l'étranglement inflammatoire de l'entérocèle,
il faut en venir à l'opération ; mais comme les
suites de l'étranglement sont moins fâcheuses
dans l'épiplocèle que dans l'entérocèle, l'opération est moins urgente, et on peut la différer
plus long-temps. Cette opération se pratique
de la même manière que dans la hernie intestinale, au moins quant à l'incision des tégumens,
à celle du sac et au débridement de l'ouverture
herniaire. L'épiploon se présente aussitôt que
le sac est ouvert. Il peut être sain, libre, adhérent, enflammé, gangrené ou endurci, et en
quelque sorte squirrheux. S'il est sain, sans
adhérences et d'un volume médiocre, on en
fera la réduction après avoir débridé l'ouverture herniaire ; mais si son volume est considérable, et s'il est hors du ventre depuis long-
temps, on en retranchera la plus grande partie,
et après avoir lié separément les artères épiploïques, on laissera le reste dans la plaie. S'il
est adhérent, on se conduira comme nous
l'avons dit en parlant de la hernie entéro-épiploïque.

On trouve quelquefois l'épiploon enflammé ;
cet état n'est point un obstacle à sa réduction,
lorsque d'ailleurs rien ne s'y oppose. Cependant si l'inflammation était très-intense, il
vaudrait mieux le laisser au-dehors, parce qu'il
pourrait arriver alors qu'après sa réduction
dans le ventre, il tombât en suppuration ou

en gangrène, et que la rétention du pus et des lambeaux gangréneux ne donnât lieu à des accidens.

Lorsque l'épiploon est frappé de gangrène, il faut retrancher ce qui est mortifié. Cette excision doit se faire avec des ciseaux dans la partie morte, tout près de la partie saine. Mais, comme nous l'avons déjà dit, avant d'y procéder, il faut le développer, l'étendre le plus possible, afin de voir s'il n'y aurait pas une petite portion d'intestin cachée dans un de ses plis, et qu'on pourrait blesser. On laissera le reste de l'épiploon dans l'ouverture herniaire, qu'il est inutile d'inciser alors, parce que la gangrène de l'épiploon a fait cesser son étranglement.

Dans les hernies épiploïques anciennes, qui n'ont pas été réduites depuis long-temps, on trouve quelquefois à l'ouverture du sac herniaire, l'épiploon tuméfié, épaissi et dans quelques cas tellement endurci qu'il a l'apparence d'un squirrhe. Si la portion d'épiploon tuméfiée et endurcie est assez peu volumineuse pour pouvoir passer par l'anneau, on peut la réduire sans inconvénient. On a remarqué que cet engorgement disparaît peu-à-peu dans la cavité du ventre; et en supposant qu'il ne se dissolve pas, il est trop petit pour que sa présence puisse donner lieu à des accidens. Mais si la portion endurcie de l'épiploon est si grosse qu'elle ne puisse passer par l'ouverture herniaire, on ne doit pas songer à la réduire. En effet, on ne pourrait le faire qu'en pratiquant une grande incision à cette ouverture, ce qui augmenterait beaucoup le danger d'une nouvelle hernie. En second lieu, il est peu vraisemblable qu'un engorgement aussi considérable de l'épiploon

puisse se résourde, et il serait à craindre que
la présence de cette espèce de gros peloton endurci dans l'abdomen ne donnât lieu à des accidens. Ajoutons à cela que si l'épiploon est très-
gros, la cavité du ventre sera peut-être trop
étroite pour qu'on puisse le réduire sans suites
fâcheuses. Dans ce cas, après avoir incisé l'ouverture herniaire pour faire cesser l'étranglement, si on juge par le volume et la dureté de
l'épiploon, qu'il ne peut être conservé dans la
plaie sans inconvénient, on retranchera la portion malade, et on laissera le reste dans la plaie.

Lorsqu'on laisse l'épiploon au-dehors du
ventre, il contracte des adhérences non-seulement avec les lèvres de la plaie, mais aussi avec
le col du sac herniaire et par l'intermède de ce
col avec le sac lui-même; il contracte aussi presque toujours des adhérences à l'intérieur de
l'abdomen lorsqu'on parvient à l'y pousser.
Ces adhérences peuvent empêcher la récidive
de la hernie; mais elles occasionnent quelquefois des tiraillemens d'estomac, des douleurs,
des nausées et même des vomissemens, lorsque
le malade a pris des alimens, et il ne peut
éviter ces accidens qu'en prenant une situation qui relâche l'épiploon. Pour prévenir
les mauvais effets de ces adhérences, plusieurs
auteurs ont recommandé de replacer avec soin
la partie saine de l'épiploon dans le ventre,
après avoir retranché la partie excédente ou malade, et de maintenir le corps dans une parfaite extension pendant toute la cure. Ces précautions
peuvent être utiles lorsque la hernie est récente,
et qu'il est sorti du ventre tout-à-coup une
grande portion de l'épiploon; mais elles sont
inutiles lorsque la hernie est ancienne et qu'elles

8.

n'a pas été réduite et contenue depuis long-temps ; car alors, si le malade n'éprouve point de tiraillemens d'estomac et de douleur après avoir mangé, ou en redressant le tronc avant l'étranglement de la hernie, ces accidens ne sont point à craindre après la guérison, quoi-qu'on ait laissé une grande portion d'épiploon au dehors.

De la Gangrène dans la hernie intestinale.

Lorsqu'une hernie intestinale étranglée ne fait point périr le malade par la violence des symptômes inflammatoires et par la communi-cation de l'inflammation aux parties intérieures et au péritoine, la gangrène de la portion d'in-testin contenue dans la tumeur est une suite nécessaire de l'étranglement, si on ne pratique pas à temps l'opération qui doit le faire cesser et permettre la réduction. Quelque dangereux que paraisse cet accident, un grand nombre d'exemples attestent qu'il n'est pas mortel, alors même qu'une portion considérable du conduit intestinal a été détruite par la gangrène ; et ce qu'il y a de remarquable parmi ces nom-breuses guérisons, c'est que la plupart ont eu lieu sans l'intervention de l'art, et par les seules forces de la nature. Souvent même les opéra-tions pratiquées en cette circonstance, dans l'in-tention de réunir les deux bouts de l'intestin divisé, ont été plus nuisibles qu'utiles, et tel malade qui a succombé parce qu'on a pratiqué quelqu'une de ces opérations, serait probable-ment guéri si on l'eût abandonné à la nature, et qu'on se fût borné à l'emploi des moyens propres à favoriser son travail.

Quelle que soit la marche de l'étranglement et la violence des symptômes qui l'accompagnent, lorsque la gangrène survient, elle s'annonce par un calme trompeur pour les personnes sans expérience. Le malade paraît tout-à-coup soulagé et tranquille, après avoir éprouvé de l'augmentation dans les symptômes de l'étranglement; il ne ressent plus des douleurs aussi vives dans la hernie et dans le ventre, les vomissemens cessent de le tourmenter. Mais cet état dure peu, et bientôt d'affreux symptômes lui succèdent : si le hoquet n'existait pas, il se déclare, et s'il existait, il devient plus fort; le pouls est petit, lent, tremblant et intermittent; la face se décompose; les yeux sont faibles et languissans, les narines resserrées; une sueur froide se répand sur toute la surface du corps, et la peau est moins chaude que celle d'un homme qui vient d'expirer; les fonctions se troublent; le ventre s'affaisse; la hernie devient insensible, molle, pâteuse, emphysémateuse, et si on la comprime, elle fait entendre une sorte de crépitation; quelquefois elle rentre d'elle-même ou par la simple pression; il survient une évacuation abondante de matières par l'anus. Si l'inflammation gangréneuse s'étend dans le ventre, le malade périt en peu de jours, et souvent sans que les tégumens de la tumeur soient altérés; mais si la gangrène a pour borne, en dehors, le point de l'étranglement, la peau, qui ne peut plus être soulevée, prend une couleur pourpre et livide, s'ouvre en un ou plusieurs endroits qui donnent issue à des

matières putrides ou à des vents, et le malade
peut guérir.

A l'ouverture du ventre des personnes qui
succombent, on trouve au devant des autres
viscères quelques circonvolutions intestinales
tellement distendues par du gaz et des matières fécales liquides, qu'elles paraissent remplir toute la cavité abdominale. Leur surface
est d'un rouge foncé, noirâtre dans quelques
endroits, et couverte de lymphe coagulée. Elles
cachent toutes les autres circonvolutions intestinales, qui, resserrées sur elles-mêmes, ne
présentent que peu ou ne présentent point de
traces d'inflammation, excepté aux environs
des parties étranglées. Le grand sac péritonéal
est lui-même, pour l'ordinaire, beaucoup moins
enflammé que la portion d'intestin qui s'étend
de la hernie à l'estomac.

Les phénomènes et les suites de la gangrène
produite par l'étranglement d'une hernie intestinale, présentent des variétés suivant l'espèce
et le degré de l'étranglement, le volume et
l'ancienneté de la hernie, l'âge et la constitution du malade, et surtout suivant que l'intestin
est seulement pincé dans une partie de son diamètre, ou que tout son diamètre se trouve compris dans l'ouverture herniaire, et qu'il forme
une anse plus ou moins grande.

Lorsque l'intestin est seulement pincé, il
peut l'être dans une surface plus ou moins
grande. S'il n'est pincé que dans un petit point
de sa largeur, le malade ne souffre que quelques
douleurs de colique; il survient des nausées,
des vomissemens; mais, pour l'ordinaire, le
cours des matières n'étant point interrompu,

œs symptômes peuvent paraître ne pas mériter une grande attention. La portion d'intestin pincée s'enflamme, et elle tombe bientôt en pourriture, si le malade n'est pas secouru à temps et convenablement. L'inflammation et la gangrène gagnent successivement le sac herniaire et les tégumens qui le recouvrent : on voit enfin les matières stercorales se faire jour à travers la peau dans une étendue proportionnée à l'invasion des matières dans le tissu cellulaire. Ainsi, on se formerait une fausse idée de la maladie si on jugeait du désordre intérieur par l'étendue de la gangrène au dehors. Du côté du ventre, le mal est limité par l'adhérence de l'intestin avec le col du sac herniaire ; tandis qu'à l'extérieur, il n'a d'autres bornes que celles de l'infiltration des matières fécales et putrides dans le tissu cellulaire, et cette infiltration peut être fort étendue. Ce cas, très-grave en apparence, se termine presque toujours d'une manière heureuse. La suppuration sépare les parties gangrenées ; la plaie se déterge et se couvre de bourgeons charnus ; les matières fécales qui sortaient d'abord presque entièrement par la crevasse de l'intestin, reprennent bientôt leur cours naturel, et le malade en rend plus ou moins par l'anus. A mesure que la plaie se consolide, les matières stercorales y passent en moindre quantité, et il en sort davantage par l'anus ; enfin, la plaie se ferme entièrement, et tout rentre dans l'ordre naturel.

Lorsque l'intestin est pincé dans la plus grande partie ou dans la totalité de son diamètre, les symptômes primitifs sont les mêmes que dans la hernie produite par une portion plus longue et qui forme une anse. Dans l'un et dans l'autre cas , le passage des matières stercorales étant absolument interrompu , les malades les vomissent peu après que l'étrangle-ment est formé. Cependant lorsque l'intestin n'est que pincé, tout son diamètre fût-il même étranglé, la gangrène est circonscrite par les adhérences que l'intestin contracte ordinaire-ment avec le col du sac herniaire ; ses progrès se font vers les tégumens , et les accidens cessent dès que les matières stercorales se sont fait jour à travers la pourriture. Dans ce cas , comme dans celui où la portion d'intestin est très-petite, la suppuration sépare les parties mortes d'avec les parties vives, et la plaie se couvre de bourgeons charnus ; mais les matières fécales en sortent en plus grande quantité, et leur cours naturel se rétablit beaucoup plus lentement et plus difficilement : quelquefois même il reste un anus contre nature, ou au moins une fistule qui se ferme et se rouvre alternativement, et par laquelle il sort une quantité plus ou moins grande d'excrémens liquides. Une circonstance qui a lieu quelquefois dans le cas dont il s'agit, et qu'on n'observe point dans celui où l'intestin n'a été pincé que dans une très-petite portion de son diamètre, c'est qu'après la guérison , le malade est exposé à des coliques qui, comme nous le dirons plus particulièrement par la suite, sont causées par la difficulté que les matières stercorales éprouvent à passer par l'endroit du conduit intestinal qui a subi une perte de substance.

Lorsque l'intestin forme une anse plus ou moins longue, les accidens sont bien plus rapides que dans le cas précédent. L'inflammation de la portion d'intestin étranglée arrive promptement à un très-haut degré; elle gagne la continuité du canal intestinal au-dessus de la partie étranglée; et si l'opération nécessaire pour faire cesser l'étranglement n'est pas pratiquée promptement, la gangrène s'empare, non-seulement de la portion d'intestin qui forme la tumeur, mais aussi du reste du conduit intestinal dans une étendue plus ou moins grande, et les malades périssent en fort peu de jours, quoique souvent les tégumens de la tumeur n'aient éprouvé aucune altération. Quelquefois cependant la gangrène se borne à la portion d'intestin étranglée, et le malade peut survivre à cet accident, s'il est secouru convenablement. Alors, en pratiquant l'opération, on trouve l'anse intestinale gangrenée dans toute son étendue ou dans un point seulement, libre ou adhérente au col du sac herniaire ; circonstances qui influent singulièrement sur les suites de la maladie et sur son traitement.

Avant d'exposer la conduite que le Chirurgien doit tenir dans chacun des trois cas dont nous venons de parler, il convient d'examiner le mécanisme par lequel la nature opère la guérison, après la gangrène de l'intestin.

Le célèbre Scarpa s'est attaché à étudier ce mécanisme d'une manière particulière, et à le faire connaître dans son excellent Traité-Pratique des Hernies. Ayant eu occasion d'ouvrir le corps de plusieurs individus précédemment opérés et guéris de hernie avec gangrène de l'intestin, il mit beaucoup de soin à la dissection des parties qui avaient été le siège de la maladie, dans le but de savoir de quelle manière avait pu être rétablie la continuité du canal intestinal. Il reconnut que les deux bouts de l'intestin n'étaient point abouchés ensemble ; qu'ils avaient contracté l'un et l'autre des adhérences avec une sorte d'*entonnoir membraneux*, dans lequel le bout supérieur versait les matières qui passaient ensuite dans le bout inférieur, comme il put s'en convaincre en injectant un liquide dans l'intestin, au-dessus de l'endroit correspondant à la hernie. Il vit le liquide distendre cette espèce d'entonnoir membraneux formé par les débris du sac herniaire, avant de pénétrer dans le bout inférieur. Voici de quelle manière Scarpa explique la formation de cet entonnoir : le sac herniaire ne participe pas toujours à la gangrène des parties qu'il contient ; et dans les cas où il y participe, comme la séparation des parties gangrenées se fait au-delà de l'ouverture herniaire, il reste presque toujours dans cet endroit une portion du col du sac parfaitement saine. Dans tous les cas, après la séparation de l'intestin gangrené, ses deux bouts se trouvent enveloppés dans le col du sac herniaire, qui contracte avec eux des adhérences, et sert d'abord à transmettre au dehors les matières qui s'échappent des deux orifices. A mesure que la plaie se resserre, la portion la plus extérieure du col du sac se rétrécit, tandis que celle qui embrasse les deux bouts de l'intestin tend plutôt à s'élargir, et forme alors une sorte d'entonnoir dont le sommet répond à la plaie et la base à l'intestin. Cette adhérence, qui n'empêche pas les deux bouts de l'intestin de rentrer peu-à-peu dans le ventre, fait qu'ils entraînent avec eux le col du sac herniaire, de la même manière que dans les hernies avec adhérence, les vis-

cères rentrent peu-à-peu en ramenant avec eux
dans le ventre les parties qui leur sont unies.

Cette rétraction de l'intestin et du col du sac
herniaire s'opère d'autant plus promptement
que la hernie est plus récente et moins développée, parce que le tissu cellulaire qui revêt
l'extérieur du sac conserve plus de laxité et de
disposition à revenir sur lui-même dans les hernies petites et récentes, que dans celles qui
sont volumineuses et anciennes. Quant à la
communication de l'orifice supérieur avec l'inférieur, elle s'établit plus ou moins promptement, selon l'étendue de la portion d'intestin
qui a été détruite par la gangrène. Lorsque,
par exemple, l'intestin n'a été étranglé que
dans un tiers de sa circonférence, pour peu que
le col du sac herniaire se retire dans le ventre,
l'entonnoir membraneux qu'il forme est toujours suffisant pour suppléer à la petite portion
du canal intestinal qui a été détruite par la
gangrène : aussi le cours des matières se réta-
blit-il alors promptement. Mais lorsqu'une anse
considérable d'intestin a été gangrenée, les
deux bouts qui résultent de la division sont
placés presque parallèlement à côté l'un de
l'autre ; ils ne se touchent que par une petite
partie de leur circonférence, et forment un
angle très-aigu du côté du mésentère. Le plus
souvent une éminence charnue, une sorte de
promontoire placé entre les deux orifices, intercepte entre eux toute communication directe.
Cette disposition s'oppose pendant long-temps
au rétablissement du cours des matières par le
bout inférieur. Dans la suite, les deux orifices
de l'intestin s'éloignent peu-à-peu de l'ouverture
herniaire, entraînent avec eux le col du sac, et

ce dernier commence à former l'entonnoir membraneux qui doit rétablir la continuité du canal intestinal. C'est aussi à cette époque que les matières commencent à passer par les voies naturelles ; mais comme cet entonnoir, qui est le seul moyen de communication entre les deux orifices de l'intestin, est encore fort étroit, en comparaison de la plaie extérieure, les excrémens trouvent bien plus de facilité à sortir par cette dernière qu'à pénétrer dans le bout inférieur de l'intestin. Enfin, les deux orifices commencent à s'éloigner de la plaie, et la base de l'entonnoir membraneux devenant de plus en plus large, tandis que son sommet se rétrécit avec la plaie extérieure, il arrive une époque où la cavité intermédiaire aux deux parties de l'intestin est assez ample pour transmettre dans l'orifice inférieur tout ce qui sort du supérieur ; les matières fécales cessent alors de passer par la fistule, qui n'est pas complètement oblitérée, et sortent exclusivement par les voies naturelles.

Telle est la manière dont Scarpa explique le rétablissement du cours des matières après la gangrène d'une portion d'intestin. Ce célèbre Chirurgien va plus loin : il pense que la continuité du conduit intestinal ne pourrait jamais se rétablir d'une autre manière, et que, sans l'interposition de l'entonnoir membraneux, rien ne pourrait suppléer à l'anse intestinale détruite par la gangrène. Nous ne partageons pas, dans ce dernier point, l'opinion de M. Scarpa : nous ne croyons pas qu'il soit possible d'assigner ainsi des bornes à la puissance de la nature ; elle a, dans beaucoup de circonstances, et particulièrement ici, des ressources variées qui échappent à notre sagacité et se jouent de nos raisonnemens. Quoi qu'il en soit, voici la conduite que l'on doit tenir dans le traitement des hernies avec gangrène de l'intestin.

Lorsque celui-ci n'a été que pincé dans une partie plus ou moins grande de son diamètre, il a presque toujours contracté des adhérences avec le col du sac herniaire, comme nous l'avons dit plus haut, et les progrès de la gangrène se font ordinairement à l'extérieur. Les premiers secours de l'art consistent alors à ouvrir la tumeur, à emporter les lambeaux de toutes les parties atteintes de gangrène, sans toucher aux parties saines circonvoisines, et à ouvrir l'intestin si la pourriture ne l'a pas encore entamé, ou que l'ouverture qu'elle y a faite ne soit pas assez grande pour permettre un libre écoulement aux matières qu'il contient. On ne doit point inciser le bord de l'ouverture herniaire, à moins qu'elle ne soit évidemment trop petite pour permettre aux matières stercorales de sortir librement. Hors ce cas, qui doit être extrêmement rare, l'incision de cette ouverture ne serait pas seulement inutile, puisque la pourriture a rendu libre l'excrétion des matières fécales, et fait cesser tous les accidens de l'étranglement ; elle pourrait encore avoir le grave inconvénient de détruire un point d'adhérence essentiel, et de donner lieu à l'épanchement des matières dans le ventre, ou au moins de diminuer la résistance que la plaie oppose à leur écoulement, et de rendre plus difficile le rétablissement de leur passage par la voie naturelle.

Après avoir rempli ces premières indications, on doit laver la plaie avec un mélange d'eau et de vin tiède, pour la nettoyer de toutes les matières putrides dont elle est remplie, et la panser ensuite avec des plumasseaux imbibés d'huile de térébenthine, ou couverts d'un digestif animé. On renouvellera le pansement chaque fois que l'appareil sera inondé de matières âcres et putrides, dont le séjour pourrait causer l'inflammation et l'excoriation des parties voisines. Lorsque l'écoulement des matières est très-abondant, et que les pansemens doivent être très-fréquens, on doit se contenter de couvrir la plaie avec des compresses fines, imbibées d'eau de guimauve, et de la laver avec la même eau chaque fois qu'on renouvelle ces compresses. Dans les premiers temps, on donnera quelques verres d'une boisson laxative pour produire l'évacuation des matières amassées dans la partie supérieure du canal intestinal, et tous les jours, un ou deux lavemens pour entretenir la liberté des voies inférieures. On réitérera de temps en temps l'usage des minoratifs, pour empêcher les matières de s'accumuler au-dessus de l'ouverture de l'intestin. Dans les cas où, par l'omission de ce moyen, cette accumulation a eu lieu, il en est résulté des symptômes d'engouement qui n'ont disparu qu'après la sortie des matières retenues. A mesure que le conduit intestinal se débarrasse des matières qui s'y étaient amassées, le malade éprouve un soulagement qui va toujours en augmentant, et bientôt il ne ressent d'autres incommodités que celles qui dépendent de la plaie par laquelle ces matières s'écoulent. Dans les premiers jours, on ne lui donne pour toute nourriture que du bouillon; mais lorsque les escarres sont tombées, et que la plaie est détergée, on lui permet des alimens solides, faciles à digérer. La conduite ultérieure du Chirurgien doit être différente, suivant que l'intestin n'a été détruit que dans une petite portion de sa circonférence, ou qu'il l'a été dans la plus grande partie de son diamètre. Il serait très-important de pouvoir connaître *à priori* l'étendue de la portion d'intestin qui a été pincée dans l'ouverture herniaire, et par conséquent, de déterminer les cas où il faut conserver l'ouverture contre nature par laquelle les matières s'écoulent, et ceux où l'on doit employer tous ses soins pour ramener ces matières vers leur route naturelle, et obtenir une parfaite consolidation de la plaie; mais la chose est sinon absolument impossible, au moins très-difficile.

La liberté du cours des matières stercorales par la continuité du canal intestinal, pendant que l'intestin est étranglé, a été regardée comme un signe manifeste qu'il ne l'est que dans une portion de son diamètre; mais les déjections peuvent être supprimées sans qu'on puisse en conclure que tout le diamètre de l'intestin est étranglé. En effet, des observations authentiques prouvent que la constipation peut accompagner la hernie où l'intestin n'est que pincé, et même en être l'effet. Le vomissement des matières fécales, qui a été regardé comme un signe caractéristique de l'étranglement de tout le diamètre de l'intestin dans une hernie, ne doit pas passer pour un signe plus décisif, puisqu'on l'a observé chez des malades dont l'intestin n'était que pincé. Ce n'est donc qu'en observant attentivement la marche de la maladie, et les effets des secours de l'art, que l'on peut juger si l'intestin a été seulement pincé, ou s'il a été étranglé dans tout son diamètre, et par conséquent, s'il convient de favoriser la cicatrisation complète de la plaie, ou d'établir un anus contre-nature.

Si les matières se partagent de bonne heure et sortent en partie par l'anus, et en partie par la plaie ; si la quantité de celles qui s'échappent par cette dernière voie diminue de jour en jour, sans qu'il soit nécessaire, pour en tarir la source de ce côté, de tenir le malade à une diète sévère, c'est une preuve que l'intestin a souffert une perte médiocre, et qu'il a conservé la plus grande partie de son calibre. On doit alors favoriser le vœu de la nature qui, après la séparation des parties gangrenées, tend manifestement à la cicatrisation complète de la plaie. Cette cicatrisation est d'autant plus prompte, que les matières passent librement du côté du rectum ; elle s'opère quelquefois en trois semaines, un mois, un mois et demi ; mais, d'autres fois, il reste pendant plusieurs années une fistule stercorale d'où suintent continuellement ou par intervalles des matières liquides : souvent même il arrive que le canal étroit par lequel ce suintement a lieu, s'élargit pour donner passage à des matières épaisses qui se sont accumulées au-dessus du détroit que présente le conduit intestinal dans le lieu où il a été gangrené. Quelquefois aussi il sort par cette ouverture des corps étrangers qui n'ont pas pu, à raison de leur volume ou de leur forme, passer par les voies naturelles. Dans quelques cas, les matières, ou les corps étrangers, soulèvent la cicatrice sans la déchirer, et peuvent donner lieu à une inflammation, à un abcès et à divers autres accidens plus ou moins graves, si on ne leur ouvre pas une issue.

Rien n'est plus propre à seconder les dispositions favorables de la nature que les boissons laxatives et les lavemens. Les premières doivent être administrées dans les premiers jours, afin de procurer de bonne heure le dégorgement du canal intestinal, et prévenir par là les déchiremens que ce dégorgement pourrait produire, s'il n'avait lieu que quand la consolidation de la plaie est commencée et a fait déjà quelques progrès ; et, comme nous l'avons déjà dit, on en réitérera l'usage de temps en temps, pour empêcher les matières de s'accumuler au-dessus de l'ouverture de l'intestin. Quant aux lavemens, on en prescrira un ou deux tous les jours, pendant toute la cure. Leur usage est absolument nécessaire pour débarrasser les gros intestins des matières qui peuvent y être contenues, et faire place à celles qui sortent par la plaie. Le régime mérite une attention particulière, non seulement pendant toute la durée de la maladie, mais aussi après que la plaie est entièrement cicatrisée : nous en parlerons plus loin. On voit par ce que nous venons de dire, que dans les hernies avec gangrène, où l'intestin est simplement pincé dans une portion peu étendue de son diamètre, les secours de la Chirurgie, quoique très-utiles, sont faciles, et se réduisent à quelques procédés familiers. Il est même prouvé par un grand nombre d'observations, que les ressources de la nature abandonnée à elle-même, sont plus sûres ici que les soins mal dirigés de la Chirurgie.

Mais si malgré les minoratifs et les clystères, les matières coulent opiniâtrement par la plaie ; si elles ne cessent d'y passer qu'à mesure que sa circonférence se resserre, et qu'on n'obtienne ce resserrement qu'à la longue et par une diète rigoureuse ; s'il se forme autour de l'ouverture intestinale un bourrelet charnu en forme de sphincter, on ne peut douter que l'intestin n'ait éprouvé une perte de substance considérable et que son diamètre ne soit beaucoup rétréci. Dans ce cas, si on favorisait la guérison de la plaie, et qu'on parvînt à l'obtenir, on exposerait le malade à des accidens consécutifs très-graves et peut-être mortels, causés par la rétention des matières alvines au-dessus de l'endroit où l'intestin a été gangrené et où son diamètre est trop étroit pour donner passage à ces matières. Pour prévenir ces accidens, on conseille d'établir à l'endroit de la plaie un anus contre-nature par lequel les excrémens sortiront pendant toute la vie. Mais avant de prendre un parti quelconque, on doit examiner toutes les circonstances qui permettent de laisser fermer la plaie et celles qui s'y opposent. Cet examen est d'autant plus important qu'il serait fâcheux d'une part de s'en être laissé imposer par les apparences d'une fausse guérison, si le malade venait à éprouver les accidens que peut amener le resserrement du conduit intestinal ; et que de l'autre, il serait bien triste pour un malade qui aurait pu guérir sans inconvénient, d'être assujetti pour toujours à une incommodité dégoûtante et aux accidens qui peuvent la suivre.

Lorsque l'anus contre-nature est jugé nécessaire, s'il ne s'établit pas de lui-même de manière à donner une libre issue aux matières stercorales, il faut introduire dans le fond de l'ouverture d'où elles sortent, une tente d'une grosseur suffisante, et la soutenir de manière qu'elle ne puisse se déplacer. On renouvelle cette tente à chaque pansement, et on ne la supprime que quand les bords rouges et mollasses de l'ouverture de l'intestin ont contracté des adhérences et une sorte de continuité avec la peau.

Lorsque l'intestin forme une anse, la conduite du Chirurgien doit être différente suivant que l'intestin est libre ou adhérent, et gangrené dans une plus ou moins grande étendue. S'il est adhérent au col du sac herniaire, ce qui est très-rare, quelle que soit l'étendue de la gangrène, on doit l'ouvrir assez largement pour donner issue aux matières stercorales et faire cesser les accidens qui dépendent de leur rétention; ensuite on se conduira comme nous l'avons dit en parlant des cas où l'intestin est simplement pincé.

Lorsque l'anse intestinale est libre, ce qui est plus ordinaire, on doit examiner avec le plus grand soin si l'intestin est réellement gangrené, ou s'il conserve encore sa vitalité. Il importe d'autant plus de distinguer ces deux états, que si on réduit dans le ventre un intestin gangrené, le poids des matières dont le canal intestinal est rempli ne tarde pas à y occasionner quelque crevasse suivie d'un épanchement mortel. D'un autre côté, si on laisse au-dehors un intestin dont la vitalité n'est point encore entièrement éteinte, le contact de l'air et celui des pièces de l'appareil pourra en déterminer la gangrène, et exposer le malade à une maladie dangereuse qu'on aurait pu prévenir en réduisant promptement. La couleur noire que l'on regarde comme un signe de gangrène n'est point un indice certain que l'intestin qui l'a contractée soit frappé de mortification, et malgré cette couleur on doit le réduire, s'il a conservé d'ailleurs sa forme et sa consistance naturelles. Des observations authentiques et en très-grand nombre prouvent que l'intestin réduit dans cet état apparent de gangrène, et même lorsqu'on pouvait enlever sa membrane externe avec le doigt, s'est revivifié par la chaleur humide du ventre, et que la maladie a eu une terminaison heureuse. Mais si à l'ouverture du sac, l'intestin exhale une odeur cadavéreuse ; s'il est d'une couleur grisâtre, flasque, affaissé sur lui-même et très-facile à dépouiller de sa membrane externe, il est réellement gangrené et la réduction ne doit point en être faite.

Dans ce cas, après avoir incisé le bord de l'ouverture herniaire, si cela est jugé nécessaire, il faut tirer l'intestin doucement hors de cette ouverture, pour voir l'étendue de la gangrène qui se porte quelquefois dans le ventre. S'il n'y a qu'une tache gangreneuse de peu d'étendue, on réduira l'intestin, après avoir passé un fil dans la portion du mésentère correspondant à la partie altérée, pour la retenir contre l'ouverture herniaire où l'intestin contractera des adhérences qui empêcheront l'épanchement des matières dans l'abdomen, lorsque l'escarre viendra à se détacher. Plusieurs auteurs, considérant que l'intestin réduit dans le ventre ne s'écarte presque jamais de l'ouverture herniaire, et qu'il contracte toujours avec le péritoine des adhérences qui dirigent les matières stercorales vers la plaie et les empêchent de se répandre dans le ventre, ont rejeté l'usage de ce fil comme inutile. Mais la partie de l'anse intestinale qui est unie par des adhérences

aux environs de l'ouverture herniaire peut
être fort éloignée de celle où se trouve la tache gangreneuse, et alors les matières fécales
ne pouvant s'ouvrir assez-tôt une issue au-dehors, détermineraient peut-être la rupture de
l'intestin et s'épancheraient dans le ventre ;
d'ailleurs, comme la présence du fil que l'on
retire au bout de quelques jours ne peut avoir
aucun inconvénient, je pense qu'il est prudent
de s'en servir. Lorsque l'escarre se détache,
les matières fécales sortent par la plaie en totalité ou en partie; elles continuent d'y passer
pendant un temps plus ou moins long ; ensuite
elles prennent leur cours par les voies naturelles, et la plaie se guérit. On doit se conduire
dans ce cas comme dans celui où l'intestin a
été seulement pincé.

Lorsque les taches gangreneuses sont multipliées, ou que l'anse intestinale est gangrenée
dans toute son étendue, sans apparence qu'elle
puisse se revifier par la chaleur naturelle après
sa réduction dans le ventre, il serait très-
dangereux, comme nous l'avons dit, de l'y
replacer. Le poids de la colonne des excrémens, creverait la partie mortifiée, si elle ne
l'était déja par l'effet de la pourriture, et
produirait l'épanchement des matières stercorales dans la capacité de l'abdomen. Cette réduction ferait donc nécessairement périr le malade par les accidens qui naîtraient de l'épanchement. Tous les praticiens conviennent qu'il
faut alors retrancher, ou du moins ouvrir la
portion gangrenée de l'intestin pour donner
issue aux matières qui la remplissent, et faire
cesser les accidens causés par la rétention de
ces matières. Mais ils ne sont pas également

d'accord sur le parti qu'il convient de prendre ultérieurement. Les uns veulent qu'on assujettisse dans la plaie, avec le plus grand soin, le bout de l'intestin qui répond à l'estomac, et que l'on établisse dans cet endroit un anus artificiel ou contre-nature, c'est-à-dire, une issue permanente pour la décharge continuelle des excrémens : les autres, qu'on rapproche les deux bouts de l'intestin pour qu'ils puissent se réunir et la continuité du conduit intestinal se rétablir. Il y en a qui veulent qu'après avoir fait une incision dans la partie gangrenée de l'intestin afin de vider le canal intestinal distendu, on abandonne entièrement à la nature le reste de la cure.

On trouve, dans les auteurs, un assez grand nombre d'exemples de hernies avec gangrène qui se sont terminées heureusement à la faveur d'un anus contre nature, qui s'est formé de lui-même et sans aucun secours de l'art, excepté dans quelques cas où on a, sans nécessité et au détriment des malades, introduit une tente dans le bout supérieur de l'intestin afin de le tenir ouvert.

Littre est le premier qui ait proposé une méthode ayant pour objet d'établir un anus contre nature, dans le cas de hernie avec gangrène où une portion plus ou moins longue du tube intestinal a été détruite. Cette méthode qui est décrite dans les Mémoires de l'Académie royale des Sciences pour l'année 1700, consiste à retrancher la portion d'intestin gangrenée, à repousser dans le ventre le bout inférieur de l'intestin après l'avoir lié circulairement avec un fil que l'on assujettit en dehors aux environs de la plaie jusqu'à ce que la partie liée soit séparée du reste, et à fixer dans la plaie le bout supérieur au moyen de trois fils passés séparément à trois lignes de son bord, et placés de manière à ce qu'ils partagent sa circonférence en trois parties égales. On doit nouer ensemble les bouts de chacun de ces fils pour en former une anse qui retienne cette extrémité de l'intestin suspendue au bord interne de la plaie du ventre, jusqu'à ce qu'elle y ait contracté des adhérences. A la manière dont Louis a décrit cette méthode dans les Mémoires de l'Académie de Chirurgie, on croirait que Littre l'a mise en pratique sur le vivant et qu'elle a réussi ; mais Littre s'exprime de manière à faire voir que cette opération n'est qu'un projet dont il n'a jamais fait l'application ; il y a apparence qu'on l'a regardée comme une pure spéculation ; car on ne pense pas qu'elle ait été adoptée. D'ailleurs Littre, en proposant cette nouvelle manière d'opérer, ne la donne que comme un moyen de remédier à la mortification qui peut survenir aux hernies formées par les appendices de l'iléon, et il ne parle pas de l'application qu'on pourrait en faire aux hernies ordinaires, dans lesquelles la totalité du calibre du canal intestinal est tombée en gangrène. Malgré les inconvéniens d'une incommodité aussi dégoûtante qu'un anus contre nature, Louis a donné son approbation au procédé de Littre, qu'il préfère à la guérison procurée par le procédé de la Peyronie dont nous parlerons bientôt. Mais dans l'état présent de la science, et d'après le grand nombre d'observations répandues dans les livres de chirurgie, de guérisons radicales et presque exemptes d'inconvéniens, de hernies avec gangrène dans lesquelles une portion plus ou moins considérable du tube intestinal a été détruite par la mortification, un Chirurgien ne serait point excusable d'établir à dessein prémédité un anus contre nature, et de priver ainsi le malade des chances d'une guérison radicale. On ne doit se déterminer à procurer un anus contre-nature que dans les circonstances où, comme nous l'avons dit, et comme nous le répéterons bientôt, il y aurait un danger manifeste à favoriser la cicatrisation complète de la plaie.

Il y a deux procédés pour réunir les deux bouts d'un intestin libre dont on a retranché la partie gangrenée : l'un est celui de Rhamdhor et l'autre celui de La Peyronie.

Le procédé de Rhamdhor consiste à engager la portion supérieure de l'intestin dans l'inférieure, et à la maintenir ainsi par un point d'aiguille auprès de l'anneau. Nous avons parlé des modifications qu'on a fait subir au procédé de Rhamdhor, et décrit la manière de l'exécuter en traitant des plaies du bas-ventre: Il ne sera question ici que des inconvéniens de ce procédé appliqué au traitement des hernies avec gangrène. Les intestins réunissent à un très-haut degré les deux conditions qui exposent le plus nos organes à l'inflammation : savoir la sensibilité et un réseau capillaire artériel très-serré : aussi remarque-t-on que l'inflammation des intestins est très-fréquente et qu'elle exerce une influence nuisible très-grande sur le principe vital. Or il est presque impossible que l'invagination de l'intestin ne soit pas suivie d'une inflammation vive et presque toujours mortelle. En effet, on ne peut pratiquer cette opération

sans manier long-temps et plus ou moins rudement l'intestin déjà irrité, ce qui, joint aux
piqûres des aiguilles et aux tiraillemens produits par les fils, est une cause plus que suffisante pour produire l'inflammation. L'obstacle
que le fil qui traverse l'intestin, et surtout le
cylindre de carte ou de toute autre substance
dont on se sert pour en soutenir les parois, apporte au cours des matières, peut donner lieu
à leur rétention, et cette rétention peut déterminer des accidens inflammatoires violens; elle
peut aussi séparer les deux bouts de l'intestin
et donner lieu à un épanchement mortel des
matières dans l'abdomen. A ces inconvéniens
suffisans pour faire rejeter l'invagination, on
doit ajouter les difficultés de l'opération. Ces
difficultés viennent principalement de la disproportion qui existe entre le diamètre de la
partie supérieure de l'intestin et celui de la
partie inférieure. Durant l'étranglement, les
matières stercorales retenues dans la partie du
conduit intestinal comprise entre l'estomac et
le lieu de l'étranglement, la distendent considérablement, tandis que la partie de ce conduit
qui est au-dessous se décharge des matières
qu'elle renferme en les poussant dans les gros
intestins, et revient sur elle-même; et comme
les parois de l'intestin, en même temps qu'elles
s'écartent de leur axe acquièrent une épaisseur
plus grande, il en résulte que le bout supérieur de l'intestin reste beaucoup plus ample
que le bout inférieur, même après que les matières qui remplissent le conduit intestinal se
sont écoulées par l'ouverture de l'anse intestinale gangrenée. Je suis convaincu par l'expérience que cette disproportion entre le diamètre

des deux bouts de l'intestin apporte de grandes
difficultés à l'invagination, et qu'elle expose
cet organe à des pressions violentes qui doivent
nécessairement en déterminer l'inflammation.
Ainsi la méthode de Rhamdhor, que quelques
auteurs, qui ne l'ont jamais pratiquée, regardent
comme une opération très-simple, présente
ordinairement de grandes difficultés, et les
efforts qu'on est obligé de faire pour les surmonter peuvent devenir funestes. On cite deux
ou trois cas dans lesquels cette méthode a eu
un plein succès ; mais on ne parle pas de ceux
plus nombreux où elle a causé la mort; et
d'ailleurs un si petit nombre d'exemples de
réussite ne suffit pas pour autoriser à pratiquer
une opération aussi dangereuse. Je l'ai faite
dans une circonstance où le malade serait probablement guéri à la faveur d'un anus contre
nature, et peut-être même sans cette dégoûtante incommodité, si la cure eût été abandonnée à la nature. Voici le fait :

On porta à l'hôpital de la Charité un homme
d'environ quarante-cinq ans, vigoureux et exerçant la profession de chaudronnier, qui avait une
hernie inguinale complète du côté droit étranglée depuis trois jours. Les tentatives multipliées
de réduction qu'on avait faites en ville ayant été
inutiles, et l'état déplorable du malade ne permettant aucun délai, je pratiquai de suite l'o-
pération. A l'ouverture du sac herniaire, il
s'exhala une odeur cadavéreuse qui me fit pré-
sager que l'intestin était gangrené. Je trouvai
effectivement dans le sac une anse intestinale
longue d'environ quatre pouces, dont la couleur
gris-d'ardoise foncé, et le peu de consistance,
annonçaient de reste la mortification. La con-

striction de l'anneau étant très-considérable,
j'en incisai le bord, ensuite j'ouvris largement
l'intestin, afin de donner issue aux matières
dont le canal intestinal était rempli. Il sortit une grande quantité de matières fécales liquides et quelques vers ascarides lombricoïdes.
Le malade fut soulagé. Les vomissemens cessèrent ; le ventre s'affaissa ; le pouls qui était
déprimé se releva ainsi que le visage , dont les
traits étaient fort altérés. Après avoir été incertain sur le parti que je devais prendre, je
me décidai pour l'invagination, afin d'épargner
au malade les graves inconvéniens d'un anus
contre-nature, sans lequel la guérison me semblait impossible : mais , au lieu de procéder
sur-le-champ à l'opération, je la remis au lendemain pour donner au conduit intestinal le
temps de se dégorger ; et pour faciliter ce dégorgement, je fis prendre au malade en deux
fois une potion laxative composée d'une once
d'huile de ricin et d'une once de sirop de fleurs
de pêcher. Cette potion servit aussi à faire
connaître le bout supérieur de l'intestin qu'on
aurait cependant pu, sans cela, distinguer de
l'inférieur par sa dilatation considérable. Le
lendemain je pratiquai l'invagination suivant le
procédé que j'ai décrit en parlant des plaies
du bas-ventre. Pour la rendre plus facile,
après avoir tiré hors du ventre une portion
d'intestin considérable, retranché l'anse intestinale avec des ciseaux en coupant dans la partie
saine , et lié les vaisseaux du mésentère, je sé-
parai cette membrane du bout supérieur de
l'intestin dans l'étendue d'environ un pouce.
Malgré cette précaution, le bout supérieur,
dans lequel un cylindre de carte avait été placé,

ne put être introduit dans le bout inférieur qu'avec la plus grande difficulté. La différence de diamètre entre le bout supérieur et l'inférieur formait le principal obstacle à cette introduction ; et ce ne fut même qu'en plissant longitudinalement sur le cylindre de carte le bout supérieur, que je parvins à l'enfoncer dans l'inférieur, qu'un aide tirait en haut avec deux pinces à anneaux placées aux extrémités de l'un de ses diamètres. Cette opération, dont je n'avais pas soupçonné les difficultés, fut très-longue, très-laborieuse et surtout très-douloureuse. Quand elle fut terminée, je cherchai à réduire l'intestin ; mais comme le cylindre de carte ne lui permettait pas de prendre la courbure nécessaire pour franchir l'anneau, je ne pus le faire rentrer qu'après avoir agrandi considérablement cette ouverture. Pendant l'opération la figure du malade s'altéra considérablement ; les symptômes de l'étranglement que la sortie des matières contenues dans le conduit intestinal avait fait cesser, se renouvelèrent bientôt, et le malade mourut environ seize heures après la dernière opération. A l'ouverture du corps, je trouvai les intestins enflammés et un peu de sang épanché dans l'abdomen. Cet épanchement était trop peu considérable pour avoir pu contribuer à faire périr le malade, qui mourut évidemment de l'inflammation des intestins.

De tout ce que nous venons de dire, on peut conclure que l'invagination de l'intestin, soit qu'on la pratique à la manière de Rhamdhor, soit qu'on se serve d'un cylindre quelconque pour soutenir les parois intestinales, est une opération très-laborieuse, très-douloureuse, et qui doit presque toujours faire périr le malade; qu'ainsi elle doit être bannie du traitement des hernies avec gangrène, surtout aujourd'hui qu'on pourrait citer une multitude de guérisons opérées dans ce cas par les forces de la nature et quelques secours de l'art.

On peut réunir les deux bouts de l'intestin et procurer le rétablissement du cours des matières stercorales, par un procédé que la Peyronie a employé avec succès dans un cas dont voici le précis : Un homme fut attaqué à trente-trois ans d'une hernie inguinale du côté droit. Cette hernie fut parfaitement contenue par un brayer jusqu'à l'âge de soixante-un ans ; alors l'intestin commença à glisser sous le bandage. Au bout de deux ans il se fit un étranglement qui amena la gangrène de l'intestin, le malade n'ayant pas été secouru à temps et convenablement. Dans peu de jours la mortification se communiqua au sac herniaire, au tissu cellulaire et à la peau; de manière que toutes ces parties ouvertes par la pourriture donnaient jour aux matières stercorales, et qu'elles y passaient comme à travers un arrosoir. La Peyronie ouvrit cette tumeur depuis l'anneau jusqu'au bas du scrotum : il trouva l'anneau fort dilaté par l'intestin et par le cordon des vaisseaux spermatiques qui était aussi tombé en pourriture ainsi que le testicule. Soupçonnant que la gangrène de l'intestin s'étendait au-dessus de l'anneau, il le tira au dehors après avoir incisé cette ouverture, et alors il reconnut en effet que la mortification s'étendait à plus de deux pouces au-dessus de l'anneau. L'intestin sortit avec tant de facilité que la Peyronie jugea bien qu'il n'avait contracté aucune adhérence. Il emporta, autant qu'il lui fut possible, tout ce qui lui parut être gangrené et hors d'état de pouvoir se ranimer. Pour se rendre maître des deux bouts de l'intestin qui auraient pu rentrer dans le ventre, et y causer du désordre, il passa un fil avec une aiguille au travers du mésentère et fit un pli à cette partie pour rapprocher les deux bouts de l'intestin et les assujettir l'un vis-à-vis de l'autre. Ensuite il forma, en nouant le fil, une anse au moyen de laquelle il retint les parties qu'il voulait empêcher de rentrer trop avant dans la cavité du ventre. Bientôt après l'opération les accidens diminuèrent, et l'écoulement des matières fut libre et abondant : elles sortirent entièrement par la plaie jusque vers le trente-sixième jour ; alors elles se partagèrent, il en coula peu par la plaie, le reste passa dans la partie inférieure du conduit intestinal, et le malade n'allait à la selle que par les voies ordinaires, quand il observait un régime convenable. La plaie continua de se rétrécir de jour en jour, et elle se cicatrisa enfin au bout de quatre mois, après que le malade se fût assujetti à une diète fort rigoureuse pendant trois semaines. Six mois après, des douleurs piquantes se firent sentir pendant quelques jours vers le centre de la cicatrice : elles furent suivies d'un abcès de la grosseur d'une noisette, qui s'ouvrit de lui-même et fournit une petite quantité de pus, quelques portions de matières stercorales fort détrempées, et un petit os pointu que le malade avait avalé, et qui sans doute avait été la cause de son abcès, dont l'ouverture ne fut fermée qu'au bout de deux mois. La cicatrice resta solide ; mais il survint une nouvelle hernie qu'il fallut contenir par un bandage, et le malade resta sujet à une colique habituelle.

Le procédé de la Peyronie suppose, comme on voit, que l'intestin est libre, et qu'on a retranché la portion gangrenée du conduit intestinal en coupant dans la partie saine ; mais dans ce cas là même à quoi sert le retranchement de cette portion gangrenée, puisqu'il suffit de l'ouvrir largement pour donner issue aux matières qui ont été retenues au-dessus de l'étranglement, et faire cesser les accidens causés par leur rétention. Ainsi le procédé de la Peyronie, en supposant qu'il n'ait point d'inconvénient, est au moins inutile : aussi a-t-il été abandonné, et la Peyronie est peut-être le seul qui l'ait employé.

On convient généralement aujourd'hui que dans le cas dont il s'agit, c'est-à-dire, lorsque l'intestin forme une anse gangrenée dans toute son étendue, et qu'il est sans adhérence, on doit se contenter de faire dans la portion mortifiée une incision assez grande pour donner une libre issue aux matières qui remplissent et distendent le canal intestinal, et abandonner le reste de la guerison à la nature, dont on seconde les efforts par les moyens que nous avons indiqués précédemment et que nous rappellerons bientôt.

L'incision de l'anse intestinale gangrenée donne issue aux matières contenues dans le conduit intestinal, et tous les symptômes qui dépendent de l'étranglement cessent dès que les matières ne sont plus retenues. La partie saine de l'intestin qui correspond à l'anneau contracte des adhérences avec elle-même et avec le col du sac herniaire. Les parties gangrenées se détachent, et après leur séparation, les extrémités de l'intestin divisé rentrent peu-à-peu dans le ventre pendant que les restes du sac herniaire forment une sorte d'entonnoir qui sert dans les premiers temps à diriger les matières fécales au dehors, et dans la suite à les transmettre de l'orifice supérieur de l'intestin dans l'inférieur, en leur faisant décrire de devant en arrière un petit trajet demi-circulaire. Ces matières sortent d'abord entièrement par la plaie; ensuite, au bout d'un temps plus ou moins long, elles passent en partie par la plaie et en partie par les voies naturelles. A mesure que la plaie se rétrécit, les matières stercorales passent en plus grande quantité par la route naturelle, et les selles deviennent plus fréquentes et plus abondantes. La plaie continue à se resserrer et elle finit par se cicatriser entièrement; quelquefois cependant il reste une fistule par laquelle suintent des matières liquides. On voit que dans ce cas la marche de la maladie est la même que dans celui où l'intestin est pincé dans la plus grande partie de son diamètre et adhérent au col du sac herniaire. Les moyens que l'art emploie pour favoriser les efforts de la nature qui tendent à rétablir la continuité du conduit intestinal, sont aussi les mêmes.

Dans les premiers temps on panse la plaie avec des plumasseaux imbibés d'huile de térébenthine, ou couverts d'un digestif animé; on la lave avec un mélange de vin et d'eau ou avec de la décoction de quinquina, et on renouvelle le pansement chaque fois que l'appareil est gâté par les matières fécales. Mais lorsque les parties gangrenées sont tombées, on la panse avec de la charpie sèche comme toutes les plaies simples qui guérissent par voie de suppuration. On administre des laxatifs pour procurer le dégorgement du conduit intestinal, et on prescrit tous les jours un ou deux lavemens pour débarrasser la partie inférieure du conduit et favoriser le rétablissement du cours des matières stercorales par les voies naturelles. Le régime est un objet très-important et qui mérite beaucoup d'attention. Dans les premiers temps le malade doit être mis à la diète; mais lorsque tous les accidens de l'étranglement sont dissipés, que les parties gangrenées sont tombées, et que la plaie commence à se rétrécir, il y aurait les plus grands inconvéniens à assujettir le malade à un régime trop sévère. A la vérité, en ne lui permettant qu'une très-petite quantité de nourriture, on favorise le rétrécissement et la guérison de la plaie extérieure; mais comme cette guérison a lieu avant que les deux bouts de l'intestin se soient assez éloignés de la plaie pour permettre une dilatation considérable de la base de l'entonnoir membraneux formé par le col du sac herniaire, il en résulte que le cours des matières est gêné, et que le malade est exposé à des accidens très-graves, comme nous le dirons plus bas. Dans ce cas le passage des matières fécales de l'orifice supérieur dans l'orifice inférieur de l'intestin divisé par la gangrène, est d'autant plus difficile que l'éminence en forme de promontoire qui résulte de la courbure anguleuse du conduit intestinal étant produite par les bords des deux orifices de l'intestin, situés parallèlement l'un à côté de l'autre, et réunis dans un point de leur circonférence, en formant un angle rentrant très-aigu du côté de leur attache au mésentère, est plus saillante, plus dure, et par conséquent plus difficile à déprimer. Or, pour favoriser d'une part la dépression de cette éminence, et de l'autre la dilatation de la base de l'entonnoir membraneux qui établit la communication des deux bouts de l'intestin, il est indispensable de prescrire au malade une nourriture abondante, de bonne qualité et de facile digestion. Par ce moyen, comme le remarque Scarpa, à qui nous empruntons tout ce qui a rapport à cet objet, le canal intestinal renfermera toujours une grande quantité de matières stercorales, qui, poussées avec force dans l'entonnoir membraneux, dilateront peu-à-peu sa cavité; le trajet demi-circulaire qu'elles parcourront pour se porter de l'orifice supérieur de l'intestin dans l'inférieur, en s'élargissant graduellement, deviendra de moins en moins anguleux; et enfin il arrivera une époque où ce trajet sera tellement large, que les matières fécales, ne trouvant plus aucun obstacle à le parcourir, abandonneront totalement la plaie extérieure.

Si, après avoir prescrit pendant plusieurs semaines une nourriture abondante et de facile digestion, l'usage journalier des lavemens stimulans et de quelques légers purgatifs de temps en temps, on voit les matières fécales reprendre graduellement leur cours par les voies naturelles, et abandonner peu-à-peu la plaie extérieure, sans que le malade éprouve des coliques fréquentes ou très-vives, on pourra sans danger laisser fermer cette plaie. Pour en faciliter la consolidation, quelques auteurs conseillent de la comprimer légèrement; mais cette compression a l'inconvénient de rétrécir la base de l'entonnoir membraneux, c'est-à-dire, la cavité intermédiaire aux deux orifices de l'intestin ; elle doit par conséquent être rejetée.

Lorsque, malgré un régime convenable et l'emploi sagement dirigé des lavemens et des purgatifs, les matières stercorales continuent à sortir en totalité ou en grande partie par la plaie, plusieurs semaines après l'opération ; lorsque, à mesure que la plaie se resserre, le malade éprouve des coliques fortes et fréquentes, il est évident que la communication entre les deux bouts de l'intestin n'est pas assez grande pour que les matières passent librement du supérieur dans l'inférieur, et que si la plaie se ferme, le malade sera exposé à des coliques fréquentes et violentes, peut-être même mortelles. Dans ce cas, au lieu de favoriser la guérison de la plaie, on doit la tenir ouverte au moyen d'une tente qui doit pénétrer à une certaine profondeur dans le bout supérieur de l'intestin, afin d'établir dans cet endroit un anus contre-nature, assez large pour que l'excrétion des matières fécales n'éprouve aucun obstacle.

La plupart des personnes qui ont été guéries d'une hernie avec gangrène par le rétablissment du cours naturel des matières fécales, sont sujettes à des coliques habituelles plus ou moins vives, qu'elles ne peuvent prévenir qu'en se nourrissant d'alimens peu consistans et faciles à digérer. Ces coliques, qui dépendent de la difficulté que les matières fécales éprouvent à passer du bout supérieur de l'intestin dans l'inférieur, ont lieu surtout chez les personnes dont la plaie s'est fermée promptement par l'effet d'une diète sévère. Heureux les malades qui en sont quittes pour ces coliques ! car il arrive quelquefois que des alimens mal digérés, des vers ou des corps durs non digérables que le malade a avalés, engorgent la petite cavité demi-circulaire qui établit la communication entre les deux orifices de l'intestin, et donnent lieu à tous les accidens que traîne après soi l'interruption du cours des matières fécales. Le malade éprouve de vives douleurs aux environs de la cicatrice, une tension douloureuse de l'abdomen, des vomissemens, des hoquets; il a le pouls petit et irrégulier; son visage s'altère, et s'il n'est pas secouru promptement et efficacement, il périt par l'effet de la rupture de l'intestin, et de l'épanchement des excrémens dans l'abdomen. Cette rupture se fait toujours dans la partie supérieure de l'intestin, qui est distendue par les matières fécales immédiatement au-dessus de son adhérence avec le péritoine. Dans ce cas, ce qui pourrait arriver de plus heureux, c'est que la cicatrice se rompît, comme on l'a vu quelquefois, pour donner issue aux matières dont la rétention cause les accidens de l'étranglement; mais, comme nous venons de le dire et comme cela est prouvé par un grand nombre d'observations, c'est l'intestin qui se déchire, et il se fait alors un épanchement mortel dans le ventre. Le seul moyen de sauver le malade d'un danger aussi grand, est d'ouvrir le plutôt possible une issue aux matières fécales en dilatant l'ouverture fistuleuse s'il y en a une; et lorsque la plaie est entièrement guérie, en incisant la cicatrice. Cette opération conseillée par Louis, a été pratiquée avec succès par Renauld dans un cas que nous croyons devoir rapporter ici.

Un homme de vingt-cinq ans avait depuis trois années une hernie inguinale du côté droit. Au mois de septembre 1772, il survint un étranglement avec les accidens les plus formidables. Renauld mandé le quatrième jour, trouva le malade très-faible ; le pouls était petit et convulsif ; le hoquet, le vomissement des matières fécales, tout annonçait une mort prochaine. L'opération découvrit dans le sac herniaire une anse d'intestin de six à sept pouces, avec une portion d'épiploon de couleur brune, prochainement disposée à la gangrène, et qui fut retranchée sans y faire de ligature. Après la réduction des parties et l'application méthodique de l'appareil, le malade éprouva des coliques qui cessèrent deux heures après l'opération, par une évacuation de matières fécales provoquée par une potion faite avec l'huile d'amandes douces et le sirop de fleurs de pêcher. La nuit fut calme, et le lendemain un minoratif, qui procura cinq ou six selles, fit cesser entièrement les douleurs de ventre.

Le quinzième jour, les choses paraissaient dans le meilleur état ; le malade eut des coliques, et à la levée de l'appareil on s'aperçut que la plaie avait donné issue à des matières fécales et à deux vers. M. Renauld prescrivit des anti-vermineux, il fit donner un lavement de deux jours l'un pour rappeler le cours des matières fécales par l'anus. Il eut sujet d'être satisfait de cette conduite, puisque le vingt-troisième jour il y avait une diminution sensible dans la quantité de matière que fournissait la plaie. Le vingt-sixième, un purgatif fit la plus grande partie de son effet par les voies ordinaires. Les jours suivans, les matières fécales cessèrent de passer par la plaie dont la cicatrice fut parfaite environ trente-six jours après l'opération.

Un mois après la guérison, il survint de la difficulté dans les déjections. Cet homme rendait depuis plusieurs jours, et avec peine, peu de matières à la fois ; il avait une douleur fixe à l'aîne au dessus de la cicatrice. Renauld conçut qu'il y avait un engorgement de matières. Une tension bien marquée acheva de lui persuader que c'était le cas de pratiquer la gastrotomie, comme il est dit dans les Mémoires de l'Académie de Chirurgie, pour remédier aux accidens consécutifs de la guérison des hernies avec gangrène. Renauld ne prit ce parti qu'après avoir fait au malade une saignée assez copieuse qui fut sans effet, appliqué des cataplasmes émolliens et relâchans sur l'endroit douloureux, et administré des lavemens laxatifs, qui ne procurèrent aucune évacuation de matières fécales.

Au bout de douze heures, l'état du pouls, les vomissemens, les sueurs froides firent regarder l'opération comme indispensable et très-urgente. L'incision de la peau et des muscles de l'abdomen permit de plonger la pointe du bistouri dans ce que Renauld appelle *l'intestin tuméfié*, et qui n'était que la cavité intermédiaire aux deux bouts de l'intestin divisé : il sortit par jet une si grande quantité de matières, et avec tant d'impétuosité que la face et les habits de l'opérateur en furent couverts, et qu'une chandelle fut éteinte par cette explosion. La plaie de l'intestin (c'est-à-dire de l'entonnoir membraneux formé par les restes du col du sac herniaire), suffisam-

ment agrandie, permit d'y introduire le doigt,
et d'extraire gros comme une noix de matières dures, poisseuses, qui renfermaient
un noyau de prune, des pepins et des pellicules de pommes cuites. Le surlendemain
de cette opération, le malade fut purgé avec
un minoratif qui produisit son effet par la
plaie. Renauld s'aperçut à la quantité de matières qu'entraînaient les lavemens qu'il faisait
donner chaque jour, qu'elles commençaient à
prendre la voie naturelle, et qu'à mesure
qu'elles augmentaient de quantité par cette
voie, elles diminuaient par la plaie. Un purgatif pris le douzième jour fit son plus grand
effet par l'anus. Réitéré le dix-huitième, les
évacuations qu'il produisit passèrent par les
voies naturelles : il ne survint aucun accident,
et la plaie fut parfaitement cicatrisée le vingt-
huitième jour (1).

De l'Anus contre-nature.

On donne ce nom à une ouverture de la paroi abdominale par laquelle les matières fécales
s'échappent en totalité. Dans les hernies avec
gangrène, lorsque la totalité ou la plus grande
partie du diamètre du tube intestinal a été détruite, et que la communication qui s'établit
entre les deux bouts de l'intestin, au moyen
de l'entonnoir membraneux formé par les
restes du sac herniaire n'est pas assez grande
pour permettre aux matières stercorales de
passer librement du bout supérieur dans l'in-

----

(1) Journal de Méd., Tom. 71, Pag. 54.

férieur, ces matières trouvant moins de facilité à continuer leur route par le canal intestinal qu'à passer par la plaie, se portent vers celle-ci, et il s'y établit un anus contre-nature par où elles ne cessent de couler pendant toute la vie.

Il se forme aussi quelquefois un anus contre-nature à la suite des plaies pénétrantes dahs l'abdomen avec issue de l'intestin, soit que ce canal ait été divisé en totalité ou en partie par l'instrument vulnérant, soit qu'il ait été détruit par la gangrène.

L'anus contre-nature se forme plus souvent à la suite de ces plaies qu'à la suite des hernies inguinales ou crurales gangrenées. La raison en est simple : dans la hernie, les deux extrémités de l'intestin divisé par la gangrène sont toujours enveloppées dans les restes du sac herniaire, qui forme au-.devant des deux orifices une sorte d'entonnoir qui établit une communication entre eux. Il n'y a rien de semblable aux extrémités de l'intestin divisé par un instrument tranchant qui a pénétré dans le ventre, ou par la gangrène qui a compliqué une plaie de cette espèce. Dans ces derniers cas, l'intestin ouvert contracte des adhérences avec les lèvres de la plaie extérieure ; par conséquent, il ne peut se retirer dans le ventre, et les matières fécales qui descendent du bout supérieur se trouvant, pour ainsi dire, au niveau de la peau, doivent nécessairement sortir en totalité par la plaie. Aussi remarque-t-on que l'anus contre-nature qui succede à une plaie dans laquelle l'intestin a été divisé par un instrument tranchant ou par la gangrène qui a compliqué la plaie, est presque toujours incurable ; tandis que celui qui résulte d'une hernie avec gangrène est assez souvent susceptible de guérison.

L'anus contre-nature est quelquefois aussi la suite d'un abcès, dans lequel une portion d'intestin qui a contracté des adhérences avec la paroi du ventre se trouve comprise.

Quelle que soit la cause de l'anus contre-nature, comme l'ouverture qui donne issue aux matières fécales n'a point la même organisation que l'extrémité inférieure du rectum, et qu'elle manque surtout d'un sphincter qui se contracte et se relâche suivant le besoin, ces matières sortent continuellement sans que les malades en soient avertis. Elles sont peu liées, liquides, rarement dures, répandent une odeur moins fétide que celles qu'on rend par le rectum, et sont d'autant moins puantes qu'elles sortent d'une partie du tube intestinal plus voisine de l'estomac. Le peu d'excrémens qui s'échappent par l'anus naturel est d'une consistance ferme, ressemble à des pelotons graisseux, et provient des sécrétions qui se font dans la partie du conduit intestinal comprise entre l'anus contre-nature et le rectum, laquelle se rétrécit considérablement mais sans jamais s'oblitérer.

L'anus contre-nature est une incommodité dégoûtante et qui peut être suivie d'accidens. Les matières qui s'en échappent salissent les vêtemens, et par leur âcreté et leur séjour irritent, enflamment et excorient la peau. Quelquefois cette infirmité jette le malade dans l'épuisement et le fait périr. Le plus souvent l'une des deux portions de l'intestin ou toutes les deux sont renversées: cet accident rend l'anus

plus fâcheux encore et peut devenir mortel
s'il survient un étranglement.

Pour remédier autant que possible à la mal-
propreté, on recommande de fréquentes lo-
tions sur l'ouverture et sur les tégumens voisins. On fait porter au malade une boîte de fer-
blanc dont l'orifice s'adapte exactement autour
de l'anus contre nature, et y est maintenu à
l'aide d'une ceinture flexible et d'un brayer,
selon que l'anus contre nature est à l'ombilic,
ou à la région inguinale. Mais on doit préférer
à cette boîte de fer-blanc une machine un peu
compliquée à la vérité, mais infiniment plus
commode. Voici en quoi consiste cette machine,
qui a été inventée par Juville : elle est composée d'une plaque d'ivoire transversalement
ovalaire, plus large d'un pouce que l'anus contre-
nature, et dans le milieu de laquelle est creusé
obliquement de haut en bas et de derrière en
devant un conduit en forme d'entonnoir, long
d'un pouce, dont l'orifice supérieur est disposé
en croissant et surmonté d'un rebord conformé
en crète pour s'enfoncer dans les parties molles
et empêcher les sérosités de se répandre, et
dont l'orifice inférieur est couvert par une
soupape d'ivoire, montée en charnière d'un
côté, et garnie de plomb de l'autre. Cette soupape s'ouvre par son propre poids, lorsque le
malade est debout, pour laisser passer les matières amassées dans le canal ; elle se ferme lorsqu'il est couché afin que les matières accumulées dans un récipient dont nous allons
parler, ne puissent pas refluer vers l'anus.
Ce conduit présente dans sa surface externe,
près de la plaque, un rebord à rainure pour
y fixer circulairement avec un fil le bout

oblique d'un canal de peau de chamois, de deux pouces de long à sa partie externe, de six lignes antérieurement, et dont le bout inférieur est cousu à un canal cylindrique de cuir bouilli et épais, de quinze lignes de diamètre et de longueur ; son extrémité inférieure est fixée par des fils cirés, au bord supérieur d'un anneau métallique percé de trous destinés à recevoir ces fils : cet anneau, d'étain ou d'argent, est garni à sa surface interne d'un écrou, au moyen duquel on y visse une boîte ou récipient de même métal, en forme de cœur aplati, ayant trois pouces de long sur deux pouces et demi de large. Cette machine qui convient dans toute espèce d'anus contre-nature, est fixée au moyen d'un cercle élastique semblable à celui des brayers pour la hernie inguinale, et qui est joint à la plaque d'ivoire. Elle a l'avantage de pouvoir être conservée pendant huit à dix heures sans vider le récipient, qui peut être dévissé et vissé sans déranger le reste de l'instrument. La soupape empêche les matières accumulées dans le récipient de refluer vers l'anus : le bord de l'ouverture dont la plaque de cette machine est percé ne comprimant point ceux de l'anus contre nature, elle ne peut devenir nuisible, et lorsqu'elle est bien fixée par la ceinture, elle empêche les matières de se répandre dans les vêtemens.

L'influence de l'anus contre-nature sur la nutrition est différente suivant la partie du canal intestinal où il se trouve. Lorsqu'il occupe la partie inférieure de l'intestin grêle et surtout le gros intestin, il ne nuit pas ordinairement à la nutrition. Dans ce cas, les alimens séjournent assez long-temps dans le conduit intestinal pour que le chyle qu'ils fournissent puisse être pompé en suffisante quantité par les vaisseaux absorbans de ce canal, réparer les pertes qui ont lieu par les sécrétions, et maintenir les forces dans un degré convenable à la santé. Mais lorsque l'anus contre-nature occupe la partie moyenne et sur-tout la partie supérieure de l'intestin grêle, les matières alimentaires sortent promptement, ou ne séjournent pas assez long-temps pour subir les changemens nécessaires à la chylification et à l'absorption du chyle ; les malades perdent leurs forces et maigrissent considérablement. On en a vu que cette incommodité a jetés dans l'épuisement et qu'elle a enfin fait périr. Mais les cas de cette espèce sont rares ; et on voit, en lisant les nombreuses observations d'anus contre-nature répandues dans les auteurs, que la plupart des personnes qui en étaient affectées ont conservé leurs forces et leur embonpoint, qu'elles ont joui d'ailleurs d'une bonne santé, et qu'elles pouvaient vaquer à leurs affaires en portant la boîte décrite plus haut : on en a vu même qui pouvaient user sans inconvénient de toute sorte de nourriture, et qui ne rendaient des excrémens que neuf ou dix heures après l'avoir prise. Lorsque l'anus contre-nature cause le dépérissement parce que les matières alimentaires s'échappent du conduit intestinal presque aussitôt qu'elles y sont parvenues, il faut chercher à les y retenir en exerçant sur l'ouverture une compression assez forte pour les arrêter, si le malade peut la supporter ; il se nourrira d'alimens faciles à digérer et très-succulens ; on doit lui prescrire d'ailleurs le repos, combattre l'irritation des intestins par les calmans, et éviter tout ce qui pourrait accélérer le cours des matières alimentaires dans le conduit intestinal.

De tous les accidens auxquels sont exposées les personnes qui rendent leurs excrémens par un anus contre-nature, le plus fâcheux et le plus fréquent est le renversement ou la chute de l'une ou des deux portions de l'intestin. Ce renversement est d'autant plus facile que l'intestin qui adhère aux bords de l'ouverture est libre dans le ventre, et que cette ouverture est privée de sphincter qui puisse, par sa contraction, s'opposer à cet accident. La portion correspondante au rectum y est plus sujette que celle qui aboutit à l'estomac. Les deux bouts de l'intestin en sont quelquefois simultanément affectés ; mais presque toujours alors le renversement du bout inférieur a eu lieu le premier ; il est plus considérable et situé plus haut que l'autre. Ce renversement de l'intestin peut arriver graduellement, ou être produit subitement par un effort, tel qu'une toux violente, le vomissement, etc. Le volume de la tumeur qui en résulte varie beaucoup : elle a depuis quelques lignes jusqu'à dix-huit pouces de longueur, et depuis un pouce jusqu'à trois de diamètre. Elle est cylindrique, repliée sur elle-même, resserrée à sa base, ouverte à son extrémité libre. Sa surface présente des replis valvulaires et des tubercules de différentes grosseurs : elle est rougeâtre, mollasse, enduite de mucosité, et insensible ou peu douloureuse.

Lorsque la tumeur est formée par le renversement de la portion d'intestin qui correspond à l'anus, l'ouverture qu'on remarque à son sommet ne donne issue qu'à une petite quantité de mucus, et quelquefois aux liquides injectés dans le rectum. Les excrémens sortent d'une autre ouverture, qui est celle du bout supérieur, et qui se présente à la base de la tumeur formée par le renversement du bout inférieur. Cette tumeur est ferme, resserrée sur elle-même, et ses tuniques sont épaisses : elle reste toujours hors du ventre, à moins qu'elle ne soit très-petite et récente : sa réduction cause des douleurs vives suivies de coliques, de fièvre, etc., et ces accidens ne se dissipent qu'après la sortie de cette portion d'intestin.

Quand la tumeur est formée par le renversement du bout supérieur de l'intestin, les excrémens sortent de son extrémité libre : elle diminue et rentre complètement d'elle-même quand le malade est couché sur le côté opposé ou sur le dos, quand le ventre est libre, ou qu'elle est exposée à l'air ou aspergée d'eau froide ; mais le moindre effort ou la simple station la fait reparaître. On la réduit facilement par des pressions douces en appuyant avec le pouce sur son extrémité, ou en y introduisant le doigt indicateur et le tournant pour la dilater et l'enfoncer. Cette réduction se fait sans douleur et n'entraîne aucun accident. Lorsqu'il y a deux prolongemens, on les distingue par les caractères propres au renversement de chaque bout de l'intestin.

La portion renversée du conduit intestinal est susceptible d'étranglement. Cet accident produit dans tous les cas l'inflammation de la tumeur et l'impossibilité de la réduire. Cette inflammation peut se terminer par gangrène et faire périr le malade, comme on en voit

deux exemples dans le Mémoire de Sabatier
sur les anus contre-nature. Si l'étranglement
survient dans la tumeur formée par le renversement du bout supérieur de l'intestin, il provoque tous les accidens propres à l'étranglement des intestins : les nausées, les vomissemens, le hoquet, la suspension complète du
cours des matières stercorales, etc. ; tandis que
ces accidens n'ont pas ordinairement lieu dans
le cas où l'étranglement survient à la tumeur
formée par le renversement de la partie de
l'intestin qui correspond à l'anus, laquelle est
devenue en quelque sorte étrangère aux phénomènes de la digestion.

Quoique les personnes affligées d'un anus
contre-nature, compliqué du renversement
de l'un ou des deux bouts de l'intestin, puissent
vivre long-temps avec cette maladie, et jouir
d'ailleurs d'une bonne santé, cependant, comme
la tumeur formée par ce renversement peut
être meurtrie, blessée par les agens extérieurs,
à l'action desquels elle est exposée, qu'elle
peut se tuméfier considérablement et être
étranglée par l'ouverture qui lui donne passage,
on doit chercher à prévenir ce renversement
en soutenant la circonférence de l'anus contre-
nature, au moyen de la machine décrite ci-
dessus. Le même moyen peut diminuer le renversement lorsqu'il existe, et même le faire
cesser complètement, lorsque la protubérance
est petite et réductible en totalité ou en partie. On peut ajouter à cette machine, lorsque
le renversement est produit par le bout inférieur de l'intestin, une pelote de buis un peu
concave, qui corresponde à ce même bout,
pendant que l'ouverture de la plaque d'ivoire

répondra au bout supérieur de l'intestin et
sera moins grande qu'à l'ordinaire, de crainte
que l'intestin ne s'y engage en se renversant.
Suivant Desault, le moyen le plus simple et
le plus efficace pour prévenir tout à la fois
la sortie continuelle des matières et le renversement de l'intestin, c'est un tampon de
linge, d'une grosseur proportionnée à l'étendue de l'anus contre-nature, placé à de-
meure dans cette ouverture, soutenu par un
gâteau de charpie, par des compresses et un
bandage peu serré. Dans un cas que nous
croyons devoir rapporter ici, Scarpa s'est servi
avec succès, pour empêcher ce renversement,
d'un bourdonnet ou espèce de tente de toile, de
la grosseur du doigt, et d'un pouce et demi de
longueur, qu'il introduisait dans le trajet fistuleux, en le dirigeant vers le flanc gauche.

« Dominique Paoli, âgé de 25 ans, fut opéré
» par moi, dit M. Scarpa, d'une hernie scro-
» tale du côté gauche, étranglée et déjà gan-
» grenée. Dès que j'eus incisé l'anse d'intestin
» grêle sphacélée, après avoir fait cesser l'é-
» tranglement, il sortit par la plaie une grande
» quantité de matières fécales liquides, mêlées
» de plusieurs vers ascarides lombricoïdes, ce
» qui soulagea beaucoup le malade. Bientôt la
» nature opéra la séparation des parties gan-
» grenées ; les deux orifices de l'intestin divisé,
» et le col du sac herniaire, ne tardèrent pas
» à remonter au-delà de l'anneau, et tout alla
» chaque jour de mieux en mieux. Au bout de
» quelques semaines, les matières fécales re-
» prirent leur cours naturel ; la plaie se resserra,
» et il ne resta plus au centre de la cicatrice
» qu'une très-petite ouverture, d'où l'on voyait

» suinter de temps en temps quelques goutte-
» lettes de matières fécales jaunes. C'est dans
» cet état que le malade sortit de l'hôpital. Sa
» guérison se soutint assez bien durant trois
» années, puisqu'il supporta les travaux de la
» campagne et l'usage d'une nourriture gros-
» sière, sans éprouver de douleurs de ventre
» considérables, ni aucun dérangement notable
» des excrétions alvines. Après ce temps, il
» fut pris d'une forte toux qui le fatigua con-
» tinuellement pendant plusieurs mois ; en
» même temps, la petite ouverture du centre
» de la cicatrice commença à s'élargir et à
» donner issue à une quantité de matières fé-
» cales, plus considérable qu'auparavant ; bien-
» tôt elle fut surmontée d'un petit tubercule
» rouge, qui peu-à-peu se développa jusqu'au
» point de former une tumeur longue de deux
» pouces et demi, et d'une largeur égale à
» celle de l'intestin grêle. A mesure que cette
» tumeur rouge devenait plus volumineuse et
» plus saillante, les selles étaient de plus en plus
» rares, et enfin elles se supprimèrent totale-
» ment : alors le malade revint à l'hôpital. Je
» fis rentrer sans difficulté toute la portion
» d'intestin renversée ; je portai ensuite dans le
» trajet fistuleux un bourdonnet de toile, de
» l'épaisseur du doigt, et d'un pouce et demi
» de longueur, que je dirigeai vers le flanc
» gauche. Quelques heures après, je ne fus pas
» peu surpris d'apprendre que le malade avait
» eu plusieurs déjections alvines par les voies
» naturelles, sans douleurs de ventre bien re-
» marquables, malgré la présence du bour-
» donnet dans la fistule. Je continuai l'usage
» du même moyen pendant une semaine, après

» laquelle je substituai au bourdonnet une
» simple boulette de charpie, appliquée légè-
» rement sur l'orifice de la fistule, dans l'espé-
» rance que cette plaie, abandonnée à elle-
» même, se resserrerait de nouveau, et que le
» renversement de l'intestin n'aurait plus lieu ;
» mais il en arriva tout autrement, quoique
» le malade gardât le lit et qu'il prît tous les
» jours trois ou quatre clystères, tantôt émol-
» liens, tantôt un peu irritans, et de temps en
» temps un léger purgatif. Quoiqu'il ne fût
» plus tourmenté par la toux, la fistule ne se
» resserra point, les selles devinrent de plus
» en plus rares, et l'intestin se renversa de
» nouveau. Après en avoir fait la réduction,
» j'eus recours une seconde fois, pour le sou-
» tenir, à l'introduction d'un gros bourdonnet,
» long d'un pouce et un quart, et aussitôt les
» matières fécales reprirent leur cours naturel,
» ou du moins il n'en sortit plus que fort peu
» par la plaie. Dès-lors je reconnus qu'il était
» indispensable, pour ce malade, de porter
» continuellement le bourdonnet, puisque
» c'était le seul moyen de s'opposer au renver-
» sement de l'intestin, et de détourner les ma-
» tières fécales de la fistule, en les dirigeant
» vers le rectum.

» J'ai essayé à cette occasion plusieurs in-
» strumens qui m'avaient semblé devoir être
» commodes pour maintenir le bourdonnet ;
» mais le malade n'a pu en supporter aucun.
» Lorsqu'il était debout ou qu'il marchait, il
» en était toujours incommodé, quoiqu'ils ne
» produisissent qu'une pression modérée. Le
» moyen qui a le mieux réussi, est une com-
» presse soutenue par un bandage en T ; à

» l'aide de ce simple appareil, le jeune homme
» dont je viens de parler continue de porter,
» depuis deux ans, un bourdonnet dans la
» fistule, ce qui ne l'empêche pas de vaquer à
» ses affaires. »

« Il résulte de ce fait, ajoute Scarpa: 1.° que
le renversement de l'intestin peut avoir lieu
quoique ses deux orifices communiquent librement ensemble par l'intermède de l'entonnoir
membraneux; 2.° que le même accident peut
arriver plusieurs années après la guérison de
l'anus artificiel, lorsqu'il ne reste plus qu'un
petit trou fistuleux au centre de la cicatrice;
3.° que, dans le cas où le renversement de
l'intestin a lieu, après que la continuité du
canal intestinal est bien rétablie, il suffit d'o-
pérer la réduction de cette portion renversée, et
de la maintenir au moyen d'une grosse tente
de charpie ou de linge, pour que les matières fécales reprennent leur cours naturel;
4.° qu'après la réduction de l'intestin renversé, si la fistule n'a aucune disposition à se
resserrer, et que le renversement se repro-
duise, le seul parti qui reste à prendre, c'est
de tenir constamment une tente à l'intérieur
de la fistule, au moyen du bandage indiqué
ci-dessus. »

Si la portion d'intestin renversée a acquis
une grosseur considérable par l'engorgement
et l'épaississement de ses parois, et si cette
augmentation de volume empêche d'en faire la
réduction, on peut diminuer ce volume en
exerçant sur la tumeur une compression modérée, graduelle et continue, au moyen d'une
bande roulée. Desault a employé cette compression avec succès dans un cas que nous rap-

porterons plus bas ; mais on conçoit qu'elle ne peut être mise en usage que lorsque la tumeur a une longueur considérable.

On fait concourir avec les moyens dont nous venons de parler, pour prévenir le renversement de l'intestin, et pour y remédier lorsqu'il a lieu, le repos, et surtout le séjour au lit, dans une position telle, que le propre poids des viscères abdominaux les éloigne de l'anus contre-nature. On recommande au malade de ne faire aucun mouvement violent qui, mettant les muscles du bas-ventre et le diaphragme en jeu, forcerait les intestins à passer à travers l'ouverture extérieure. On tient le ventre souple et libre par des boissons délayantes et laxatives, par des alimens faciles à digérer et contenant beaucoup de principes nutritifs; si les excrémens ont quelque difficulté à sortir par l'anus contre-nature, on raffermit les parties voisines de cet anus au moyen de fomentations légèrement astringentes et répercussives. Lorsque la saillie de l'intestin est considérable, un des moyens les plus sûrs de prévenir son accroissement et de mettre la tumeur à l'abri des puissances extérieures, est une plaque de fer-blanc ou d'argent, appropriée à la figure et à la longueur de la partie.

Quand il survient un étranglement à la portion d'intestin renversée, on doit employer d'abord les remèdes généraux ; s'ils sont insuffisans, il faut inciser promptement, en un ou plusieurs endroits, les tégumens amincis par la cicatrice et le bout de l'intestin qui s'y trouve adhérent, avec un bistouri pointu conduit sur l'ongle. On procure, par ce débridement, l'évacuation des matières, et cette évacuation

fait cesser les accidens causés par leur rétention; on en favorise la sortie en faisant prendre au malade des minoratifs, et on fomente
l'intestin avec du vin.

Si l'on donne le nom d'anus à l'ouverture par
laquelle les matières stercorales s'échappent
dans une hernie avec gangrène, aussitôt que
le sac et la portion d'intestin gangrenée sont
ouverts, on trouvera dans les Auteurs, comme
nous l'avons dit, un grand nombre d'exemples de ces anus guéris par les seules forces
de la nature, secondées convenablement par
l'art. Mais si on nomme exclusivement anus
contre-nature une ouverture par laquelle les
matières fécales s'écoulent depuis trois ou
quatre mois et au-delà, on ne pourra citer
qu'un très-petit nombre d'exemples de ces anus
artificiels guéris spontanément ou par les secours ordinaires de la Chirurgie. On trouve
dans les Mémoires de l'Académie de Chirurgie (1) un cas de cette espèce, qui est assez intéressant pour trouver place ici.

Une femme de 42 ans fit, en 1726, un effort
considérable qui lui occasionna une hernie
crurale : en quinze jours, la tumeur ac-
quit le volume d'un œuf de poule; mais elle
rentrait avec facilité. La malade cacha son état,
dont elle ne connaissait point le danger, et sa
négligence donna lieu à l'augmentation de la
tumeur qui, en 1738, souffrit un étranglement
qu'accompagnèrent tous les accidens qui en
sont les effets ordinaires. Les secours que Pi-

____

(1) Tom. VIII, p. 81. — Tom. XI, p. 258.

pelet donna alors dispensèrent de l'opération :
il réduisit les parties, et ordonna l'usage continuel d'un bandage pour les maintenir. Au mois
d'octobre 1740, la hernie fut étranglée de nouveau. Les moyens les plus convenables pour
en procurer la réduction ayant été infructueux,
la tension du ventre, la petitesse du pouls et
le vomissement des matières stercorales exi-
geant qu'on fît promptement l'opération, Pipelet fit appeler Guérin en consultation, et
celui-ci fut choisi par les personnes de qui la
malade dépendait pour lui faire l'opération.
L'intestin était gangrené ; l'épiploon et le sac
herniaire étaient dans une disposition gangreneuse, et toutes ces parties confondues par des
adhérences internes qu'il n'aurait pas été possible de détruire quand on en aurait eu l'intention. Aussi se contenta-t-on de débrider l'arcade
crurale pour faire cesser l'étranglement et
mettre les parties à l'aise. Il n'était ni possible,
ni convenable de faire la réduction. Le mauvais
état de la malade fit craindre pendant quelques
jours pour sa vie ; on soutint le peu de forces
qui lui restaient par l'usage d'une potion ani-
mée ; enfin le ventre se détendit ; les escarres
gangreneuses dont on avait emporté une partie, se détachèrent ; et le onzième jour de l'opération, la portion d'intestin qui formait une
anse sous l'arcade crurale se sépara ; elle avait
environ cinq pouces de longueur. Depuis ce
moment les matières stercorales qui avaient
coulé en partie par l'ouverture de l'intestin,
et plus encore par le rectum, cessèrent tout-à-
coup de passer par cette dernière voie, et
prirent absolument leur route par la plaie.
Pipelet fut obligé d'abord de panser cette plaie

cinq ou six fois en vingt-quatre heures. Elle se détergea et devint vermeille ; au bout de quatre mois ses parois furent rapprochées au point de ne laisser qu'une ouverture large comme l'extrémité du petit doigt. Pipelet crut qu'après un si long espace de temps les matières fécales continueraient de sortir par le nouvel anus ; il n'espérait ni ne prévoyait rien de plus avantageux pour la malade, lorsque les choses changèrent subitement de face, et d'une manière inopinée. Cette femme qui avait été tenue à un régime assez sévère, mangea indiscrètement des alimens qui lui donnèrent la colique et la fièvre. Pipelet ayant jugé à propos de la purger avec un verre d'eau de casse et deux onces de manne, fut le témoin d'un événement anssi singulier qu'avantageux. Les matières fécales, qui depuis longtemps ne passaient plus que par la plaie, prirent dès ce jour leur route par le rectum ; elles occasionnèrent d'abord des épreintes qui furent calmées par des lavemens adoucissans. On observa ce phénomène pendant quelques jours : l'indication de procurer la parfaite consolidation de la plaie ne présentait plus aucun inconvénient, et l'on y réussit en douze ou quinze jours. Lorsque Pipelet communiqua cette observation à l'Académie Royale de Chirurgie, la malade avait soixante douze-ans et elle jouissait depuis seize ans d'une bonne santé. Elle mourut âgée de quatre-vingt-deux ans, d'une cause tout-à-fait étrangère à l'opération qui lui avait été faite plus de vingt ans auparavant.

L'anus contre-nature est une incommodité si fâcheuse, et si dégoûtante, qu'elle a dû néces-

sairement fixer l'attention des Chirurgiens et
les porter à chercher les moyens de la guérir.
Le Cat est, je crois, le premier qui ait eu
l'idée de tenter la guérison de l'anus contre-
nature sur une femme dont l'histoire, communiquée à la Société royale de Londres, se
trouve dans les Transactions philosophiques
pour les années 1740 et 1752.

La malade portait au côté droit une hernie
inguinale, à laquelle il survint étranglement
au commencement de l'année 1739. La gangrène s'en étant bientôt emparée, les tégumens
s'ouvrirent d'eux-mêmes, et les matières fécales mêlées avec le pus, se firent jour au-
dehors ; il s'établit en cet endroit un anus
contre-nature, et deux mois après l'intestin iléon
commença à se renverser. L'on jugeait aisément que c'était la portion qui correspondait
au rectum, car elle ne donnait pas passage aux
excrémens qui sortaient par une ouverture
située au-dessus et de côté. Au bout de quelque temps, la portion intestinale continue à
l'estomac, se renversa comme la première.
L'ouverture des tégumens était cachée par les
deux intestins, qui formaient sur le ventre
une tumeur continue, dont la branche qui
avait paru la dernière laissait échapper les matières fécales. Lorsque la malade était couchée,
cette branche rentrait d'elle-même, au lieu
que l'autre restait toujours au-dehors. Celle-ci
était moins saine et chargée de pustules. Le
Cat, aux soins de qui cette femme ne fut con-
fiée que sept mois après la sortie du premier
intestin, et cinq mois après celle du second,
forma le projet de les réduire tous deux, de
les contenir dans le ventre, d'introduire une

canule dans l'orifice qui correspondait au rectum, afin de le dilater et de le disposer à livrer passage aux matières que celui qui venait
de l'estomac devait y verser; de rafraîchir
ensuite les bords de l'ouverture fistuleuse des
parois du ventre, afin de les rapprocher et
d'en procurer le recollement au moyen d'une
suture. Il comptait sur la gastroraphie pour la
guérison radicale. Les premières tentatives
furent sans succès; la portion d'intestin qui
aboutissait au fondement ne put être réduite,
malgré les soins que l'on avait pris de la ra-
mollir au moyen des cataplasmes et des fomentations appropriées, et quoiqu'on l'eût poussée
avec assez peu de ménagement, pour en faire
couler le sang de toutes parts. La malade fa-
tiguée des épreuves qu'on lui avait fait subir,
sortit enfin de l'hôpital sans être soulagée. Elle
y revint onze ans après, pour une maladie interne dont elle mourut. Le Cat informé de cet
évènement, fit porter le corps dans la salle
destinée aux dissections anatomiques, pour
l'examiner avec toute l'attention que méritait
un cas aussi peu connu. Il ne trouva que la
portion continue au rectum hors du ventre;
l'autre y était totalement rentrée, comme cela
était arrivé souvent pendant le cours de la
maladie. Ces deux bouts d'intestin appartenaient à la fin de l'iléon; celui par lequel
les excrémens avaient coutume de sortir n'a-
vait presque pas souffert de rétrécissement;
mais l'autre était fort contracté sur lui-même;
il s'enfonçait dans l'ouverture des parois
du ventre, jusqu'à l'extrémité de la tumeur à
laquelle il donnait naissance, puis se renversant de dedans en dehor comme un doigt de

gant, remontait vers l'ouverture fistuleuse du ventre, avec laquelle il avait de très-fortes adhérences, de manière qu'il formait invagination, et sortait replié en double.

On ne peut tirer de cette observation aucune conséquence relative au succès de l'opération par laquelle Le Cat avait projeté de guérir l'anus contre-nature dont cette femme était attaquée depuis environ dix mois, puisque cette opération ne fut point pratiquée; mais ce fait est intéressant par la connaissance précise qu'il fournit sur la nature des prolongemens intestinaux qu'on observe dans les anus contre-nature. On avait pensé que ces prolongemens sont de la même nature que ceux qui se forment quelquefois par l'anus naturel, et qui dépendent presque toujours, comme on sait, d'un volvulus ou d'une invagination commencée dans un endroit du canal intestinal plus ou moins éloigné de cette ouverture ; mais personne avant Le Cat ne s'en était assuré par la dissection. L'observation de ce célèbre Chirurgien montre aussi que l'épaississement des membranes de la portion du conduit intestinal qui répond à l'anus, et la contraction permanente où elle se trouve, depuis qu'elle n'est plus dilatée par les gaz et les matières qui y passent ordinairement, sont capables, indépendamment des adhérences que la portion intestinale renversée peut avoir contractées, d'en empêcher la réduction. Aussi remarque-t-on dans les anus contre-nature anciens et accompagnés du renversement des deux bouts de l'intestin, que le prolongement formé par l'intestin continu au rectum ne rentre presque jamais d'une manière complète : et cette circonstance, lors-

qu'elle existe, est un obstacle à la guérison radicale de l'anus contre-nature par un procédé
chirurgical quelconque.

Il est facile de prévoir ce qui arriverait si,
pour guérir un anus contre-nature, on opérait
la réunion de ses bords au moyen de la suture,
après les avoir rendus saignans ou suppurans :
si la réunion avait lieu, elle ne tarderait pas
à être détruite par l'effort des matières stercorales qui ne pourraient point passer de la partie supérieure de l'intestin dans l'inférieure ;
ou si elle résistait à cet effort, la rétention de
ces matières donnerait lieu à des accidens qui
forceraient de rouvrir l'anus contre-nature.
M. Bruns rapporte, dans sa lettre à M. Henkel
une observation sur un essai de ce genre fait
infructueusement. Il excoria les lèvres de l'ouverture avec la pierre infernale, et les maintint
réunies par un fil passé en croix au moyen d'une
aiguille. La tentative réussit ; c'est-à-dire, que
l'ouverture se ferma ; mais quelques jours après
elle s'ouvrit, et le malade n'eut plus envie de
se prêter à un second essai. En faisant ce second
essai, M. Bruns aurait aggravé le tort qu'il
avait eu de faire le premier.

Desault a proposé pour la guérison radicale
de l'anus contre-nature, une méthode qui lui a
réussi dans un cas que nous rapporterons bientôt. Voici en quoi consiste cette méthode : Après
avoir réduit la tumeur qui résulte du renversement de l'intestin, on tâche de détruire l'angle
formé par les deux bouts de l'intestin, et de dilater le bout inférieur en introduisant de longues mèches de charpie dans son intérieur.
Quand la dilatation est suffisante et l'angle interne effacé autant que possible, on renonce à

l'usage des tentes de charpie et on place dans l'ouverture fistuleuse un tampon de linge, en ayant la précaution de ne pas l'introduire trop avant, parce qu'il s'opposerait au passage des matières du bout supérieur dans l'inférieur; par-dessus ce tampon de linge, qui est destiné à soutenir l'intestin et à favoriser le cours naturel des matières en les empêchant de sortir par l'ouverture fistuleuse, on place un gâteau de charpie et des compresses, et le tout est soutenu par un bandage médiocrement serré. Les bons effets de ce traitement s'annoncent par des gargouillemens dans le ventre, souvent par de légères coliques; le malade rend d'abord quelques gaz par l'anus; bientôt les matières stercorales commencent à y passer, et à mesure que leur cours naturel se rétablit, l'ouverture fistuleuse se rétrécit. On seconde l'effet des moyens externes par les lavemens, les laxatifs et une diète convenable. Le cas le plus favorable au succès de cette méthode est celui de lésion de l'intestin sans perte de substance, ou avec une perte de substance peu considérable. On ne doit en attendre aucun avantage lorsque l'angle de jonction des deux bouts de l'intestin est très-aigu. Cependant comme il est impossible d'apprécier au juste la disposition de cet angle, et l'étendue de la perte de substance que l'intestin a éprouvée, nous pensons que la méthode de Desault peut être tentée dans tous les cas, excepté dans celui où le renversement de la portion d'intestin qui correspond à l'anus ne peut être réduit. L'observation suivante, consignée dans le premier volume du Journal de chirurgie de Desault, présente les détails particuliers de la méthode de ce célèbre Chirurgien.

« François Vialter, natif de Moulins, fut blessé par un éclat de bombe, au mois de mai 1786, à bord du vaisseau le Saint-Michel, sur lequel il servait en qualité de matelot. Il perdit connaissance et ne revint de son évanouissement que trois heures après le combat. Sa plaie s'étendait, dit-il, depuis deux pouces au-dessus de l'anneau inguinal du côté droit jusqu'au bas du scrotum où le testicule était à nu. On apercevait dans l'angle supérieur une espèce d'appendice très-rouge, long d'un pouce, formé par l'intestin divisé, lequel se retira dans le ventre pendant qu'on lavait la plaie ; l'appareil appliqué à la blessure laissait un trou à cet endroit pour l'écoulement des matières.

« Une frégate qui s'était chargée de ce matelot le déposa, un mois après son accident, à l'hôpital de la marine de Brest, où il resta jusqu'à sa guérison, si on peut appeler *guérison* un état de choses qui conservait hors du ventre une portion d'intestin d'où s'échappaient continuellement les alimens à demi-digérés.

« Ce malheureux, reformé alors, comme hors d'état de servir, regagna à pied son pays natal ; et bientôt, voyant que sa famille ne lui présentait aucune ressource, et que la fatigue du voyage avait considérablement alongé l'intestin, il parcourut les principaux hôpitaux de l'Europe, cherchant envain quelque adoucissement à l'horreur de sa situation. Après avoir erré ainsi pendant quatre ans, il vint enfin à l'Hôtel Dieu de Paris le 29 septembre 1790.

« La portion d'intestin, pendant au dehors depuis long-temps, avait acquis un volume considérable. Sa figure était à-peu-près celle d'un cône de neuf pouces de hauteur, dont la partie moyenne faisait en devant beaucoup de saillie. Sa base, un peu rétrécie, sortait de dessous un pli de la peau, un peu au-dessus de l'anneau inguinal ; son sommet tourné en arrière, et descendant jusqu'au milieu des cuisses, se terminait par un orifice très-étroit par où s'écoulaient les matières fécales. Il ne rendait rien de semblable par l'anus depuis l'instant de sa blessure. Cependant il allait à la selle tous les trois ou quatre mois pour rendre un peu de matière blanchâtre ou consistante qui n'était autre chose que la mucosité fournie par la portion d'intestin voisine de l'anus. Toute la surface de cette tumeur était rouge et ridée comme la membrane interne des intestins. On remarquait surtout à sa partie inférieure des rugosités qui semblaient être de ces replis valvulaires que forme la membrane interne des intestins. Au côté externe de cette masse on voyait sortir, par la même ouverture abdominale, une autre tumeur petite, mais semblable à la première par sa couleur et sa consistance. Cette dernière avait une forme ovalaire, et son extrémité, plissée comme une bourse à jetons, ne laissait échapper qu'un peu de sérosité. Ces tumeurs avaient un mouvement péristaltique, semblable à celui des intestins, et quelques gouttes d'eau suffisaient pour les faire rétracter sur elles-mêmes.

« Ce malheureux jeune homme, grand, fort, et bien constitué, quoique d'une maigreur extrême, était forcé, par les tiraillemens violens qu'il éprouvait dans le bas-ventre, de se tenir courbé, au point de ne pouvoir marcher qu'en s'arc-boutant, pour ainsi dire, contre deux béquilles. Un pot de terre, attaché à sa ceinture par une corde, et pendant entre ses cuisses, recevait l'extrémité de l'intestin et les matières qui y prenaient en peu de temps une insupportable fétidité.

« On reconnut que la tumeur principale était formée par la portion de l'intestin correspondant à l'estomac, invaginée, si j'ose m'exprimer ainsi ; et retournée sur elle-même, de manière à ne présenter à l'extérieur que sa face interne. On reconnut aussi que la petite tumeur était la partie inférieure de l'intestin invaginée de même, et que les bords de la section de ce canal étaient collés à l'ouverture des parois du bas-ventre, et confondus et agglutinés avec eux par une cicatrice commune.

« L'afflux des humeurs attirées dans cette partie, tant par sa disposition particulière que par l'irritation continuelle que l'accès de l'air, les frottemens et surtout les matières fécales y produisaient, en avaient épaissi et durci les membranes, au point qu'il eût été plus que téméraire de tenter la réduction d'une pareille masse, si l'expérience n'avait appris ce que peut la compression dans des circonstances semblables. Pour s'assurer de l'efficacité de ce moyen, dans le cas particulier qui se présentait, Desault comprima la tumeur pendant quelques minutes en l'embrassant avec les deux mains ; et la diminution de volume qu'il obtint lui présagea ce qu'il pouvait attendre d'un moyen compressif plus exact, et soutenu pendant un espace de temps convenable.

« Il employa pour cet effet une simple bande, dont il couvrit de bas en haut, par des doloires un peu serrés, toute l'étendue de la tumeur, en laissant seulement à son sommet l'ouverture nécessaire au passage des matières. L'effet de ce moyen fut prompt, car dès le soir de la même journée on fut obligé de refaire le bandage qui ne comprimait déjà plus. On le renouvella de même les jours suivans, à mesure que la tumeur diminuait, et dès le quatrième jour, l'intestin n'avait plus que son volume naturel. Desault, jugeant alors la réduction possible, fit soulever la tumeur perpendiculairement au bas-ventre; et avec un doigt porté dans l'orifice, tandis que l'autre main pressait doucement pour empêcher la partie de ressortir, il développa l'intestin en le faisant rentrer dans lui-même, et par conséquent dans le bas-ventre. On fit de même pour la réduction de la petite tumeur, qui ne présentait alors aucune difficulté.

« C'était beaucoup, sans doute, dans un cas aussi grave, que d'avoir délivré le malade d'une tumeur si embarrassante, et de l'avoir mis à l'abri des accidens terribles qui pouvaient à chaque instant en résulter. Mais il restait une incommodité bien fâcheuse. c'était l'issue continuelle des excrémens. A cette issue on opposa un simple bouchon, formé par un gros tampon de linge de trois pouces de longueur, introduit dans l'intestin et soutenu par un bandage inguinal. Desault se proposait d'ôter cette espèce d'obturateur deux fois par jour pour laisser sortir les matières; mais après des gargouillemens accompagnés d'un sentiment de chaleur très-vif, le malade rendit des vents par l'anus, présage heureux de ce qui allait se passer. Il survint bientôt des coliques et des cuissons douloureuses dans le rectum, qui obligèrent le malade de se présenter à la garde-robe; ce ne fut pas en vain : il rendit par l'anus et sans effort une demi-livre de matières très-fluides, semblables à celles qu'on évacue à la suite d'une indigestion. Cette homme eut encore dans la nuit suivante huit selles de même nature que la première, toutes précédées de légères coliques, d'épreintes et de cuissons dans le rectum, qui n'était plus accoutumé à la présence des excrémens. Le lendemain le malade était abattu, comme on l'est ordinairement après un dévoiement. Les selles furent aussi fréquentes et les cuissons moindres, les jours suivans. Les matières prirent de la consistance : elle augmenta journellement, et le nombre des selles diminua dans la même proportion.

« Le tampon de linge qu'on retenait dans l'intestin fut supprimé le huitième jour, et l'on ferma seulement l'ouverture extérieure avec un gâteau de charpie soutenu par des compresses sur lesquelles on plaça la pelote large et plate d'un bandage élastique. Ce moyen suffit pour fermer le passage aux matières, qui continuèrent de passer en totalité par le rectum.

« Le jeune homme se redressa bientôt, reprit des forces, et même un embonpoint considérable, quoiqu'il ne mangeât plus un tiers des alimens qu'il prenait auparavant. Pendant deux mois tout-entiers qu'on le retint à l'hôpital, afin de constater plus solidement une guérison aussi extraordinaire, il rendit toujours des excrémens semblables à ceux d'un homme sain, et n'éprouva jamais la moindre incommodité. Il se fit plusieurs fois examiner dans l'amphithéatre par les Chirurgiens qui suivaient les leçons de Desault, et dont la plupart ne l'avaient pas perdu de vue depuis son arrivée. L'on ne trouva jamais autre chose qu'un léger suintement séreux , qui imbibait sans la teindre une portion de la charpie placée sur l'ouverture fistuleuse du bas-ventre.

« Sorti ensuite de l'Hôtel-Dieu, ce malade a voyagé pendant cinq mois , faisant parfaitement bien toutes ses fonctions, rendant ses excrémens par les voies ordinaires , se livrant même à des exercices violens.

« Un jour qu'il voulut essayer de soulever un tonneau qu'il avait parié de mettre sur ses épaules , son bandage se rompit ; et comme il n'éprouvait aucune douleur , il fit peu d'attention à cet accident et acheva de gagner son pari. Il marcha ensuite pendant deux heures, après s'être fait une ceinture de son mouchoir. L'intestin s'engagea alors dans l'ouverture du bas-ventre , qui subsistait encore , et sortit d'environ six pouces, dans l'espace d'une heure que cet homme mit à regagner à pied son logement. Après avoir essayé lui-même de la faire rentrer , il appela des Chirurgiens qui firent aussi des tentatives inutiles (c'était le 4 mars). Il partit alors pour Paris dans une charette dont il ne put supporter le mouvement , et il fut obligé de marcher à pied, un vase entre les cuisses , pour recevoir les matières. L'engorgement et la douleur le forcèrent à s'arrêter dans tous les hôpitaux qu'il rencontra sur sa route. Enfin il arriva à l'Hôtel-Dieu de Paris le 31 mars ; il fut saigné le lendemain parce qu'il souffrait et que le pouls indiquait la pléthore. La tumeur était aussi dure , mais un peu moins volumineuse que lorsqu'il s'était présenté pour la première fois , six mois auparavant. On employa, comme on l'avait fait alors, la compression qui fut con-

tinuée pendant six jours. Il est probable cependant qu'on aurait pu faire la réduction
plus tôt; mais on ne voulait la tenter qu'après
avoir rendu aux parties toute leur souplesse
naturelle. On les fit rentrer alors sans effort,
et on les contint avec un gâteau de charpie et
des compresses épaisses, soutenues par un bandage élastique. Un malaise, puis des nausées
et des vomissemens bilieux suivirent immédiatement le replacement de l'intestin. Ces accidens n'alarmèrent point ; et ils cessèrent au
bout de deux heures, après des coliques, des
gargouillemens et des cuissons dans le rectum,
qui précédèrent une selle copieuse et très-li-
quide. La nuit et le jour suivant, il eut une
espèce de devoiement qui se calma le second
jour. Les matières commencèrent alors à prendre de la consistance. Bientôt leur issue par
l'ouverture du bas-ventre fut interrompue; elles
sortirent de nouveau par l'anus, et au bout de
peu de temps, les choses revinrent à leur état
ordinaire. »

Il résulte de ce que nous venons de dire
sur la cure radicale de l'anus contre-nature,
que cette dégoûtante infirmité, qui a été regardée jusqu'à Desault comme incurable, est
quelquefois susceptible de guérison, par le
procédé de ce célèbre Chirurgien, à moins
que l'impossibilité de réduire la tumeur formée par le renversement du bout inférieur
de l'intestin, n'y apporte un obstacle invin-
cible. La cure radicale de l'anus contre-nature,
tentée sans succès par le procédé de Desault,
ne peut produire aucun accident, et ne laisse
au Chirurgien d'autre regret que celui de n'a-
voir pas réussi. Il n'en serait pas de même

8.   14

si le moyen employé pour obtenir cette guérison pouvait donner lieu à des accidens graves. Alors, au regret de n'avoir pas réussi, se joindrait le regret beaucoup plus grand d'avoir exposé le malade à de grands dangers, ou même de l'avoir fait périr en voulant le débarrasser d'une incommodité très-fâcheuse, sans doute, mais avec laquelle on peut vivre long-temps en bonne santé, comme le prouvent de nombreux exemples.

Au surplus, on ne doit pas perdre de vue que les personnes guéries d'un anus contre-nature par un procédé quelconque, sont exposées à la récidive de la maladie, et que pour prévenir cette récidive, il convient qu'elles se nourrissent d'alimens légers, faciles à digérer et contenant beaucoup de principes nutritifs; qu'elles évitent les efforts violens, et portent constamment un bandage élastique à pelotte presque plate, et médiocrement serré.

ARTICLE. II.

Des Hernies en Particulier.

De la Hernie Inguinale.

Pour rendre plus facile à comprendre ce qui regarde la hernie inguinale en particulier, il convient de rappeler en peu de mots la disposition anatomique des parties qui sont intéressées dans cette espèce de hernie, ou qui ont des rapports avec elle.

Le muscle oblique externe de l'abdomen présente à sa partie antérieure une aponévrose beaucoup plus large et plus épaisse inférieurement que supérieurement. En devant, cette aponévrose est confondue dans la ligne blanche avec celles des autres muscles larges du bas-ventre ; en bas, elle s'attache au pubis, et à l'épine antérieure et supérieure de l'os iléon ; entre ces deux points d'attache elle est unie à l'aponévrose *fascia lata* ; cette union est plus intime vers l'épine de l'os des îles que vers le pubis. Cette partie de l'aponévrose de l'oblique externe est repliée sur elle-même de devant en arrière et de bas en haut. Cette disposition la rend très-épaisse, et lui a fait donner le nom de ligament de Fallope ou de Poupart : on l'appelle aussi arcade crurale, à cause de l'espace qui se trouve entre elle et le bassin. A environ un pouce et demi du pubis, l'aponévrose de l'oblique externe se divise en deux parties dont l'écartement produit une ouverture qu'on nomme anneau inguinal. La grandeur de cette ouverture varie suivant les sujets : elle est toujours plus considérable dans l'homme que dans la femme. L'anneau inguinal est de figure triangulaire plutôt qu'elliptique. La base du triangle est formée par le pubis ; les deux piliers forment ses côtés, et le sommet est le point où ils se séparent l'un de l'autre. Mais ce sommet n'est point anguleux ; il est arrondi par plusieurs fibres transversales qui lient les piliers l'un à l'autre : ces fibres sont surtout remarquables par leur épaisseur dans les vieilles hernies. Le grand diamètre de cette ouverture est dirigé obliquement de haut en bas et de dehors en dedans, de sorte qu'une de ses extrémités est tournée vers l'épine de l'iléon et l'autre vers le pubis. Les deux bandelettes de l'aponévrose de l'oblique externe, dont l'écartement forme l'anneau inguinal se nomment les piliers de cette ouverture ; on les distingue en interne ou supérieur, et en externe ou inférieur. Le pilier interne plus large et plus mince que l'autre, va s'attacher à la partie antérieure et supérieure du pubis opposé, en s'entrecroisant avec celui du côté opposé. Le pilier externe moins large et plus épais que l'interne, est formé par l'extrémité interne de l'arcade crurale, et s'attache à l'épine du pubis du même côté. L'anneau inguinal donne passage, dans l'homme, au cordon des vaisseaux spermatiques et au muscle crémaster, et dans la femme au ligament rond de la matrice. La partie inférieure de l'aponévrose de l'oblique externe et les piliers de l'anneau sont comme bridés et retenus par des fibres aponévrotiques transversales qui décrivent une légère courbure dont la concavité est en haut. Ces fibres semblent naître de l'épine antérieure et supérieure de l'os des îles, et de la partie externe de l'arcade crurale ; de là elles se portent en dedans en formant une espèce de patte d'oie, et vont se perdre, les unes dans la ligne blanche, les autres dans le bord interne de l'anneau. Elles sont plus nombreuses et plus fortes dans certains sujets que dans d'autres : il y en a chez lesquels elles sont si rares et si minces qu'elles semblent manquer entièrement. En général elles sont moins marquées chez la femme que chez l'homme. Ces fibres fortifient la partie inférieure de l'aponévrose, et s'opposent à l'écartement des piliers de l'anneau, et à la distension de cette ouverture.

L'aponévrose de l'oblique externe est recouverte dans toute son étendue par une espèce de toile celluleuse et aponévrotique à laquelle M.

Astley Cooper a donné le nom de *fascia superficialis*. Cette toile celluleuse et aponévrotique qui se confond au devant de la ligne blanche avec celle du côté opposé, s'étend en bas au-delà de l'arcade crurale et de l'anneau inguinal. La portion qui passe au-delà de cette ouverture, se jette sur le cordon spermatique auquel elle forme une gaine qui l'accompagne jusque dans le scrotum, où elle se perd dans le tissu cellulaire qui unit la surface externe du muscle crémaster avec le dartos. Cette portion de la toile celluleuse et aponévrotique dont il s'agit, est si mince et si transparente, au voisinage de l'anneau inguinal, qu'elle permet de distinguer les fibres du crémaster et une partie du cordon spermatique qu'elle recouvre. La portion qui se prolonge au-delà de l'arcade crurale lui est unie assez fortement par des fibres qui se détachent de sa face postérieure et qui se perdent dans la face antérieure de cette arcade. Cette portion disparaît sur l'aponévrose *fascia lata* sans qu'on puisse assigner au juste ses limites. Le *fascia superficialis* n'influant que très-peu sur la tension de l'arcade crurale, et n'augmentant pas beaucoup la résistance de l'anneau inguinal, de plus longs détails sur ce qui le concerne deviendraient inutiles.

L'aponévrose par laquelle le muscle oblique interne se termine antérieurement est divisée dans les trois-quarts supérieurs de l'abdomen, en deux lames, dont l'antérieure est jointe à l'aponévrose de l'oblique externe, et la postérieure, plus mince, est intimement unie a celle du transverse ; mais dans le quart inférieur du ventre, l'aponévrose du petit oblique, avec la partie correspondante de celle du transverse, passe entièrement au devant du muscle droit. Au-delà de l'épine antérieure et supérieure de l'os des îles, le bord inférieur du petit oblique et celui du transverse s'attachent à la partie postérieure de l'arcade crurale, jusqu'à l'endroit où le cordon spermatique s'engage obliquement dans l'épaisseur de la paroi abdominale ; ensuite ils passent au-dessus de ce cordon, descendent derrière le pilier interne de l'anneau et vont se fixer au pubis. Dans la région inférieure et antérieure de l'abdomen, aux environs de l'anneau inguinal, les muscles oblique interne et transverse sont extrêmement minces, et tellement unis ensemble dans la plupart des sujets, qu'il est presque impossible de les séparer. Dans l'endroit où les fibres de l'oblique interne cessent de s'attacher à l'arcade crurale, et où elles passent sur le cordon spermatique, il s'en détache un faisceau qui descend sur ce cordon, et forme le muscle crémaster.

De la moitié interne environ de l'arcade crurale, et de sa partie postérieure, naît une expansion aponévrotique extrêmement mince, qui monte en dedans derrière le muscle transverse, sur la face postérieure duquel elle se perd insensiblement. Cette expansion aponévrotique à laquelle M. Ast. Cooper, qui le premier l'a indiquée, a donné le nom de *fascia transversalis*, n'est pas également marquée chez tous les sujets : on en voit chez lesquels elle paraît être seulement du tissu cellulaire condensé. Cependant chez la plupart elle a une structure aponévrotique très-marquée à son attache à l'arcade crurale. Si on la suit de cet endroit vers la partie supérieure, on trouve

qu'elle est divisée en deux portions, une interne
et une externe, qui laissent entre elles un intervalle considérable, précisément au milieu de
l'arcade crurale. La portion interne monte en
dedans, en passant derrière l'anneau inguinal,
et va se perdre en partie dans le bord externe
du muscle droit : le reste de cette portion et la
totalité de la portion externe finissent graduellement en haut, entre le péritoine et le muscle
transverse, que cette expansion aponévrotique
sépare l'un de l'autre : elle sépare aussi le péritoine de l'anneau de l'oblique externe qu'elle
ferme en quelque sorte du côté de l'abdomen.
Lorsqu'on a enlevé avec beaucoup de précaution le muscle transverse, si on presse avec le
doigt au-dessus de l'arcade crurale, on éprouve
une plus grande résistance que celle qu'opposerait le péritoine s'il n'était pas soutenu par
l'expansion aponévrotique dont il s'agit : mais
cette résistance est trop peu considérable pour
qu'elle puisse avoir quelque influence sur la
formation de la hernie inguinale ; et par conséquent cette expansion aponévrotique ne mérite pas l'importance qu'on a voulu lui donner.
Mais ce qu'il importe de bien connaître par
rapport à cette espèce de hernie, c'est la disposition du péritoine dans la région inguinale,
celle du cordon spermatique et de l'artère épigastrique.

Dans l'endroit où le péritoine abandonne
la paroi antérieure de l'abdomen pour s'enfoncer en dedans dans le bassin, et pour monter en dehors devant les vaisseaux et la fosse
iliaques, cette membrane présente deux
enfoncemens séparés l'un de l'autre par un
repli falciforme, dans le bord libre duquel se

trouve le cordon ligamenteux qui résulte de l'oblitération de l'artère ombilicale. Ce repli du péritoine s'étend depuis le fond du bassin et la partie latérale de la vessie, jusqu'à l'anneau ombilical. Des deux enfoncemens, l'un est interne et inférieur, l'autre externe et supérieur. Le premier qui est le plus petit, est séparé de celui du côté opposé par un repli triangulaire du péritoine, dans le bord libre duquel l'ouraque est situé : cet enfoncement correspond dans l'aîne, à peu de distance du pubis, à-peu-près au point où le cordon spermatique croise l'artère épigastrique. Le second, c'est-à-dire, l'enfoncement externe et supérieur, qui est plus grand et plus profond, a ordinairement une forme triangulaire ; sa base est dirigée en haut, en arrière et en dehors ; son sommet ou son fond est placé en sens contraire, et correspond à l'endroit où le cordon spermatique commence à s'engager obliquement dans l'épaisseur de la paroi abdominale. C'est dans ce grand enfoncement que les intestins se trouvent comprimés, lorsqu'ils sont poussés avec force par le diaphragme et les muscles abdominaux dans les grands efforts. C'est aussi du même endroit que la hernie inguinale tire le plus souvent son origine, comme nous le dirons bientôt.

Le péritoine est uni aux parois musculaires et aponévrotiques de l'abdomen, par une couche de tissu cellulaire dont l'épaisseur et la consistance varient dans diverses régions de cette cavité. Dans la région inguinale, cette couche celluleuse est très-lâche, et permet au péritoine de céder facilement à la force qui déplace les viscères, de glisser, pour ainsi

dire, sur les parties qu'elle couvre, et de
changer totalement de situation par rapport à
elles, sans que le tissu cellulaire intermédiaire
éprouve la moindre rupture. Le déplacement du
péritoine a lieu dans plusieurs circonstances,
mais particulièrement dans les hernies : cette
membrane peut envelopper et suivre les déplacemens les plus volumineux. Toutefois ce n'est pas
seulement en se déplaçant que le péritoine se
prête à la formation des hernies ; sa distension
y contribue aussi. Ainsi le sac herniaire dépend tout-à la fois du déplacement et de la
distension du péritoine. En se déplaçant, celui-
ci conserve son épaisseur naturelle, et il entraîne avec lui le tissu cellulaire qui l'unit aux
parois abdominales, lequel n'éprouve alors
d'autre altération qu'un alongement considérable et proportionné à l'étendue du déplacement
du péritoine. La distension de cette membrane
au contraire, en produit l'amincissement,
quelquefois même elle donne lieu au déchirement des fibrilles dont ses lames sont composées,
et à des espèces d'éraillemens. On conçoit aisément d'après cela que l'épaisseur du sac péritonéal des hernies doit être différente, suivant la
part plus ou moins grande que prend à sa formation le déplacement ou la distension du péritoine.

Les vaisseaux spermatiques, placés derrière
le péritoine, descendent de la région des reins
au devant des mucles psoas et iliaque, et arrivent près de l'arcade crurale. Là ils se joignent à angle plus ou moins aigu avec le
conduit déférent, forment avec lui, avec
les nerfs qui vont au testicule, et les vaisseaux lymphatiques qui en partent, le cor-

don spermatique. Ce cordon traverse l'écartement qui se trouve entre les deux portions du
fascia transversalis ; ensuite il descend obliquement en dedans et en devant, placé au dessous du bord inférieur des muscles transverse
et oblique interne, derrière l'arcade crurale,
devant le *fascia transversalis*, et s'avance
jusqu'à l'anneau de l'oblique externe par lequel
il sort ; alors il se dirige tout-à-coup en bas,
reposant moins sur le pubis, entre les deux
piliers de l'anneau, que sur le pilier externe,
dont il couvre l'insertion à cet os. Les parties
qui composent le cordon sont unies entre
elles par du tissu cellulaire qui est un prolongement de celui qui entoure ces parties
dans le ventre. Les lames les plus intérieures
de ce tissu s'introduisent dans les intervalles
des vaisseaux qui forment le cordon spermatique, les distinguent les uns des autres et les
unissent ensemble. Les lames extérieures, plus
épaisses et plus larges, forment à ces vaisseaux
une gaîne membraneuse commune qui est recouverte par le crémaster, et qui se continue
avec la lame externe de la tunique vaginale.
Il résulte de là que le tissu cellulaire du cordon
n'a point de communication avec le tissu cellulaire qui est placé immédiatement sous le
scrotum, puisqu'il en est séparé par la gaîne
membraneuse dont nous venons de parler. Les
côtés antérieur et externe, et quelquefois même
le côté interne du cordon sont couverts par
quelques fibres musculaires minces qui ont
reçu le nom de muscle crémaster. Ces fibres
se détachent du bord inférieur du muscle oblique interne, au moment où le cordon passe
au dessous de lui ; il en vient aussi quelque

fois ; mais en très-petit nombre, du bord inférieur du transverse et même de l'arcade. En
descendant sur le cordon, ces fibres deviennent flexueuses ; se correspondent en différens
sens et se croisent de diverses manières, jusqu'à ce qu'elles se terminent toutes dans une
sorte de gaîne aponévrotico-membraneuse qui
renferme le cordon spermatique et la tunique
vaginale du testicule, et à laquelle en a donné
le nom de tunique rouge ou érythroïde de cet
organe.

On a appelé *canal inguinal* le trajet oblique
que le cordon spermatique parcourt dans l'é-
paisseur de la paroi abdominale ; mais cette
dénomination est propre à faire naître une idée
fausse de la disposition des parties. En effet,
un canal a des parois libres, lisses et sert à la
transmission d'un liquide. Ici, au contraire,
les parois du prétendu canal inguinal, formées
en devant par l'aponévrose du muscle oblique
externe ; et en arrière par l'expansion aponévrotique nommée *fascia transversalis* sont unies
au cordon spermatique par du tissu cellulaire
qui ferme aussi les deux orifices de ce prétendu
canal. De ces deux orifices, l'un est interne ou
supérieur ; et correspond au point où le cordon spermatique passe sous le bord du muscle
transverse ; l'autre est externe ou inférieur
et correspond à l'anneau inguinal. Au reste,
quel que soit le nom sous lequel on désigne
le passage par lequel le cordon spermatique
sort de la paroi musculeuse de l'abdomen, il
est évident que ce passage n'est pas direct
de derrière en devant et du sacrum au pubis ; mais très-oblique, et suivant une ligne
qui serait tirée du flanc au pubis. Le trajet

oblique que le cordon spermatique parcourt dans l'épaisseur de la paroi abdominale, a environ trois pouces. Il commence, comme nous venons de le dire, à l'endroit où le cordon passe sous le muscle transverse, et il finit à l'anneau du grand oblique. C'est presque toujours en suivant ce trajet oblique que les viscères sortent du ventre pour former la hernie inguinale.

L'artère épigastrique tire son origine de la partie inférieure interne de l'artère iliaque externe, au niveau de l'extrémité supérieure de l'anneau inguinal, au dessous de l'endroit où le péritoine quitte la paroi antérieure de l'abdomen pour gagner la fosse iliaque. Cette artère descend d'abord un peu obliquement de dehors en dedans, derrière le cordon spermatique qui en cache l'origine : bientôt après, elle se courbe de bas en haut, passe au côté interne du cordon, et monte obliquement de dehors en dedans vers le bord externe du muscle droit, entre le péritoine et l'aponévrose du muscle transverse. Lorsqu'elle est parvenue à deux pouces et demi environ au dessus du pubis, elle s'enfonce derrière le muscle droit et monte sur sa face postérieure jusqu'à l'ombilic, où elle s'anastomose avec la mammaire interne. Parmi les rameaux que cette artère fournit, il y en a un qui sort par l'anneau inguinal, accompagne le cordon, se distribue dans son tissu cellulaire, et s'anastomose avec l'artère spermatique.

La hernie inguinale a été ainsi nommée parce que la tumeur se montre d'abord dans l'aîne, et que les parties qui la forment sortent par l'anneau du muscle oblique externe auquel on a donné le nom d'inguinal. Cette espèce de hernie est beaucoup plus fréquente chez l'homme que chez la femme. On la rencontre rarement chez cette dernière, tandis qu'on a calculé que sur cinquante hernies dans l'homme, il y en a quarante-neuf de ce genre. On l'a observée plus fréquemment du côté droit que du gauche, et l'on a attribué cette différence à l'emploi du bras droit dans les cas qui exigent de la force et de l'activité.

La hernie inguinale présente dans sa formation des particularités remarquables, suivant qu'elle survient plus ou moins long-temps après la naissance, et que les viscères qui la forment, en sortant du ventre, poussent devant eux le péritoine qui forme le sac herniaire ; ou qu'elle se manifeste presque immédiatement après la naissance, et que les viscères descendent dans la tunique vaginale du testicule, dont la communication avec le ventre n'est point oblitérée. Dans le premier cas, c'est la hernie inguinale ordinaire, et dans le second, la hernie inguinale congénitale.

Dans la hernie inguinale ordinaire, tantôt les parties descendent devant le cordon spermatique et ne parviennent à l'anneau du muscle oblique externe qui les transmet au dehors, qu'après avoir parcouru le trajet oblique du cordon dans l'épaisseur de la paroi abdominale ; tantôt elles sortent directement par l'anneau inguinal, sans parcourir ce trajet oblique. Dans le premier cas, la hernie est appelée externe, et dans le second interne. Ces dénominations sont tirées de la situation relative du lieu dans lequel ces hernies commencent à se former du côté de l'abdomen. La hernie

inguinale externe sort au côté externe du repli du péritoine dans lequel est renfermé le
cordon ligamenteux qui résulte de l'oblitération
de l'artère ombilicale ; l'interne sort sur le côté
interne de ce repli. La plupart des hernies inguinales étant de la première espèce, c'est de
celle-là que nous parlerons d'abord, en la dé-
signant par le nom simple de hernie inguinale.

Cette espèce de hernie commence toujours,
comme nous venons de le dire, au côté externe du ligament ombilical, dans l'endroit qui
correspond chez le fœtus, à la communication
de la tunique vaginale avec le péritoine, et
chez l'adulte, au passage du cordon spermatique sous le muscle transverse. Dans l'état
sain, le péritoine présente en cet endroit un
petit enfoncement, en forme d'entonnoir,
dont la profondeur augmente en tirant de
haut en bas le cordon spermatique. Ce petit
sac n'existe d'abord que sous le bord inférieur du muscle transverse ; de là il s'étend
peu-à-peu sous celui de l'oblique interne,
en suivant toujours le cordon spermatique,
au-devant duquel il est situé, et sort enfin
par l'anneau de l'oblique interne ou anneau
inguinal. C'est alors que la hernie se montre
sous la forme d'une tumeur dont nous avons
ailleurs exposé les caractères. Lorsque la hernie commence, et avant que les parties qui
la forment aient franchi l'anneau inguinal, on
voit dans le pli de l'aîne, et parallèlement à
l'arcade crurale, une petite élévation de forme
oblongue, qui augmente de volume par le plus
léger effort, tel que la toux, l'éternuement ;
lorsqu'on la presse, on la fait disparaître peu-
à-peu et on sent les parties qui la forment ré-

trograder suivant une ligne oblique, dirigée du pubis au flanc.

Quand la hernie inguinale est récente et peu volumineuse, la portion du sac herniaire qui s'étend depuis l'endroit où la hernie a commencé à l'intérieur, jusqu'à l'anneau inguinal, forme une espèce de tuyau cylindrique dont l'orifice ou l'entrée correspond à-peu-près au milieu de l'espace compris entre l'angle du pubis et l'épine antérieure et supérieure de l'iléon ; c'est le col du sac herniaire. La longueur de ce col est alors égale à celle du trajet oblique du cordon dans l'épaisseur de la paroi abdominale. Mais à mesure que la hernie fait des progrès, le col du sac herniaire perd de sa longueur, et sa direction devient moins oblique ; son orifice s'élargit et se rapproche graduellement de l'anneau inguinal ; ensorte que dans une hernie ancienne et très-volumineuse, l'anneau de l'oblique externe et le col du sac herniaire ne forment plus un canal dirigé obliquement du flanc au pubis, mais une large ouverture qui communique presque directement de devant en arrière dans la cavité abdominale.

En descendant devant les vaisseaux spermatiques pour produire le sac herniaire, le péritoine passe entre ces vaisseaux et le crémaster, dans le tissu cellulaire qui les réunit. Ce muscle forme avec du tissu cellulaire épais une enveloppe qui contient le cordon, le testicule et ses membranes, et leur est uni par un tissu cellulaire lâche. Le prolongement du péritoine qui forme le sac herniaire, distend ce tissu lâche et passe entre cette enveloppe et les vaisseaux spermatiques ; il est en conséquence pourvu d'une tunique extérieure qui provient de l'enveloppe musculo-celluleuse du cordon et du testicule. Quand la hernie arrive dans le scrotum, elle continue à être entourée par cette tunique extérieure ; mais elle ne peut jamais descendre au-delà du point où les vaisseaux spermatiques pénètrent dans le testicule, parce que c'est là que se termine le tissu cellulaire du cordon. Lorsqu'elle est ancienne et volumineuse, il existe un sillon plus ou moins profond entre le fond du sac herniaire et le testicule.

Dans l'état naturel, le muscle crémaster est extrêmement mince ; mais dans les hernies scrotales anciennes et volumineuses, il acquiert une épaisseur considérable : ses fibres naturellement rares, minces et pâles, prennent beaucoup d'accroissement, et présentent quelquefois une consistance très-remarquable et une couleur jaune.

Le cordon spermatique est situé derrière le sac herniaire auquel il est fortement uni par du tissu cellulaire. Quelquefois cependant, ce cordon est placé au devant du sac, mais ce cas que Le Dran et quelques autres auteurs disent avoir observé, est extrêmement rare. Tant que la hernie est peu volumineuse, le tissu cellulaire qui l'environne n'éprouve qu'une compression médiocre : aussi l'on n'observe aucun changement dans la situation relative des parties qui composent le cordon, soit entre elles, soit avec le sac. L'artère et la veine spermatiques forment toujours avec le canal déférent un seul et même cordon qui adhère intimement le long de la face postérieure du sac herniaire. Mais, comme l'a remarqué Scarpa, à mesure que la tumeur augmente de volume, le tissu cellulaire qui l'enveloppe et qui l'unit au cordon, se trouve de plus en plus distendu. Cette distension finit par être portée à un point tel que les vaisseaux spermatiques qui sont unis entre eux par un tissu cellulaire lâche, se séparent, s'écartent peu-à-peu les uns des autres et changent de position par rapport au sac herniaire. Dans les hernies scrotales très-volumineuses, on trouve isolément sur la face postérieure du sac, l'artère spermatique, le canal déférent et les veines spermatiques. Ces vaisseaux sont séparés par des intervalles quelquefois assez considérables : ordinairement le canal est plus près de l'artère que de la veine spermatique. L'écartement des vaisseaux est médiocre dans le voisinage de l'anneau ; il devient de plus en plus considérable vers la partie inférieure de la tumeur. Il est quelquefois porté à un point tel que quelques-uns des vaisseaux sont ramenés de la partie postérieure du sac vers ses faces latérales, et même vers l'antérieure, comme Le Dran et plusieurs autres auteurs l'ont vu, ainsi que nous l'avons dit plus haut.

Un objet très-important dans l'histoire de la hernie inguinale, c'est la connaissance de la situation de l'artère épigastrique par rapport au col du sac herniaire, et celle des déplacemens que cette artère éprouve dans cette espèce de hernie. Dans l'état naturel, l'artère épigastrique est placée d'abord derrière le cordon spermatique, ensuite elle monte sur son côté interne en passant à dix lignes environ de l'anneau inguinal, et va gagner le bord externe du muscle droit. Or, si l'on considère que dans l'espèce de hernie inguinale que nous décrivons, les parties descendent au devant du cordon, en passant au côté externe de l'artère épigastrique, on verra que cette artère doit être placée d'a-

8.

bord derrière le col du sac herniaire qu'elle
embrasse, pour ainsi dire, et ensuite sur son
côté interne. Ce vaisseau conserve toujours la
même situation relativement au col du sac herniaire ; mais sa position par rapport à l'anneau
inguinal éprouve un changement très-remarquable par le développement successif de la
tumeur. Placée, comme nous venons de le
dire, au côté interne du col du sac herniaire,
l'artère épigastrique est poussée en dedans,
vers le pubis, et portée du côté externe de
l'anneau inguinal, à son côté interne, à mesure que la longueur et l'obliquité du col du sac
diminuent, que son orifice s'élargit et se rapproche de l'anneau. Ce déplacement de l'artère
épigastrique a constamment lieu dans la hernie
inguinale externe, c'est-à-dire, dans celle où
les parties se sont déplacées en suivant le trajet
que le cordon spermatique parcourt obliquement dans l'épaisseur de la paroi abdominale ;
mais il n'a pas lieu dans la hernie inguinale
interne dont nous parlerons bientôt.

Nous avons dit précédemment que dans là
hernie inguinale externe les parties descendent
devant le cordon spermatique, et parcourent
un trajet oblique de dehors en dedans et de haut
en bas dans l'épaisseur de la paroi abdominale,
avant de sortir par l'anneau inguinal : nous
avons dit aussi qu'avant de franchir cette ouverture, elles forment dans l'aîne et parallèlement
à l'arcade crurale, une petite élévation de forme
alongée, etc. ; or, on conçoit que si l'anneau
inguinal résiste aux efforts qui tendent à pousser
les viscères en dehors, ceux-ci resteront dans
l'épaisseur de la paroi abdominale, et qu'il en
résultera une tumeur que l'on pourrait appeler,
pour éviter une périphrase, hernie *intra-ingui-*

nale. Cette espèce de hernie n'a été bien connue et clairement décrite que dans ces derniers temps ; mais elle avait été observée par plusieurs praticiens, et notamment par J. L. Petit qui en a parlé en ces termes dans son Traité des Maladies Chirurgicales : « Mais ce qui me fait croire que les hernies qui paraissent en cet endroit ne se font pas toutes par l'anneau, c'est que j'en ai vu plusieurs situées sous l'aponévrose du grand oblique : de sorte que les parties, après avoir poussé le péritoine au-delà du muscle transverse et de l'oblique interne, n'ayant pu forcer l'anneau de l'oblique externe, s'étaient réfléchies entre cette aponévrose et l'oblique interne, et y formaient une tumeur large et plate. » La hernie *intra-inguinale* n'acquiert jamais un volume considérable, parce que si le déplacement augmente, les parties s'échappent bientôt par l'anneau inguinal. Cependant M. Lawrence a rencontré sur le corps d'une femme un cas qui fait exception à cette règle générale : l'aponévrose de l'oblique externe était distendue par une tumeur égale en volume aux deux poings, et une tumeur de la grosseur d'un œuf de poule avait traversé l'anneau inguinal. On vit par la dissection que ces deux tumeurs appartenaient à un même sac herniaire, dont la plus grande partie se trouvait au-dessus de l'anneau, dans l'épaisseur de la paroi abdominale, l'autre au-dessous de cette ouverture. Hesselbach a représenté, dans sa huitième planche, une hernie de l'espèce dont il s'agit, qui avait acquis un volume considérable sous l'aponévrose de l'oblique externe, sans traverser l'anneau inguinal. Dans cette espèce de hernie, le muscle crémaster est épanoui sur le sac, et le tout est recouvert par l'aponévrose du muscle oblique externe. Les rapports du cordon spermatique avec le sac, et ceux de l'artère épigastrique avec l'orifice de ce sac sont les mêmes que dans l'espèce précédente. Les muscles oblique interne et transverse passent devant le col du sac, derrière l'aponévrose de l'oblique externe, et ils sont les agens de la constriction quand la hernie s'étrangle.

Les parties qui sortent du ventre pour former la hernie inguinale, ne suivent pas toujours le trajet oblique du cordon spermatique dans l'épaisseur de la paroi abdominale, pour gagner l'anneau inguinal qui les transmet au dehors ; quelquefois la hernie commence au côté interne du ligament ombilical, dans la fosse inférieure du péritoine, tout près de l'anneau inguinal, plus en dedans que l'entrecroisement du cordon avec l'artère épigastrique ; les parties s'échappent du ventre presque directement de derrière en devant, à travers l'expansion aponévrotique appelée *fascia transversalis*, et quelquefois même en poussant devant elles cette expansion, qui forme alors au sac herniaire une enveloppe aponévrotique. C'est cette espèce de hernie que Hesselbach et après lui, Scarpa, ont nommée hernie inguinale *interne*, pour la distinguer de celle dont nous venons de parler, qu'ils ont appelée *externe* : d'autres auteurs lui ont donné le nom de *ventro-inguinale*, sans doute parce que, suivant la remarque de Scarpa, elle est, à proprement parler, un composé de la hernie ventrale et de la hernie inguinale. Le rapport exact entre le nombre des hernies inguinales internes et celui des externes n'a pas été déter-

miné encore ; on sait seulement que les dernières sont beaucoup plus fréquentes que les
premières.

Dans la hernie inguinale interne, le cordon
spermatique est placé au côté externe du sac,
surtout dans l'anneau ; l'artère épigastrique
est située au côté externe de l'orifice du sac :
son trajet n'est pas changé par cette hernie, et
on la trouve en conséquence, comme dans
l'état naturel, à dix lignes environ de l'extrémité supérieure de l'anneau inguinal.

Il serait bien important pour le Chirurgien,
de pouvoir, dans tous les cas, distinguer la
hernie inguinale interne de l'externe : il con-
naîtrait les rapports de l'artère épigastrique
avec l'anneau inguinal, et il n'aurait aucune
incertitude sur le lieu où il doit débrider
l'ouverture herniaire. Mais il est malheureuse-
ment impossible de faire cette distinction lorsque la hernie est très-ancienne et très-volumineuse. Ce n'est que quand elle est récente et
petite qu'on peut reconnaître à certains signes
la manière dont elle s'est formée. La hernie
inguinale interne qui est encore peu développée, a une rondeur toute particulière ; elle
soulève le pilier supérieur de l'anneau, et
forme, à volume égal, aux environs de cette
ouverture, une élévation beaucoup plus considérable que la hernie inguinale externe ; elle
ne détermine point, comme cette dernière,
une tuméfaction cylindrique dans le pli de
l'aîne ; le cordon spermatique occupe toujours
son côté externe ; sa réduction ne fait entendre
aucune espèce de gargouillement : mais ces
signes ne sont plus d'aucune valeur quand la
hernie a acquis un grand volume.

La hernie inguinale congénitale ne diffère de la hernie inguinale ordinaire que parce que les parties déplacées sont contenues dans la tunique vaginale du testicule, et par conséquent en contact immédiat avec cet organe.

Pour bien comprendre la véritable nature de la hernie congénitale et le mécanisme de sa formation, il faut se rappeler, 1.º que le testicule est d'abord situé dans le ventre, au dessous du rein, et qu'il reçoit une enveloppe du péritoine, comme les autres viscères abdominaux ; 2.º que dans les derniers mois de la grossesse il passe par l'anneau inguinal dans le scrotum, entraînant avec lui une portion du péritoine ; 3.º que cette production du péritoine qui constitue la tunique vaginale du testicule, est à cette époque un prolongement de la grande cavité du péritoine, analogue à un sac herniaire, et communiquant ainsi que lui, avec la cavité abdominale ; 4.º que la communication du sac membraneux qui renferme le testicule, avec l'abdomen, cesse d'exister avant la naissance, par la contraction et l'oblitération de la portion du prolongement du péritoine, comprise entre la partie supérieure du testicule et l'anneau inguinal ; 5.º que cette portion du péritoine qui couvrait le testicule dans l'abdomen, donne à la surface de celui-ci l'aspect lisse et poli qu'elle présente, tandis que le prolongement, plus lâche, qui est descendu avec lui dans le scrotum, forme la tunique vaginale.

Si la portion de cette tunique qui s'étend depuis la partie supérieure du testicule jusqu'à l'anneau inguinal ne s'oblitère pas avant la naissance ou immédiatement après, il en résulte un petit canal qui établit une communication entre la cavité de la tunique vaginale et le grand sac du péritoine, et dont l'orifice arrondi se voit dans l'abdomen, précisément à l'endroit où le cordon spermatique passe sous le bord du muscle transverse, et où commence la hernie inguinale ordinaire externe. C'est par ce canal que l'intestin descend dans la tunique vaginale pour former la hernie congénitale. La communication de la cavité du ventre avec celle de la tunique vaginale est donc une condition absolument nécessaire pour la formation de la hernie congénitale ; mais cette condition ne suffit pas pour que cette espèce de hernie se développe ; il faut aussi que la contraction des muscles abdominaux et du diaphragme pousse les viscères dans le col de la tunique vaginale. Aussi remarque-t-on que les enfans ne naissent point avec la hernie, quoique le nom qu'on lui a donné semble l'indiquer ; mais qu'ils apportent seulement en venant au monde une disposition particulière de la tunique vaginale qui en favorise le développement. Ce développement a lieu ordinairement peu de temps après la naissance ; mais il peut être retardé de plusieurs mois, et même de plusieurs années. Cependant on a vu des enfans venir au monde avec une hernie qui était vraiment alors congénitale ou de naissance ; mais dans ce cas le testicule avait contracté des adhérences avec l'intestin avant sa sortie du ventre, et il l'avait entraîné avec lui en descendant dans le scrotum.

Dans la hernie inguinale congénitale, la tunique vaginale qui renferme les viscères déplacés se comporte dans tout son trajet de la même

manière que le sac de la hernie inguinale ordinaire externe. Placée devant le cordon spermatique auquel elle est unie par du tissu cellulaire, elle est renfermée dans la gaîne musculaire et aponévrotique formée par l'épanouis-
sement du muscle crémaster, qui l'accompagne jusqu'au fond du scrotum. Le testicule et
la portion du péritoine qu'il entraîne pour
former la tunique vaginale, parcourant dans
l'épaisseur de la paroi abdominale, pour arriver à l'anneau inguinal, le trajet oblique
du cordon spermatique, il est évident qu'elle
doit croiser l'artère spermatique et la trans-
porter du côté externe de l'anneau vers l'interne. Voilà pourquoi le déplacement de cette
artère a lieu constamment dans la hernie
inguinale congénitale, de même que dans la
hernie inguinale ordinaire externe.

Ces deux espèces de hernies inguinales ont
entre elles une grande analogie ; mais elles présentent aussi quelques différences assez remarquables : 1.° la hernie congénitale n'est jamais
formée primitivement que par l'intestin, l'é-
piploon étant trop court à l'époque où elle
commence pour s'y insinuer; mais avec l'âge elle
peut se changer en entéro-epiplocèle, ou seulement n'être formée que par l'épiploon ; 2.°
l'intestin descend plus promptement dans la
hernie congénitale, que dans la hernie inguinale ordinaire, parce qu'il trouve un sac tout
préparé pour le recevoir, et qu'il n'éprouve
pas de résistance de la part du tissu cellulaire
extra-péritonéal; la hernie acquiert plus promptement un volume considérable ; 3.° la hernie
inguinale ordinaire, lorsqu'elle se prolonge
dans le scrotum, ne peut descendre au-delà du

point où les vaisseaux spermatiques pénétrent dans le testicule, endroit où finit le tissu cellulaire du cordon, et où le sac herniaire doit nécessairement s'arrêter ; 4.° dans la hernie congénitale, lorsqu'on examine la tumeur, on ne trouve pas le testicule à sa partie postérieure et inférieure, comme dans la hernie inguinale ordinaire : cet organe est recouvert par les viscères sortis qui le poussent en arrière et en haut : quelquefois il reste adhérent dans le voisinage de l'anneau ; 5.° la tunique vaginale qui contient les viscères déplacés n'a pas plus d'épaisseur que toutes les autres parties du péritoine : elle est même ordinairement un peu plus mince que le sac de la hernie inguinale ordinaire. La couche de tissu cellulaire qui se trouve entre cette tunique et la gaîne formée par le muscle crémaster est plus dense et plus serrée que celle qui revêt le sac d'une hernie inguinale ordinaire d'un égal volume et d'une égale ancienneté.

On trouve quelquefois chez les petites filles quelque chose d'analogue au sac péritonéal qui enveloppe le testicule chez les enfans mâles : c'est un prolongement du péritoine qui a rarement plus d'un demi-pouce de longueur ; ce prolongement sort de même par l'anneau et se termine en cul-de-sac. C'est vraisemblablement à raison de cette disposition que les petites filles, dans les premières années de leur enfance, sont assez souvent attaquées de hernie inguinale, tandis qu'elles y sont très-peu sujettes dans le reste de leur vie.

On a vu quelquefois, mais très-rarement, une hernie inguinale double du même côté, formée par la réunion de la hernie inguinale ordinaire avec la hernie congénitale, sortant l'une et l'autre par la même ouverture, c'est-à-dire, par l'anneau inguinal. Le cas de cette espèce le plus remarquable est celui que rapporte **Wilmer**. Il dit avoir vu opérer une hernie inguinale étranglée qui n'avait pu être réduite par tous les moyens que l'art indique. La tumeur remplissait tout le scrotum et cachait le testicule. A l'ouverture du sac, il sortit une grande quantité d'eau, et l'on trouva une anse considérable d'intestin noirâtre en contact immédiat avec le testicule ; l'anneau fut débridé et l'intestin replacé dans le ventre. Cependant les symptômes de l'étranglement continuèrent, et le malade mourut trente heures après l'opération. A l'ouverture du cadavre, la portion de l'intestin iléon qui avait été réduite parut en bon état ; en le développant, on ne fut pas peu surpris de trouver une autre portion du même intestin renfermée dans un autre sac herniaire étranglé par l'anneau du même côté, et complètement gangrénée. En un mot, il existait sur ce sujet deux hernies distinctes qui sortaient par le même anneau inguinal : l'une était contenue dans un sac particulier formé par le péritoine, et l'autre provenait de la descente des viscères dans la tunique vaginale du testicule.

Les hernies inguinales sont formées ordinairement par l'intestin grêle, l'épiploon et l'arc du colon. Cependant il n'est pas très-rare de rencontrer dans celles du côté droit le cœcum, l'appendice vermiforme, le commencement du colon, la fin de l'iléon, et quelquefois même la portion iliaque ou S romaine du colon, et dans celle du côté gauche, cette dernière portion du colon et sa portion lombaire gauche ou des-

cendante. On ne peut se former une idée exacte
de la manière dont ces portions du gros intestin
se déplacent, et des circonstances particulières
dont leur déplacement est accompagné, qu'en
se rappelant leur situation naturelle et leurs
rapports avec le péritoine. Situé dans la fosse
iliaque droite qu'il remplit presque en entier,
le cœcum n'est recouvert par le péritoine qu'en
devant, sur les côtés et en bas ; en arrière il
adhère aux muscles iliaque et psoas par un
tissu cellulaire lâche et abondant que l'on peut
aisément déchirer avec le doigt, de manière à
pouvoir enlever tout à la fois l'intestin et son
enveloppe péritonéale : quelquefois cependant
le cœcum est fixé dans le lieu qu'il occupe, par
un repli du péritoine analogue au mésentère,
et qui lui permet de se porter dans des régions
différentes de celle qu'il a coutume d'occuper.
Les portions lombaires droite et gauche du colon ne sont recouvertes par le péritoine que
dans leurs deux tiers antérieurs ; leur tiers
postérieur est uni au rein et au muscle carré
des lombes par du tissu cellulaire lâche et
abondant, ensorte que leur position est aussi fixe que celle du duodénum. Cependant
on observe quelquefois qu'elles ont de la
mobilité, et qu'elles ne sont retenues que par
une espèce de repli du péritoine qui règne tout
le long de leur partie postérieure. A l'égard
de la portion iliaque du colon qui est logée dans
la fosse iliaque gauche, elle est fixée dans sa
position par un repli du péritoine qui a trop
peu de largeur pour lui permettre de flotter
librement dans la cavité abdominale. Quelquefois pourtant il est assez large pour que cette
portion d'intestin puisse monter au dessus de

l'ombilic et se replier plusieurs fois sur elle-même. Du reste, ce repli est plus large à sa partie moyenne qu'à ses extrémités.

Il résulte de ce que nous venons de dire sur la situation du cœcum, des portions lombaires et de la portion iliaque du colon, que ces différentes parties du gros intestin, en se déplaçant et en sortant par l'anneau inguinal pour former hernie, doivent nécessairement entraîner avec elles la portion du grand sac péritonéal à laquelle elles sont attachées, ensorte que quand la hernie descend dans le scrotum, cette portion du péritoine entraînée par l'intestin, concourt à la formation du sac herniaire. À l'ouverture de ce sac, on voit qu'il ne recouvre l'intestin qu'en avant et sur les côtés, et que l'intestin lui-même est attaché en arrière au scrotum, de la même manière qu'il l'était dans la cavité abdominale. Quand la fin de l'iléon ou la portion iliaque du colon se déplace, l'intestin entraîne le mésentère, ou le mésocolon qui lui appartient, et cette membrane le fixe à la partie postérieure du sac, comme elle le fixait à sa place naturelle dans l'abdomen. C'est cette espèce d'union que Scarpa appelle *adhérence charnue naturelle*. Les portions lombaires du colon ne se déplacent jamais primitivement. Mais le cœcum entraîne avec lui la portion lombaire droite du colon, et la gauche est entraînée par l'S romaine de celui-ci.

De toutes les parties du gros intestin qui sont fixes dans les régions du ventre qu'elles occupent, le cœcum est celle qu'on rencontre le plus fréquemment dans la hernie inguinale. Par des recherches anatomiques multipliées, Scarpa a pu suivre, pour ainsi dire pas à pas, la marche de la nature dans la formation des hernies du cœcum et de la portion lombaire droite du colon. Il a vu sur le cadavre d'un homme de cinquante ans, une hernie inguinale du côté droit, de la grosseur d'un œuf de poule, qui renfermait seulement le fond ou la portion libre du cœcum. Le repli du péritoine qui fixe cet intestin dans la région lombaire avait déjà subi un déplacement considérable : il était descendu jusqu'à un pouce de l'anneau inguinal ; mais comme il n'était pas encore parvenu dans le sac herniaire, l'intestin était très-facile à réduire. Chez un autre individu, Scarpa trouva la même espèce de hernie à un degré beaucoup plus avancé : le cœcum était contenu en totalité dans le sac herniaire avec son appendice vermiforme et le commencement du colon ; la paroi externe du col du sac herniaire était formée évidemment par la portion du péritoine qui revêt, dans l'état naturel, la région iléo-lombaire : le cœcum et le commencement du colon se trouvaient attachés à cette partie des parois du sac, par les mêmes replis du péritoine qui les fixent naturellement dans le flanc droit : une adhérence tout-à-fait semblable unissait l'appendice vermiforme à la portion du sac herniaire qui correspondait au *petit mésentère* de cette appendice. Il était impossible de réduire complètement le cœcum et le commencement du colon, parce que les adhérences dont il vient d'être parlé s'étendaient à environ deux pouces au-dessous de l'anneau inguinal. Sur un troisième sujet, qui était un homme de soixante ans mort avec une hernie scrotale du côté droit, Scarpa trouva dans le sac herniaire, non-seulement le cœcum et le commencement du colon, mais encore la fin de l'iléon. Tous ces viscères réunis formaient une masse considérable qui distendait le scrotum. On voyait encore de la manière la plus évidente que les replis du péritoine qui constituent les attaches naturelles du cœcum et du commencement du colon, faisaient partie du sac herniaire, et se continuaient avec la tunique péritonéale de ces intestins. Le fond du cœcum était libre et sans attache, comme il l'est naturellement dans la cavité abdominale : aussi pouvait-on le faire remonter un peu vers l'anneau ; mais tout le reste de cet intestin, de même que le commencement du colon, était adhérent d'une manière si intime dans une si grande étendue aux parois du sac herniaire, qu'il était impossible d'en faire la réduction. Le fond du cœcum, c'est-à-dire, toute sa portion libre, avait acquis une ampleur considérable et descendait jusqu'à la partie inférieure du scrotum. A l'ouverture du ventre, on voyait la portion ascendante du colon très-rapprochée de l'aîne, de même que le repli du péritoine qui lui sert d'attache.

Dans la hernie formée par la portion iliaque du colon, de même que dans celle qui est formée par le cœcum, on trouve toujours une portion de l'intestin attachée au sac herniaire par les mêmes liens qui la fixaient dans la cavité abdominale.

Le plus ordinairement la hernie du cœcum est primitive : cependant elle peut être consécutive à celle de la fin de l'iléon, qui, étant descendue la première dans le scrotum, aurait entraîné successivement après elle le cœcum avec son appendice, le commencement du colon, et les replis membraneux qui forment les attaches

de ces intestins. Au surplus, lorsque les parties
fixes du gros intestin sortent les premières,
l'intestin grêle et l'épiploon peuvent les suivre,
et se placer entre elles et le sac herniaire. Dans
ce cas, si les viscères dont le déplacement s'est
ajouté à celui du gros intestin n'ont point contracté une adhérence contre-nature avec le sac,
on peut les faire rentrer dans le ventre, tandis
que le gros intestin est irréductible, à cause
de son adhérence naturelle aux parois du sac
herniaire.

D'après ce que nous avons dit sur la manière
dont le cœcum et certaines portions du colon
sont fixés dans leur situation naturelle, et sur
le mode de leur déplacement, il est évident
que ce déplacement doit s'effectuer lentement,
et qu'ainsi une hernie qui se forme tout-à-
coup à l'occasion d'un effort violent, ne peut
pas être attribuée à la sortie de ces portions
fixes du gros intestin. Ces mêmes portions intestinales ayant un volume considérable, il est
évident aussi que leur sortie du ventre ne peut
guère avoir lieu que chez les personnes dont les
aponévroses de la région inguinale sont naturellement faibles, ou dont les ouvertures de
cette région ont déjà été agrandies par un déplacement antérieur. Aussi les hernies du
cœcum et de la portion iliaque du colon sont-
elles rarement étranglées.

Dans la dissection de ces sortes de hernies,
ou en les opérant, lorsqu'elles sont étranglées,
si on dirigeait l'incision un peu trop en dehors,
on trouverait immédiatement au-dessous du
muscle crémaster, le cœcum et le colon, ce
qui pourrait faire croire qu'il n'y a point de sac
herniaire. Mais la méprise cesserait bientôt, si

l'on incisait la hernie sur sa partie moyenne ou sur son côté interne ; car alors on ne manquerait pas de découvrir au-dessous du muscle crémaster et du tissu cellulaire subjacent, le véritable sac herniaire renfermant la plus grande partie du cœcum avec son appendice vermiforme. La méprise dont nous parlons serait beaucoup plus facile encore, si, comme Scarpa l'a vu, l'intestin était tellement contourné sur son axe que la surface adhérente, qui est naturellement tournée en arrière, se présentait en devant. Il est probable que les hernies qu'on a dit n'avoir point de sac herniaire, étaient formées par le cœcum.

On juge qu'une tumeur située dans l'aîne est une hernie inguinale, lorsque, partant de l'anneau du muscle grand oblique qu'elle remplit, elle descend plus ou moins bas devant le cordon spermatique, ou jusque dans le scrotum, et qu'elle présente d'ailleurs les symptômes communs à toutes les hernies, et dont nous avons parlé en traitant des hernies en général.

Si la hernie s'est formée dès la naissance, ou immédiatement après la descente du testicule ; si elle a acquis presque tout de suite un volume considérable, et s'est étendue dans le scrotum ; si le testicule est caché par les parties qui forment la hernie et ne peut être touché, senti par les doigts, on présume qu'elle est congénitale ; mais on n'en est certain qu'après l'ouverture de la tunique vaginale, où l'on voit les viscères en contact immédiat avec le testicule, ou adhérens à cet organe.

Nous avons parlé des signes de la hernie inguinale ordinaire externe commençante, dans laquelle les parties déplacées n'ont point encore

franchi l'anneau inguinal, et se trouvent dans
le trajet oblique que le cordon spermatique
parcourt dans l'épaisseur de la paroi abdominale, et de ceux qui peuvent faire distinguer la
hernie inguinale externe récente et peu volumineuse, d'avec la hernie inguinale interne : il
serait inutile d'y revenir ici.

Les hernies inguinales se présentent quelquefois sous l'aspect de tumeurs d'une nature
différente ; d'un autre côté, on voit à la même
place des tumeurs qui sans être formées par le
déplacement des viscères ont les apparences
d'une hernie. Dans ces deux cas le diagnostic
de la maladie présente quelquefois beaucoup de
difficulté ; et ce n'est qu'en ayant égard aux
circonstances commémoratives, en comparant
attentivement les signes des hernies avec ceux
des maladies qui peuvent survenir dans la région inguinale ou dans le scrotum, que l'on
pourra éviter une méprise.

Une hernie inguinale formée par l'intestin,
qui rentre et disparaît entièrement, ne peut être
prise pour aucune autre maladie; mais lorsque
la hernie est très-volumineuse, qu'elle descend
dans les bourses, qu'elle est irréductible et
contient, outre l'intestin, une grande quantité
d'épiploon, on pourrait la confondre avec une
hydrocèle de la tunique vaginale du testicule,
ou avec un sarcocèle.

Si l'on apprend que la tumeur a commencé
dans les bourses et s'est élevée graduellement
vers l'anneau inguinal ; si sa surface est uniforme et son poids médiocre ; si l'on ne peut
sentir le testicule, mais qu'on puisse pourtant
distinguer le cordon avec son volume naturel
au-dessus de la tumeur, et surtout si celle-ci

est transparente, on peut assurer que c'est une hydrocèle par épanchement dans la tunique vaginale du testicule. On juge au contraire que c'est une hernie, lorsque la tumeur a commencé à l'anneau qu'elle remplit, et est descendue par degrés ; lorsque les doigts ne peuvent sentir le cordon spermatique, et que le testicule peut être distingué ; enfin lorsque la tumeur a un poids considérable relativement à son volume ; qu'elle est sans fluctuation, sans transparence, et présente quelques-uns des symptômes qui ont lieu ordinairement dans les hernies scrotales anciennes très-volumineuses et irréductibles.

Dans les enfans, dont l'hydrocèle de la tunique vaginale monte toujours jusqu'à l'anneau, s'engage même un peu dans cette ouverture, et est quelquefois susceptible d'une espèce de réduction, il est plus difficile de distinguer une tumeur de cette espèce, d'une hernie inguinale ; mais si on réfléchit que la réduction de l'hydrocèle ne fait point disparaître la tumeur, et qu'elle la déplace seulement ; surtout si l'on considère que, dans les enfans, l'hydrocèle est toujours très-transparente, on ne sera jamais exposé à prendre une tumeur de cette espèce pour une hernie.

Dans les hommes, et sur-tout dans les enfans qui ont une tumeur à l'aîne, on doit, avant de rechercher la nature de cette tumeur, examiner si le testicule du côté affecté est dans les bourses, afin de ne point prendre cet organe fixé à l'anneau pour une hernie et n'y point exercer de compression. Quelquefois il est arrêté dans l'anneau ou au dehors de cette ouverture, en même temps que l'intestin et l'épiploon sont engagés dans un prolongement du péritoine ou dans la tunique vaginale : cette hernie simple et facile à réduire se distingue aisément du testicule qu'on ne trouve point dans le scrotum, et qui, pressé avec le doigt, cause une douleur aiguë.

La hernie inguinale épiploïque est quelquefois très-difficile à connaître. Lorsqu'elle est petite et indolente, le malade peut la porter long-temps sans s'en apercevoir, et lorsqu'il s'en plaint, on peut se méprendre sur son caractère, et la confondre avec une hydrocèle par infiltration du cordon spermatique, une tumeur graisseuse, un testicule, un cirsocèle, un sarcocèle.

Il se forme quelquefois dans les cellules du tissu cellulaire du cordon un amas de sérosité auquel on a donné le nom d'hydrocèle par infiltration. Lorsque cette hydrocèle occupe la partie supérieure du cordon, la tumeur qui en résulte présente des phénomènes semblables à ceux d'une hernie épiploïque d'un petit volume, ensorte qu'il est quelquefois très-difficile de distinguer ces deux maladies. Dans l'une et dans l'autre, la forme de la tumeur est également cylindrique ; elle présente à peu-près le même degré de consistance et de sensibilité, et, ce qui est plus propre à induire en erreur, c'est que l'anneau inguinal offre à peu-près une égale dilatation, et que dans les deux cas la tumeur est également difficile à réduire. Suivant Pott, on distingue ces deux affections l'une de l'autre, parce que, dans la hernie, la tumeur réduite reste dans le ventre tant que le malade se tient couché sur le dos et dans un repos absolu ; pendant que dans l'hydrocèle par infiltration, la tumeur reparaît avec son premier volume, lors même que le malade reste couché sur le dos sans tousser ni faire aucun effort. Mais ces signes indiqués par Pott ne sont pas certains dans tous les cas, comme Scarpa a eu occasion de le vérifier tant sur le vivant que sur le cadavre. Ce célèbre Chirurgien pense que ce qu'il y a de moins incertain à ce sujet, c'est que la hernie épiploïque présente, en général, au toucher, un peu plus de consistance et une surface plus irrégulière que l'hydrocèle par infiltration du cordon spermatique. En outre, cette dernière tumeur a toujours un peu plus de largeur à sa partie inférieure que vers l'anneau, tandis que la hernie épiploïque offre une disposition inverse. Mais, du reste, comme l'observe Scarpa, ce point de séméiologie chirurgicale a besoin d'être éclairci par de nouveaux faits, et les Chirurgiens doivent se tenir sur leurs gardes, lorsqu'ils ont à prononcer sur des objets de cette nature.

Une tumeur graisseuse située sur le cordon spermatique présente presque toujours les apparences d'une épiplocèle et peut être prise pour elle. Ces tumeurs graisseuses se forment quelquefois près de l'anneau, dans la partie du cordon qui se trouve immédiatement au-dessous de cette ouverture ; mais le plus ordinairement elles se développent dans le tissu cellulaire du péritoine aux environs de l'anneau inguinal par lequel elles s'échappent, en entraînant quelquefois avec elles le péritoine, qui forme un sac dans lequel l'intestin et l'épiploon pourraient aisément descendre et former hernie. On trouve un assez grand nombre d'exemples de ces tumeurs dans les auteurs , et on voit par ces observations que le plus souvent les tumeurs graisseuses du péritoine n'ont été reconnues qu'après la mort et par l'ouverture des corps. M. Pelletan rapporte , dans le troisième volume de sa Clinique Chirurgicale , plusieurs exemples de ces tumeurs qu'il désigne par le nom de *hernies graisseuses*. Ces tumeurs ont beaucoup de ressemblance avec l'épiplocèle inguinale , et il est presque impossible de distinguer ces deux espèces de tumeurs l'une de l'autre , sur le vivant. Mais une méprise à cet égard est sans conséquence , puisque la conduite du Chirurgien doit être la même dans les deux cas. En effet si la tumeur est réductible , on doit la faire rentrer et la contenir au moyen d'un bandage herniaire , et si elle ne peut pas être réduite , on doit se borner à la soutenir avec un suspensoir. Au reste , quoique contraires à l'état naturel , les tumeurs graisseuses du péritoine peuvent à peine être considérées comme une maladie , puisqu'elles ne donnent lieu à aucun accident. La région inguinale n'est pas le seul endroit de l'abdomen où l'on a trouvé des tumeurs graisseuses du péritoine ; on en a observé aussi à l'ombilic et à la ligne blanche.

L'épiplocèle inguinale forme dans quelques cas un corps globuleux qui peut être pris pour un testicule surnuméraire. Cela a lieu lorsque la partie inférieure et libre de l'épiploon s'est conglobée et endurcie , pendant que la partie supérieure , comprimée par un bandage et réduite à un petit volume dans l'anneau , y simule le cordon spermatique. On

distingue cette espèce d'épiplocèle d'un troisième testicule, parce qu'elle est indolente
quand on la presse fortement, tandis que la
moindre pression du testicule occasionne une
douleur qui deviendrait insupportable si la
pression était un peu forte. D'ailleurs, la du-
plication du testicule d'un même côté n'a pas
été constatée par l'observation anatomique; et
en supposant la chose possible, elle doit être
extrêmement rare. D'après cela, toutes les fois
qu'on trouve trois tumeurs dans les bourses
ayant les apparences de trois testicules, il est
presque certain que celle de ces tumeurs qui
n'est point douloureuse à la pression est une
épiplocèle ou une tumeur d'une autre nature,
mais non un testicule.

L'épiplocèle inguinale peut aussi en imposer
pour un varicocèle, lorsque l'épiploon engorgé
forme une tumeur oblongue, noueuse, et qui
cède à la pression des doigts, comme l'engorgement variqueux du cordon spermatique.
Voici les signes auxquels on distingue ces deux
affections : dans l'épiplocèle on sent le cordon
spermatique libre dans l'anneau, et situé à côté
d'une partie mobile ; on sent aussi l'impulsion
transmise à la tumeur pendant la toux ou tout
autre effort de la respiration. L'impression du
froid réduit bientôt la tumeur épiploïque à un
moindre volume, et celle de la chaleur et de
l'humidité lui font acquérir promptement un
volume plus considérable. Les mêmes circonstances n'agissent pas d'une manière aussi marquée sur le varicocèle. La diminution prompte
de la tumeur, en mettant le malade dans une
situation favorable à la réduction, les tiraillemens d'estomac, le trouble des digestions con-

courent aussi à faire reconnaître l'épiplocèle :
les tiraillemens et les douleurs sourdes qui
accompagnent le cirsocèle répondent spécialement à la région lombaire.

Dans certaines hernies inguinales épiploïques
anciénnes et volumineuses, l'épiploon acquiert
une dureté squirrheuse ; et s'il enveloppe en
totalité le testicule, comme on en a quelques
exemples, il peut arriver que l'on confonde
la hernie avec un sarcocèle. Dans ce cas , la
diminution graduelle de la tumeur par une
position convenable du malade, par des sus-
pensoirs, par l'usage intérieur et extérieur des
fondans , et surtout les signes commémoratifs,
serviront de base au diagnostic.

Des hydatides développées dans la hernie
épiploïque peuvent simuler une hydrocèle et
rendre le diagnostic de la maladie fort difficile :
il est arrivé quelquefois que des Chirurgiens
s'y sont trompés : on en voit un exemple fort
remarquable dans les Mémoires de l'Académie
royale de Chirurgie.

« Un jeune homme de vingt ans avait une
tumeur qui se présentait sous la forme d'une
hydrocèle, et M. Lamorier entreprit la cure
radicale. L'incision faite , on reconnut que
l'épiploon rempli d'hydatides formait la maladie. On en fit la ligature le plus haut qu'il
fut possible, et la partie qui fut coupée pesait quatre onces deux gros. Cette opération
fut suivie d'accidens très-fâcheux ; une fièvre
considérable , la tension du ventre et une rétention d'urine mirent le malade en danger. On
eut recours aux saignées et aux narcotiques pour
calmer ces accidens , et le malade guérit (1). »

____

(1) Mémoires de l'Acad. Royale de Chir. t. XV, p. 451.

On sent combien il est difficile de distinguer l'épiplocèle avec hydatides, de l'hydrocèle de la tunique vaginale, lorsque les hydatides sont déjà très-volumineuses au moment où le Chirurgien voit le malade pour la première fois. Il devra remonter aux signes commémoratifs pour éclairer son jugement. L'hydrocèle commence toujours à la partie inférieure du scrotum, ou du moins à l'endroit qui correspond au testicule, et elle est souvent précédée par un léger engorgement inflammatoire de cet organe : l'épiplocèle, au contraire, commence dans le voisinage de l'anneau inguinal, et s'étend de là, plus ou moins rapidement, le long du cordon, vers le testicule : elle rentre et sort par intervalles, augmente et diminue alternativement de volume, par l'influence des mêmes causes qui rendent les autres hernies plus volumineuses ou plus petites : on n'observe rien de semblable dans l'hydrocèle. En ayant égard à ces phénomènes, et en interrogeant avec soin le malade sur les circonstances qui ont accompagné les commencemens de la maladie, on parviendra presque toujours à distinguer l'une de l'autre, ces deux affections.

La hernie inguinale épiploïque occasionne quelquefois des accidens fâcheux, dépendant du tiraillement, du déplacement de l'estomac et de l'arc du colon, et dont il est d'autant plus facile de méconnaître la cause, que souvent il n'y a aucun symptôme local. Pipelet (1) dit avoir été consulté par un homme de 3o ans pour des douleurs et des tiraillemens d'estomac : la perte de l'appétit, de mauvaises digestions,

----

(1) *Ibid.* tom. XV, page 92.

des ventosités, la faiblesse et l'amaigrissement
de tout le corps faisaient craindre pour sa vie.
Un autre Chirurgien qu'il consulta pour un engorgement glanduleux dans le scrotum, auquel
le malade n'aurait fait aucune attention s'il eût
joui d'ailleurs d'une bonne santé, soupçonna
que ce qu'on prenait pour un paquet de glandes, était épiploïque. Pipelet fut appelé en
consultation, et après un examen scrupuleux il
reconnut la vérité. La maigreur du malade le
mit dans le cas de tenter la réduction avec succès. Dès que l'épiploon fut contenu la santé se
rétablit. Les accidens dont nous venons de parler peuvent même survenir quand une portion
d'épiploon ou d'intestin est engagée ou pincée
dans l'anneau sans former tumeur à l'extérieur;
mais ce cas est extrêmement rare. On pourra
le distinguer par le récit de la naissance, du
progrès et de la disparition des sensations douloureuses en différens temps; par l'endroit
d'où partent ces douleurs et où elles aboutis-
sent; par le soulagement que le malade éprouve
de la situation horizontale dans le lit, de l'application des relâchans sur l'aîne et de celle
d'un bandage convenable.

Le pronostic des hernies inguinales simples
est le même que celui des hernies en général.
Leur traitement est aussi le même : il consiste
à réduire les parties et à les maintenir réduites au moyen d'un bandage bien fait. Dans la
hernie congénitale, comme le canal qui établit
une communication entre la tunique vaginale
et l'abdomen a une disposition constante à se
resserrer et à s'oblitérer, il est très-probable
que cet effet aura lieu d'autant plus promptement que les enfans seront plus jeunes, si l'on

a soin de contenir la hernie à l'aide d'un bandage convenable, et que l'on obtiendra ainsi
une cure radicale en fort peu de temps. On ne
peut s'attendre au même résultat dans un âge
plus avancé, où le bandage est simplement,
comme dans les autres espèces de hernies, un
moyen palliatif. C'est pourquoi il faut y avoir
recours chez les petits enfans, aussitôt qu'on
s'aperçoit de la maladie.

Tout ce que nous avons dit des complications des hernies en général et de la conduite
que le Chirurgien doit tenir dans chacune de
ces complications, s'applique aux hernies inguinales : ainsi nous ne répéterons pas ici ce qui a
été dit à ce sujet dans l'article précédent. Nous
nous bornerons seulement à quelques remar-
ques sur les adhérences de la hernie congénitale, et à indiquer les modifications qu'exige
l'opération dans cette espèce de hernie.

Dans la hernie congénitale, les viscères et
surtout l'épiploon, contractent fréquemment
des adhérences avec le testicule, et ces adhérences ne permettent pas à la hernie de rentrer sans entraîner le testicule jusqu'à l'anneau. Si cette ouverture est très-grande et
le testicule peu volumineux, cet organe peut
être poussé dans le ventre avec les parties qui
forment la hernie; mais aussitôt que le malade
se lève et cesse de comprimer sur l'anneau, le
testicule et la hernie reparaissent. Ce cas ne se
rencontre guères que chez les enfans qui n'ont
point porté de bandage et dont la hernie a pris
un volume considérable. Je l'ai observé deux
fois sur des enfans de 6 à 8 ans. Après avoir
fait rentrer la hernie et le testicule, et m'être
assuré que cet organe avait pénétré assez avant

dans le ventre pour être à l'abri de toute compression extérieure, j'ai fait appliquer un bandage qui a contenu la hernie sans faire éprouver aucune incommodité au malade. Dans cette circonstance, ce parti me paraît préférable à celui d'abandonner la tumeur à elle-même en la soutenant avec un suspensoir, au risque de la voir augmentèr continuellement, prendre un volume qui la rendrait fort incommode, et qui pourrait même donner lieu à des accidens fâcheux. Mais avant d'appliquer le bandage, il faut être bien sûr que le testicule est rentré complètement dans le ventre; car s'il était arrêté derrière l'anneau, dans le col de la tunique vaginale, la compression du bandage, en supposant que le malade pût la soutenir, rendrait cet organe malade.

Lorsque l'anneau inguinal et le col de la tunique vaginale ne sont point assez grands pour permettre au testicule de pénétrer dans le ventre, cet organe entraîné par les parties auxquelles il adhère, quand on fait la réduction, s'arrête à l'anneau ou s'engage en partie dans cette ouverture, de manière à être inévitablement comprimé par le bandage dont l'usage devient par conséquent impossible. Dans cette circonstance, si la tumeur occasionne des accidens et des souffrances considérables, si elle est épiploïque ou entéro-épiploïque, et si en la réduisant, il reste toujours au-dehors une petite portion d'épiploon, à laquelle le testicule est pour ainsi dire suspendu, on pourra, sans s'écarter des règles de la prudence, ouvrir la tunique vaginale et détruire l'adhérence afin de pouvoir réduire l'épiploon, et ensuite lorsque la plaie sera guérie, appliquer un bandage au

moyen duquel la hernie sera maintenue. Tel
était le cas du célèbre Zimmermann (1). La
portion d'épiploon qui formait la tumeur était
adhérente au testicule au moyen d'un filament,
et libre dans le reste de son étendue : quand on
réduisait l'épiploon, le testicule remontait avec
lui et éprouvait une compression très - douloureuse de la part de l'anneau. Si on laissait ressortir l'épiploon, ordinairement une portion
d'intestin le suivait, était serrée par l'anneau
et faisait craindre l'étranglement : la pression
d'un bandage occasionnait de si grandes douleurs qu'il ne pouvait être porté. Tourmenté
par les douleurs et réduit à l'état le plus déplorable, Zimmermann se soumit à l'opération :
elle fut pratiquée par Schmucker et eut tout le
succès possible. Il est probable cependant que
les douleurs qui se faisaient sentir dans la tumeur ne dépendaient pas uniquement de l'adhérence du testicule avec l'épiploon, car Tis-
sot nous apprend, dans la vie de Zimmermann,
que lorsque ce célèbre médecin eût repris le
cours de ses occupations, ces douleurs se ré-
veillèrent.

Les préceptes généraux que nous avons exposés en traitant de l'opération de la hernie en
général, sont applicables à celle de la hernie
inguinale étranglée, avec les modifications suivantes.

L'incision des tégumens doit être oblique de
haut en bas et de dehors en dedans, dans toute
son étendue, lorsque la tumeur ne dépasse pas
le pli de l'aîne. Mais lorsqu'elle est volumi-

---

(1) Meckel, *de morbo hernioso congenito singulari*,
etc.; *in-8.°, Berol.*, 1772.

neuse et qu'elle descend jusqu'au bas du scrotum, quand on est arrivé au niveau de la racine de la verge, on doit changer la direction de l'incision en lui faisant décrire une légère courbure dont la convexité est en dedans, pour la continuer ensuite sur la partie moyenne de la tumeur, jusqu'à sa partie inférieure. On doit surtout être très-attentif à ne point s'éloigner de cette partie moyenne, parce que, comme il a été dit précédemment, dans la hernie scrotale très-volumineuse, les vaisseaux qui forment le cordon spermatique sont écartés les uns des autres, et sont portés quelquefois sur les parties latérales; en sorte que si on dirigeait l'incision en dehors ou en dedans, on risquerait de les intéresser.

L'incision du sac herniaire doit correspondre à celle de la peau et avoir la même direction. Dans la hernie inguinale ordinaire, on doit étendre cette incision jusqu'à la partie inférieure du sac, en prenant garde toutefois de blesser la tunique vaginale. Dans la hernie congénitale, cette tunique ne doit être ouverte que jusqu'à la partie supérieure du testicule, afin qu'il en reste une portion suffisante pour recouvrir entièrement cet organe. Cependant, si les parties qui forment la hernie étaient adhérentes au testicule, il faudrait étendre l'incision plus bas.

De tous les points de l'opération, le plus important, celui qui demande le plus d'attention de la part du Chirurgien, c'est le débridement ou l'incision de l'anneau, à cause de l'artère épigastrique qui peut être blessée en même temps qu'on incise le col du sac herniaire. Ce terrible accident est rare, à la vérité; mais en-

core a-t-il été observé un assez grand nombre
de fois pour qu'on soit convaincu de tout le
péril qui accompagne cette partie de l'opération.

La position de l'artère épigastrique relativement à l'anneau, et par conséquent à l'endroit
où l'incision doit être faite pour l'éviter, sont
des points d'anatomie et de pathologie sur lesquels il semblerait que tous les Chirurgiens
doivent être d'accord. Toutefois il n'en est pas
à beaucoup près ainsi. Les uns, tels que Lafaye,
Pott, Sabatier, Chopart et Desault, veulent
qu'on dirige l'incision en dehors, c'est-à-dire,
vers le flanc : les autres, parmi lesquels on
compte Heister, Platner, Bertrandi, Richter et
plusieurs autres Chirurgiens modernes veulent
qu'on incise en dedans et en haut. Cette diversité d'opinions avait porté plusieurs praticiens
à soupçonner que la position de l'artère n'était
pas constamment la même; et le conseil donné
par Chopart et Desault d'inciser du côté opposé au cordon spermatique, prouve que ces
Chirurgiens avaient reconnu que le cordon
n'occupait pas toujours la même place, et que
sa situation influait sur celle de l'artère épigastrique. Il est généralement admis aujourd'hui
que le plus souvent l'artère épigastrique est
transportée du côté externe au côté interne de
l'anneau, et que dans quelques cas seulement
elle conserve sa position au côté externe de
cette ouverture. La raison de cette différence
se trouve, comme nous l'avons dit, dans la manière dont se forme la hernie : celle qui suit
le cordon spermatique pousse l'artère en dedans : dans la hernie interne au contraire, l'artère conserve la place qui lui est naturelle.

Mais, comme nous l'avons dit, il est presque toujours impossible de savoir, quand la hernie est ancienne, de quelle manière elle a commencé. La position du cordon peut seule éclairer à ce sujet ; et le précepte donné par Chopart et Desault est de la plus haute importance. Néanmoins dans quelques cas il n'est pas facile, surtout pour les jeunes Chirurgiens, de bien connaître la situation du cordon spermatique.

Il serait donc très-important de trouver un moyen de débrider l'anneau sans s'exposer à blesser l'artère épigastrique, quelle que soit la position de ce vaisseau. Rougemont et Scarpa ont proposé dans ce but d'inciser l'anneau et le col du sac parallèlement à la ligne blanche ; c'est-à-dire, précisément en haut, et de manière que l'incision fasse un angle droit avec la branche horizontale du pubis. Une petite incision faite dans ce point suffit presque toujours pour la réduction. On peut l'agrandir lorsqu'on en a bien reconnu la nécessité. Cette manière de débrider paraît très-rationnelle et semble ne devoir offrir aucun inconvénient. Quant à nous, voici la règle que nous avons constamment suivie, et dont nous n'avons jamais eu à nous repentir : toutes les fois que le cordon spermatique est derrière la tumeur herniaire, et c'est ce qui arrive le plus souvent, nous débridons l'anneau à son angle supérieur ou externe ; l'artère épigastrique occupe alors le côté interne de l'anneau inguinal. Si, au contraire, le cordon spermatique est placé au devant de la tumeur, comme cela a été quelquefois observé, il faut examiner s'il est placé devant le côté interne ou devant l'externe. Dans le premier cas, l'artère épigastrique correspond au côté interne de la hernie ; dans le second, elle est située au côté externe. C'est seulement dans cette dernière supposition que l'incision doit être dirigée du côté interne.

Les précautions nécessaires pour éviter de blesser l'artère épigastrique sont d'autant plus importantes que cette blessure donne lieu à une hémorragie presque toujours funeste. Cette artère est trop cachée et située trop profondément pour qu'on puisse la comprimer ou en faire la ligature. On a proposé plusieurs moyens dans l'une et dans l'autre de ces deux intentions. Mais il est impossible de diriger sûrement ces divers moyens sur l'endroit de la blessure : d'ailleurs le sang coule pendant long-temps dans la cavité abdominale sans qu'on en soit averti par aucun signe extérieur bien caractéristique : le plus souvent on ne peut juger de la blessure de cette artère que par les symptômes de l'hémorragie interne, et lorsque ces symptômes se manifestent, il serait déjà trop tard pour remédier à ses funestes effets, lors même que l'on aurait des moyens vraiment efficaces pour exercer une compression sur l'artère ouverte, ou pour en faire la ligature.

Quant aux autres parties de l'opération, elles n'offrent rien de particulier. On peut revoir à ce sujet, ainsi que sur le traitement des complications ce que nous avons dit en parlant des hernies en général. Nous ajouterons seulement que l'excision des côtés du sac herniaire, conseillée par plusieurs auteurs, et que nous avons blamée précédemment, exposerait ici à intéresser les vaisseaux spermatiques ou le canal déférent, qui, comme on sait, sont quelquefois écartés

les uns des autres et dispersés sur les parties
latérales et antérieure du sac.

Les hernies inguinales anciennes et très-volumineuses sont rarement attaquées d'étranglement, à cause de la grande dilatation de l'anneau ; et lorsque cet accident a lieu, il est rare
que l'on soit obligé d'en venir à l'opération ;
mais si cette opération devenait nécessaire,
la manière ordinaire de la pratiquer pourrait
avoir de graves inconvéniens. Dans ce cas, s'il
n'y a aucun symptôme de gangrène, au lieu
d'inciser les enveloppes de la tumeur et de
mettre les parties qui la forment à découvert,
on doit fendre l'ouverture herniaire et faire
cesser l'étranglement sans ouvrir le sac, ou en
ne l'ouvrant que dans l'étendue nécessaire pour
opérer le débridement. Pour exécuter l'opération de cette manière, on commence par inciser les tégumens, dans l'étendue de deux ou
trois pouces sur l'anneau inguinal ; ensuite on
enfonce entre le col du sac herniaire et l'ouverture aponévrotique, une sonde cannelée sur
laquelle on incise plus ou moins, selon que le
cas l'exige, le bord de cette ouverture. Si la
sonde ne pouvait pénétrer qu'avec de grands
efforts entre le sac herniaire et l'ouverture
aponévrotique, il serait prudent de renoncer à
son introduction et d'inciser l'ouverture sur
l'ongle du doigt indicateur de la main gauche,
placé entre cette même ouverture et le col du
sac ; cela fait on essayerait de réduire par
une douce pression la portion d'intestin ou
d'épiploon qui est sortie la dernière. Si les
adhérences ou quelque autre cause s'opposaient
à la réduction de ces parties, on les laisserait au-
dehors, après s'être assuré que l'étranglement

8. 17

est bien levé. Si l'on ne pouvait absolument débrider comme il faut, sans intéresser le col du sac herniaire, il faudrait l'ouvrir avec précaution dans l'endroit même où l'on aurait déja incisé l'ouverture aponévrotique. En opérant de cette manière, on a le double avantage de faire cesser l'étranglement, cause immédiate des accidens que le malade éprouve, et de prévenir ceux qui pourraient résulter de l'exposition d'un énorme paquet d'intestins au contact de l'air et des pièces de l'appareil. Ce mode d'opération convient surtout lorsque la hernie est irréductible, à cause des adhérences, ou du volume énorme des parties qui la forment.

De la Hernie Crurale.

La hernie crurale a été ainsi nommée parce qu'elle est située au pli de la cuisse, et que les parties qui la forment s'échappent de l'abdomen en passant derrière l'arcade crurale.

Cette arcade est formée par le bord inférieur de l'aponévrose du muscle oblique externe, qui, repliée sur elle-même de devant en arrière et de bas en haut, ressemble en quelque sorte à un ligament; aussi lui a-t-on donné le nom de ligament de Fallope ou de Poupart. Cette espèce de corde aponévrotique, étendue de l'épine antérieure et supérieure de l'os des îles à l'épine du pubis, convertit la grande échancrure du bord antérieur de l'os innominé en un trou de forme triangulaire, par lequel passent les muscles iliaque et psoas, l'artère et la veine crurales, le nerf crural, quelques branches des nerfs lombaires, les vaisseaux lymphatiques du membre inférieur et un ou plusieurs ganglions lymphatiques.

La disposition de l'arcade crurale près le pubis, et la manière dont elle s'attache à cet os méritent une attention particulière, parce que leur connaissance est ici de la plus grande importance. La partie de l'arcade crurale qui forme le pilier externe ou inférieur de l'anneau inguinal, en s'approchant du pubis devient tout-à-coup plus large, et comme elle est repliée sur elle-même de devant en arrière et de bas en haut, d'une manière beaucoup plus marquée encore que le reste de cette arcade, il en résulte que, à l'instar du muscle grand pectoral, elle présente deux parties, l'une antérieure et l'autre postérieure. La première a l'apparence d'une corde tendineuse, forte, presque ronde, et s'attache à l'épine du pubis. La seconde est large, mince et s'insère sur le bord supérieur et postérieur du corps du pubis, que quelques auteurs appellent la crête de cet os. On a donné à cette portion le nom de ligament de Gimbernat ; mais cette dénomination pouvant faire croire que cette portion aponévrotique est une partie distincte de l'arcade, ne vaudrait-il pas mieux y substituer celle de portion réfléchie du pilier externe de l'anneau inguinal, par opposition à l'autre portion qu'on appelerait directe ? La largeur de la portion réfléchie varie dans les différens sujets : elle est ordinairement de six à dix lignes. Le Docteur Monro dit avoir observé que cette portion est plus large chez l'homme que chez la femme, et il croit que c'est la raison pour laquelle la hernie crurale est beaucoup moins fréquente chez le premier. Mais cette observation ne peut être générale, car il n'est pas rare de rencontrer une disposition contraire, c'est-à-dire, des femmes chez lesquelles cette portion réfléchie du pilier externe de l'anneau est plus large que sur beaucoup d'hommes. Sa figure est triangulaire ; de ses bords, l'un est antérieur et un peu supérieur, l'autre postérieur et un peu inférieur, et le troisième externe. Le bord antérieur est confondu avec la portion directe du pilier externe de l'anneau inguinal ; le postérieur est attaché à la crête du pubis ; l'externe regarde les vaisseaux iliaques ; il est mince et concave. Ce bord peut être senti distinctement en passant le doigt sous l'arcade crurale, au côté interne de la veine fémorale, soit par en haut, soit par en bas.

L'espace compris entre l'arcade crurale et le bord antérieur de l'os innominé est rempli par les parties que nous avons déjà indiquées ; mais comme la grande échancrure que présente ce bord n'a pas la même profondeur dans toute son étendue, et que les parties qui la recouvrent ne sont pas toutes d'une égale épaisseur, il en résulte que le trou en lequel l'arcade crurale convertit l'échancrure de l'os innominé n'est pas également rempli partout. La portion de ce trou qui donne passage aux muscles iliaque et psoas réunis, et qui correspond à la partie la moins profonde de l'échancrure est remplie exactement par ces muscles sur lesquels l'arcade crurale est immédiatement et exactement appliquée. La portion de ce même trou par laquelle sortent les vaisseaux iliaques et le nerf crural, et qui correspond à la partie la plus profonde de l'échancrure est moins exactement remplie par ces vaisseaux et ce nerf, et surtout par la veine iliaque, qui est placée au côté interne de l'artère, ensorte qu'il y a entre ces vaisseaux et l'arcade crurale un espace rempli par du tissu cellulaire et quelques ganglions lymphatiques. Cette disposition explique pourquoi la hernie crurale se forme toujours, comme nous le dirons, au côté interne des vaisseaux iliaques, entre ces vaisseaux et l'épine du pubis ; mais elle n'est pas la seule cause qui empêche les viscères de l'abdomen de s'échapper derrière l'arcade crurale, entre ces mêmes vaisseaux et l'épine supérieure et antérieure de l'os iléon. Le passage des viscères sous cette partie de l'arcade crurale est empêché par une aponévrose mince, que M. Cooper a appelée *fascia iliaca*. Cette aponévrose, qui couvre les muscles iliaque et grand psoas, naît insensiblement sur leur surface, lorsque le muscle petit psoas n'existe pas ; mais lorsqu'il existe, la principale origine de l'aponévrose vient du bord externe du tendon de ce muscle. Cette aponévrose est recouverte par le péritoine et les vaisseaux iliaques qui lui sont unis au moyen d'un tissu cellulaire peu serré. Elle s'attache en dedans au détroit supérieur du bassin ; en dehors à la lèvre interne de la crête iliaque ; et en bas, ou elle est plus épaisse, la partie qui correspond aux muscles iliaque et psoas s'unit au bord postérieur de l'arcade crurale, jusqu'a uprès du passage de la veine fémorale où elle se termine en pointe : la partie qui se trouve derrière les vaisseaux iliaques passe au-dessus du pubis, se porte à la partie antérieure supérieure de la cuisse, où elle forme la partie postérieure de la gaîne qui renferme les vaisseaux fémoraux, et se continue avec l'aponévrose *fascia lata*.

On voit, par ce que nous venons de dire,

que l'arcade crurale est fortement retenue dans sa position, et que le passage des viscères au-dessous d'elle se trouve empêché par l'aponévrose iliaque, ou *fascia iliaca*. Cependant il existe entre la veine iliaque et la portion réfléchie du pilier externe de l'anneau inguinal (ligament de Gimbernat) un petit espace qui n'est fermé du côté de l'abdomen que par le péritoine, et qui est favorable par conséquent à la formation des hernies. Cet espace auquel on a donné le nom d'anneau crural ou fémoral, est rempli par du tissu cellulaire et quelquefois par un ganglion lymphatique. Il est borné en haut et en devant par l'arcade crurale ; en bas et en arrière, par le pubis ; en dedans, par le bord libre de la portion réfléchie du pilier externe de l'anneau inguinal, et en dehors, par la veine iliaque.

En examinant l'arcade crurale en dehors, on observe que ses rapports avec l'aponévrose *fascia lata* sont les suivans : Lorsqu'on a enlevé à la partie supérieure et antérieure de la cuisse, les tégumens et le tissu cellulaire graisseux qui est plus ou moins épais, suivant les sujets, l'expansion fibreuse et celluleuse qu'on a nommée *fascia superficialis*, et dont nous avons parlé précédemment, un nombre plus ou moins considérable de ganglions lymphatiques, et quelques veines cutanées, on aperçoit l'aponévrose *fascia lata*. Dans cette région, cette aponévrose offre deux feuillets, l'un antérieur ou externe, et l'autre postérieur ou interne. Le premier, qui est le plus épais, monte devant les vaisseaux fémoraux et la partie inférieure du muscle iliaque, et va s'attacher à l'arcade crurale, depuis l'épine antérieure et supérieure de l'os des îles jusqu'à l'endroit qui correspond au côté interne des vaisseaux fémoraux. Le second ou postérieur monte derrière ces vaisseaux, devant le muscle pectiné, et va s'attacher à la crête du pubis derrière l'insertion de ce muscle ; en dehors, il se continue avec l'aponévrose iliaque ou *fascia iliaca*. Les vaisseaux fémoraux sont placés entre ces deux feuillets qui leur forment une espèce de gaine, à laquelle on a donné le nom de *canal crural*. Il est à observer qu'une petite portion de la veine fémorale vers son côté interne, n'est point recouverte par le feuillet antérieur, et que cet endroit est celui où la grande veine saphène s'ouvre dans la veine fémorale : dans ce même endroit cette dernière veine est couverte par une substance fibreuse, dense, qui complète sa gaine.

Le feuillet antérieur de l'aponévrose *fascia lata* présente au-dessous de la partie interne de l'arcade crurale, et à une distance variable de cette arcade, une ouverture ovale de haut en bas par laquelle la grande veine saphène qui est placée sur l'aponévrose fémorale passe pour aller s'ouvrir dans la veine crurale. La grandeur de cette ouverture varie : son grand diamètre qui est vertical a depuis six jusqu'à huit lignes, et son petit diamètre qui est transversal a le plus ordinairement deux ou trois lignes de moins que l'autre ; mais il est d'autant plus difficile de déterminer au juste l'étendue de cette ouverture, que son contour n'est bien marqué qu'en dehors et surtout en bas où il forme un croissant renversé, qui est reçu dans l'angle rentrant formé par la réunion de la veine crurale avec la grande veine saphène.

L'extrémité interne de ce bord en croissant renversé se continue avec le feuillet postérieur de l'aponévrose *fascia lata* qui monte devant les muscles premier adducteur et pectiné, et va s'attacher à la crête du pubis. Son extrémité externe se continue avec la portion du feuillet antérieur de l'aponévrose *fascia lata* qui va se fixer à l'arcade crurale en recouvrant les vaisseaux fémoraux, et qui forme le côté externe de l'ouverture dont il s'agit. En haut et surtout en dedans, le contour de cette ouverture n'est point marqué ; ensorte qu'on doit plutôt la considérer comme une échancrure que comme un véritable trou. Cette échancrure loge la fin de la grande veine saphène et le côté interne de la veine fémorale, qui dans cet endroit, comme nous l'avons dit plus haut, n'est point recouverte par l'aponévrose *fascia lata*, mais bien par un tissu cellulaire dense et serré qui complète sa gaine. L'échancrure en question est le point où l'aponévrose *fascia lata* se divise en deux feuillets dont l'un monte obliquement en dedans, recouvre les vaisseaux fémoraux, et va s'attacher à l'arcade crurale, pendant que l'autre se porte derrière ces vaisseaux pour se fixer au pubis. Les connexions de l'arcade crurale avec le feuillet superficiel de l'aponévrose *fascia lata* sont telles que les mouvemens de la cuisse influent d'une manière très-marquée sur l'état de cette arcade. Lorsqu'on étend fortement la cuisse sur le bassin et qu'on la tourne dans la rotation en dehors, le feuillet antérieur ou superficiel de l'aponévrose *fascia lata* se trouve dans la plus grande tension possible, et il tire en bas l'arcade crurale qui est également tendue. Quand on fléchit la cuisse, qu'on la tourne dans la rotation en dedans, et qu'on la croise sur celle du côté opposé, le feuillet antérieur de l'aponévrose *fascia lata* et l'arcade crurale sont dans le plus grand relâchement possible.

La hernie crurale est aussi fréquente chez les femmes qui ont eu des enfans qu'elle est rare chez les filles et surtout chez les hommes. Ces derniers sont presque exclusivement atteints de la hernie inguinale. Arnaud assure que sur cent individus du sexe masculin qui ont des hernies, il y en a à peine un seul qui ait une hernie crurale. Il pense qu'il en est de même chez les femmes non mariées, tandis que sur vingt femmes qui ont eu des enfans et qui sont affectées de hernies, il y en a dix-neuf qui ont des hernies crurales. La hernie crurale est si rare chez l'homme, que Morgagni n'avait jamais eu occasion de l'observer, et que plusieurs Chirurgiens très-exercés ne l'ont vue qu'un petit nombre de fois.

La hernie crurale sort par cet espace connu sous le nom d'anneau crural ou fémoral, et qui est situé entre la partie interne de l'arcade crurale, le pubis, la veine iliaque et la portion réfléchie du pilier externe de l'anneau inguinal. Cet espace n'étant rempli que par du tissu cellulaire et quelquefois par un ganglion lymphatique, offre peu de résistance aux viscères abdominaux. La sortie de ces viscères derrière un point quelconque de l'arcade crurale compris entre la veine iliaque et l'épine antérieure et supérieure de l'os des îles, est, sinon absolument impossible, au moins extrêmement difficile. Elle est empêchée par l'insertion de l'aponévrose iliaque ou *fascia iliaca*, à l'arcade crurale, par les muscles iliaque et psoas, les vaisseaux iliaques et le nerf crural, qui remplissent exactement l'espace compris entre cette partie de l'arcade crurale et le bord antérieur de l'os innominé. Ajoutez à cela la direction de cette arcade, qui étant oblique de dehors en dedans et de haut en bas, détermine les viscères à se porter vers l'anneau crural. Cependant plusieurs auteurs, entre lesquels on en trouve dont l'autorité est d'un grand poids, tels que J. L. Petit, Sabatier, et Richter, pensent que les viscères peuvent descendre au devant des vaisseaux iliaques, et même quelquefois entre ces vaisseaux et l'épine antérieure et supérieure de l'os des îles ; mais on ne rapporte, pour appuyer cette opinion, aucune description bien exacte et faite d'après la dissection de ces hernies crurales. Il est probable que les auteurs qui l'ont émise s'en seront laissé imposer par des hernies anciennes et volumineuses qui s'étaient étendues en dehors de manière à couvrir les vaisseaux fémoraux ; mais l'orifice du sac ou la partie par laquelle les viscères se sont échappés était en dedans de la veine. Dans deux cas de cette espèce que j'ai rencontrés, après avoir fait une incision longitudinale sur la partie moyenne de la tumeur, j'ai été obligé de couper en travers la lèvre interne de cette incision pour mettre à découvert l'orifice du sac qui était au côté interne de la veine iliaque. Aujourd'hui on convient généralement que l'anneau crural est le seul endroit par où les viscères puissent sortir pour former la hernie crurale.

Lorsque les viscères ont franchi cet anneau, en poussant le péritoine devant eux, ils continuent de descendre dans une direction presque verticale, et s'échappent bientôt par l'ouverture, ou plutôt par l'échancrure que présente le feuillet antérieur de l'aponévrose *fascia lata*, devant le muscle pectiné. Mais comme les mouvemens de la cuisse et les adhérences plus intimes des tégumens aux parties sous-jacentes s'opposent à l'accroissement de la tumeur par en bas, et que d'ailleurs la quantité plus grande de tissu cellulaire offre moins de résistance au pli de la cuisse, la hernie se dirige en avant, de manière qu'elle est située ordinairement au devant de l'arcade crurale. Par les mêmes raisons, à mesure que la tumeur augmente de volume, elle s'étend en dehors vers l'épine antérieure et supérieure de l'os des îles, en passant devant les vaisseaux fémoraux, et prend une forme oblongue dont le grand diamètre est parallèle à l'arcade crurale. Il résulte de là que le corps du sac forme un angle presque droit avec le col, et que la portion de ce sac qui, si la tumeur avait continué à descendre en droite ligne, en aurait formé le fond ou la partie inférieure, se trouve en avant.

La hernie crurale se faisant par une ouverture petite et qui n'est guère susceptible de s'élargir, acquiert rarement un volume considérable. Quelquefois cependant on l'a vue descendre jusqu'à la partie moyenne de la cuisse et même au delà. Dans ce cas on a trouvé l'ouverture herniaire aussi grande que l'anneau inguinal dans les hernies scrotales anciennes et très-volumineuses, et les tégumens qui couvraient la tumeur quelquefois tellement amincis qu'on pouvait distinguer le mouvement pé ristaltique des intestins.

La figure de la hernie crurale présente beaucoup de variétés. Lorsque la tumeur est petite, elle a ordinairement une forme ronde qui lui donne de la ressemblance avec un ganglion lymphatique : à mesure que la hernie augmente de volume, elle s'étend en dehors et prend une forme oblongue transversalement ; quelquefois cependant elle s'étend par en bas, et alors sa figure devient oblongue de haut en bas.

La hernie crurale est formée ordinairement par l'intestin grêle ; on y rencontre aussi quelquefois l'épiploon, mais il est rarement seul. On a vu des hernies crurales très-volumineuses qui contenaient tout le jéjunum, l'iléon, le cœcum, la portion ascendante du colon avec une grande partie de l'épiploon. Le sac herniaire ou péritonéal de la hernie crurale est recouvert immédiatement par une couche de tissu cellulaire qui l'unit aux parties voisines. Ce tissu cellulaire qui peut être regardé comme un prolongement de celui qui revêt l'extérieur du péritoine et qui accompagne les vaisseaux iliaques au dessous de l'arcade crurale, se continue de côté et d'autre avec celui qui sépare les muscles de la cuisse. Il est plus ou moins serré suivant le volume et l'ancienneté de la hernie. Quand elle est récente et peu volumineuse, ce tissu cellulaire est toujours souple et extensible ; quelquefois même il permet au sac de rentrer dans le ventre avec les viscères. A mesure que la tumeur augmente de volume, il devient plus dense, plus serré, et chez les sujets qui ont beaucoup d'embonpoint il peut se charger de graisse et prendre un aspect analogue à celui de l'épiploon.

Les parties qui forment la hernie crurale descendent par dessus le pubis, et la tumeur étant située devant le muscle pectiné, la partie postérieure du sac herniaire correspond immédiatement au feuillet postérieur de l'aponévrose *fascia lata* qui va se fixer à la crete du pubis. Quand la hernie est volumineuse et qu'elle s'étend en dehors vers l'épine antérieure et supérieure de l'os des îles, cette partie du sac correspond aux vaisseaux fémoraux. Sa partie antérieure est couverte par une espèce de membrane cellulaire et fibreuse, d'une texture serrée et résistante, qui est formée, selon les uns, par l'expansion de l'aponévrose *fascia lata* qui recouvre l'anneau inguinal et l'arcade crurale, et qu'on a nommée *fascia superficialis*; et selon les autres, par le tissu cellulaire dense et serré qui complète en dedans la gaine des vaisseaux. Quoi qu'il en soit, cette enveloppe est plus dense et plus épaisse au côté externe du sac qu'à son côté interne. Elle lui est unie par la couche de tissu cellulaire dont nous avons parlé plus haut. Entre cette enveloppe membraneuse et la peau, on trouve un tissu cellulaire parsemé de petites glandes lymphatiques qui lui sont intimement unies. Ordinairement ce tissu cellulaire est assez lâche pour qu'on puisse le soulever avec des pinces, et l'inciser avec le bistouri, sans craindre de blesser les parties sous-jacentes. Quelquefois cependant, lorsqu'il a été long-temps comprimé par la pelote d'un bandage, on le trouve dur et fortement uni à l'enveloppe membraneuse qu'il recouvre. La plupart des auteurs disent que la hernie crurale est recouverte par l'aponévrose *fascia lata*; mais en disséquant

attentivement cette hernie , il est facile de s'a-
percevoir que la tumeur repose sur la portion
de cette aponévrose qui monte devant le muscle
pectiné et va s'attacher à la crête du pubis ; et
comme la hernie descend au dessus de cet os ,
nécessairement elle doit être située sur la face
antérieure de cette portion de l'aponévrose. Ajoutez à cela que presque toujours la tumeur est
molle et circonscrite , au lieu d'être tendue et
d'avoir une circonférence peu distincte , comme
cela arriverait si elle était recouverte par l'a-
ponévrose. Il est probable qu'on aura pris pour
cette aponévrose l'enveloppe membraneuse dont
nous venons de parler.

La portion du sac herniaire qui est placée
sous l'arcade crurale et qu'on appelle son col, a
ordinairement un demi-pouce d'étendue , et
quelquefois davantage. La partie antérieure
de ce col correspond à l'arcade crurale , la postérieure au pubis , l'externe à la veine iliaque ,
et l'interne à la portion réfléchie du pilier externe de l'anneau inguinal ou ligament de Gimbernat.

Les rapports de l'artère épigastrique et du
cordon spermatique avec le col du sac herniaire
méritent une attention particulière , parce que
leur connaissance est de la plus grande importance dans l'opération de la hernie crurale
étranglée.

L'artère épigastrique, née de l'iliaque externe à peu de distance de l'arcade crurale , descend d'abord un peu en croisant la direction du
cordon spermatique derrière lequel elle est située; ensuite elle monte en décrivant une légère
courbure sur le côté externe du col du sac
herniaire et se dirige obliquement · vers le

muscle droit derrière lequel elle se cache.
L'artère obturatrice est quelquefois produite
par l'épigastrique, et dans ce cas elle peut
glisser en dehors du col du sac, ou bien passer
en dedans en se rendant au trou ovale ou sous-
pubien qui la transmet hors du bassin. Dans ce
dernier cas, le col du sac serait entouré de gros
vaisseaux dans les trois-quarts de sa circonférence. La veine iliaque est en dehors du sac ;
le tronc commun des artères épigastrique et
obturatrice se trouverait au-dessus, et l'artère
obturatrice elle-même en dedans.

L'artère spermatique entrelacée avec les
veines du même nom, descend obliquement de
derrière en devant le long des muscles psoas et
iliaque, jusqu'auprès de l'extrémité externe ou
supérieure de l'arcade crurale ; ensuite elle
marche derrière cette arcade et s'avance par
degrés vers l'anneau inguinal, située un pouce
plus haut que l'extrémité interne ou inférieure
de la même arcade, pour descendre dans l'aîne
et enfin dans le scrotum. Dans le trajet qu'elles
parcourent derrière le ligament de Fallope,
l'artère et les veines spermatiques croisent
l'artère épigastrique et passent devant le sommet du col du sac herniaire. Il résulte de la disposition de tous ces vaisseaux, que chez l'homme
affecté de hernie crurale, le col du sac herniaire est placé entre l'artère épigastrique et le
cordon spermatique, à une distance à-peu-près
égale de l'une et de l'autre. Si l'on ajoute à cela
que l'artère obturatrice, lorsqu'elle est fournie
par l'épigastrique, passe quelquefois sur le
côté interne du col du sac pour se rendre au
trou ovale, on verra que dans l'homme ce col
est presque entièrement entouré d'artères con-

siderables, et qu'il n'y a presque pas d'endroit
où l'on puisse l'inciser sans être exposé à blesser quelqu'une de ces artères. Dans la femme,
les rapports du ligament rond de la matrice
avec le col du sac herniaire sont les mêmes que
ceux du cordon spermatique chez l'homme.

Le sac herniaire de la hernie crurale est en
général fort mince; son épaisseur n'excède
pas ordinairement celle du péritoine sain., lors
même que la hernie est volumineuse et ancienne.
Quand elle est petite et récente, le sac est quelquefois d'une ténuité extrême ; ensorte qu'en
pratiquant l'opération on le divise presque toujours sans s'en apercevoir, si l'on n'y apporte
la plus grande attention.

On juge qu'une tumeur située dans la partie
interne du pli de la cuisse est une hernie crurale, si elle a paru soudainement pendant un effort
violent, si elle augmente par le mouvement et
la situation verticale, et diminue ou disparaît
sous la pression ou dans la position horizontale
du corps ; si elle éprouve une impulsion lorsque le malade tousse, et si elle a causé des
affections intestinales.

La hernie crurale peut avoir chez l'homme,
surtout lorsqu'elle est considérable, de la ressemblance avec la hernie inguinale. Chez l'homme
adulte, il n'y a entre l'angle interne ou inférieur de l'arcade crurale et l'anneau inguinal
qu'un intervalle d'environ sept lignes, ensorte
que si la tumeur est volumineuse, et que son
col ait poussé en avant et en haut la partie interne du ligament de Fallope, elle se trouve
très rapprochée du pubis, et on peut la prendre
pour une hernie inguinale. Cependant en examinant la chose avec attention, on peut toujours

parvenir à reconnaître le lieu par lequel les parties se sont échappées. La hernie crurale est située profondément dans le pli de la cuisse : on ne peut en toucher le col, même chez les personnes maigres, ni distinguer le trou qui a livré passage aux viscères. Dans la hernie inguinale, au contraire, la situation de la tumeur est toujours moins profonde ; elle est à un demi-pouce environ au-dessus du pli de la cuisse ; le bord tendineux qui la circonscrit est facile à distinguer, et l'on sent toujours le cordon spermatique à sa partie postérieure. La hernie crurale est presque toujours ovalaire transversalement ; la hernie inguinale présente une forme toute différente ; elle est pyramidale de haut en bas : la gêne des mouvemens de la cuisse et l'œdème du pied correspondant sont des signes propres à la hernie crurale et qui n'accompagnent pas la hernie inguinale.

La distinction de ces deux espèces de hernies est plus difficile chez la femme que chez l'homme, à raison de l'absence du cordon spermatique et de la situation de l'anneau inguinal qui est plus près de l'arcade crurale que chez l'homme. Dans quelques cas, on a cru qu'une femme avait deux hernies crurales du même côté, pendant que l'une des deux seulement avait lieu par l'arcade crurale et l'autre par l'anneau inguinal. Arnaud a vraisemblement rencontré un fait de ce genre, quoiqu'il ne l'ait pas reconnu : ayant eu occasion de pratiquer l'opération de la hernie étranglée sur une jeune femme, il trouva deux anses intestinales ; l'une d'elles était étranglée, *non par le ligament de Fallope, mais par un petit faisceau de fibres tendineuses.* Il est fort probable que ce *petit faisceau* n'était autre chose que le pilier externe ou inférieur de l'anneau inguinal qui sépare cette ouverture de l'angle interne de l'arcade crurale.

La situation de la hernie crurale et plusieurs des symptômes qu'elle présente, lui donnent quelquefois beaucoup de ressemblance avec des tumeurs d'une autre nature placées dans la région inguinale ; ensorte qu'on pourrait être induit en erreur, et prendre quelqu'une de ces tumeurs pour une hernie, et réciproquement une hernie pour une tumeur de nature différente.

Lorsque la hernie crurale est peu considérable, irréductible et formée en totalité ou en grande partie par l'épiploon, elle ressemble tellement aux tumeurs glanduleuses des aînes qui sont connues sous le nom de bubons, qu'il est bien difficile de l'en distinguer, et qu'il est arrivé souvent qu'on a pris une de ces maladies pour l'autre. Une pareille méprise ne peut avoir de suites fâcheuses lorsque la tumeur est indolente, sans inflammation ni aucun autre accident ; mais si la tumeur s'enflamme, et si elle se convertit en un abcès, la méprise peut avoir les conséquences les plus graves. En effet, il est arrivé quelquefois qu'on a incisé des hernies en croyant ouvrir des bubons venus à maturité. Louis en rapporte un exemple dans son Mémoire sur les hernies avec gangrène. Le malade mourut des suites de cette fâcheuse opération. J. L. Petit et plusieurs autres auteurs citent des exemples de semblables erreurs qui ont été funestes. D'un autre côté, si l'on prend une hernie pour un bubon vénérien, et si l'on s'en tient aux moyens usités en pareil cas, on exposera le malade à périr des suites de la gangrène de l'intestin. Toutefois la méprise est moins facile ici, parce que le malade éprouve presque toujours les symptômes qui accompagnent d'ordinaire une hernie étranglée ; et si ces symptômes ne cèdent pas aux moyens accoutumés, ils autorisent à pratiquer l'opération, quand bien même l'examen de la tumeur laisserait de l'incertitude sur le caractère de la maladie. Il n'y aurait pas grand inconvénient à faire une incision sur un bubon vénérien, tandis que la vie du malade serait en danger si l'on ne pratiquait pas l'opération dans le cas de hernie. Au reste, voici les principaux phénomènes qui peuvent servir de base au diagnostic lorsqu'il y a de l'incertitude sur la nature de la maladie, soit dans le cas d'une tumeur sans inflammation, soit dans celui où la tumeur est enflammée et accompagnée d'autres accidens :

La hernie crurale naît ordinairement tout-à-coup, et présente dès son apparition un volume assez considérable : la tuméfaction des glandes de l'aîne se forme lentement et augmente peu-à-peu. La hernie survient dans un effort, dans une chute, par un vomissement violent, etc. ; le bubon se manifeste après un coït impur, et presque toujours alors il est accompagné de chancres au prépuce ou au gland ; ou bien il est consécutif à une affection vénérienne qui a été mal traitée. La hernie devient ordinairement plus volumineuse et fait sentir une impulsion lorsque le malade tousse, qu'il retient son haleine, etc. ; on n'observe rien de semblable dans le bubon. Une glande inguinale tuméfiée est souvent assez mobile pour qu'on puisse la mouvoir çà et là sous la peau, l'éloigner du ligament de Fallope, ou la soulever de manière à s'apercevoir qu'elle n'a aucune connexion avec l'ouverture placée sous ce ligament, qu'elle ne s'étend point dans cette ouverture ou qu'elle n'en sort point; on ne voit pas ces derniers signes dans une hernie qui de plus n'est jamais aussi mobile. Enfin, on remarque dans une hernie, surtout si elle est petite et récente, des symptômes d'affection de l'estomac et des intestins, dus à la communication de l'irritation, ou au tiraillement que la portion d'intestin ou d'épiploon contenue dans la hernie éprouve; on n'observe point cela dans le bubon.

Si la tumeur est volumineuse, enflammée, avec douleur plus ou moins aiguë, fièvre, tension, rougeur des tégumens et œdématie qui empêche de la soulever, mollesse dans le centre et dureté dans la circonférence et à la base, on juge que c'est un bubon; ajoutez l'absence des accidens qui ont lieu dans une hernie étranglée, tels que les vomissemens, la tension du ventre, l'interruption du cours des matières fécales, le hoquet, la petitesse et la concentration du pouls, l'altération des traits du visage; accidens qui n'ont jamais lieu dans un bubon enflammé et suppuré, à moins qu'il n'y ait en même temps complication de péritonite; mais alors on reconnaît cette complication par les symptômes qui lui sont propres, par le temps où ils ont paru, par leur intensité et leurs progrès. Si malgré tous ces signes propres à faire distinguer un bubon d'une hernie crurale, il reste encore des doutes sur le véritable caractère de la maladie, on pourra souvent les dissiper en donnant une attention particulière aux circonstances commémoratives, telles que la manière dont la tumeur s'est développée, les divers changemens qu'elle a éprouvés, les différens accidens auxquels le malade a été exposé. Dans beaucoup de cas, ces circonstances seront plus propres à éclairer le diagnostic que l'examen le plus attentif de l'état présent de la maladie.

Une épiplocèle crurale enflammée et suppurée, sans que le malade éprouve les accidens qui accompagnent d'ordinaire l'étranglement, ressemble tellement à un bubon parvenu à maturité, qu'il est presque impossible de distinguer ces deux maladies l'une de l'autre. Dans ce cas, si l'on se trompe en prononçant sur la nature du mal, l'erreur n'est d'aucune conséquence, parce que les indications sont les mêmes dans l'une et dans l'autre de ces maladies. Le Chirurgien favorisera la suppuration par des topiques convenables, et lorsque la tumeur sera venue à maturité, il en fera l'ouverture. Il ne peut se tromper que relativement au moment d'ouvrir l'abcès, parce qu'en général on diffère volontiers l'ouverture des bubons, tandis qu'il est de règle d'ouvrir l'épiplocèle suppurée le plus tôt possible.

Un abcès par congestion situé au pli de la cuisse peut également simuler une hernie crurale. Petit a vu dans deux cas des abcès de ce genre disparaître l'un par la pression, et l'autre par le *decubitus* sur le dos. Cette circonstance serait plus que toute autre, propre à induire en erreur, parce que le déplacement du pus dans l'abcès ressemble parfaitement à la réduction dans la hernie. Il peut se faire même que la situation verticale, la toux ou tout autre effort de la respiration détermine dans les ab-

cès de ce genre une augmentation de volume
et une impulsion propres à favoriser la méprise ; mais l'abcès présente une fluctuation qui
ne s'observe jamais dans une hernie ; et son
apparition a été précédée par une douleur
sourde et profonde dans la région lombaire
ou dorsale.

Une varice située au pli de la cuisse, qui
disparaît par la compression ou lorsque le malade est couché, qui reparaît lorsqu'il est levé, et dont le volume augmente avec impulsion par la toux, a été prise quelquefois pour
une hernie crurale. Petit rapporte un exemple
de cette méprise ; mais elle fut commise par un
coureur marchand d'orviétan qui vendit bien
cher à la malade un mauvais bandage dont la compression lui causait de si grandes douleurs dans
toute la cuisse et la jambe, qu'elle ne pouvait le
porter pendant une heure. Petit reconnut que
la tumeur grosse comme un œuf de poule, que le
charlatan avait prise pour une hernie crurale,
était une varice de la grande veine saphène, à la
couleur brune de la peau qui la couvrait, à
la dilatation variqueuse du reste de cette veine,
à plusieurs grosses varices situées sur le côté
interne du genou, et à d'autres varices plus
considérables et en plus grand nombre encore
vers la malléole interne.

Dans la hernie crurale simple, on doit,
comme dans toutes les autres espèces de hernies,
réduire la tumeur et la maintenir réduite. Pour
faire la réduction de cette hernie, on place le
malade comme il a été dit en traitant des hernies en général, avec la précaution de fléchir
fortement la cuisse et de la tourner en dedans,
afin de relâcher l'aponévrose *fascia lata* et l'ar-

cade crurale à laquelle cette aponévrose s'attache. En pratiquant le taxis, le Chirurgien doit diriger la pression d'abord en bas et en arrière pour retirer la tumeur de dessus le ligament de Fallope qu'elle recouvre plus ou moins ; ensuite il dirige la compression en haut et un peu en dedans pour faire passer les parties sous l'arcade crurale, en suivant la direction qu'elles ont prise en sortant. Il est évident d'après cette direction que les tentatives de réduction seraient infructueuses, si on poussait d'abord la tumeur en haut.

Le bandage propre à maintenir la hernie crurale diffère peu de celui dont on se sert pour la hernie inguinale. Son col doit être plus court, par la raison que la partie de l'arcade par laquelle les viscères sortent est plus voisine du flanc que l'anneau inguinal. Cette même partie du bandage doit avoir une direction oblique du flanc au pubis, précisément comme le ligament de Fallope. La pelote aura une longueur proportionnée à celle du col de la hernie, et une largeur telle qu'elle ne dépasse point le pli de l'aine : pour peu qu'elle descendît plus bas, elle gênerait la flexion de la cuisse, et dans ce mouvement le bandage serait sujet à remonter. Enfin la plaque destinée à soutenir la pelote, sera inclinée convenablement, pour qu'elle puisse comprimer de bas en haut le bord inférieur du ventre, sans descendre au delà du pli de la cuisse.

Les bords de l'ouverture par laquelle sortent les parties qui forment la hernie crurale, paraissent, à cause de leur organisation, moins disposés à se resserrer, et ils sont certainement moins susceptibles d'être rapprochés par une pression externe, que ceux de l'ouverture qui donne passage aux viscères qui forment la hernie inguinale. Aussi les hernies crurales sont-elles plus rarement guéries radicalement par les bandages, que les hernies inguinales.

La hernie crurale est exposée à l'étranglement comme la hernie inguinale. Les symptômes de l'étranglement et les moyens qu'on emploie pour y remédier sont les mêmes dans l'une et dans l'autre; mais il est à observer que l'étroitesse de l'ouverture par laquelle la hernie crurale a lieu, et le peu d'extensibilité de ses bords rendent cette hernie très-susceptible d'étranglement; qu'elles laissent moins d'espoir d'obtenir la réduction par le taxis, et que la forte constriction que cette ouverture exerce sur les parties déplacées rend l'étranglement plus dangereux et l'opération plus urgente.

Les règles que nous avons exposées, en traitant de l'opération de la hernie en général, s'appliquent à celle de la hernie crurale avec de légères modifications. L'incision de la peau doit être faite sur la partie moyenne de la tumeur et s'étendre depuis un pouce au dessus de l'arcade crurale, jusqu'à la partie inférieure de la hernie; sa direction doit être un peu oblique de haut en bas et de dedans en dehors. Lorsque la hernie est oblongue transversalement, la direction de l'incision doit être parallèle au grand diamètre de la tumeur. L'incision de la peau met souvent à découvert des glandes qu'on doit le plus possible éviter de blesser. Après avoir incisé la peau, on doit diviser l'expansion aponévrotique et la couche de tissu cellulaire qui recouvrent le sac herniaire. Mais comme ces en-

veloppes de la hernie crurale ne sont jamais
aussi épaisses et aussi denses que celles de la
hernie inguinale, il faut procéder à leur division avec la plus grande circonspection, et ne
jamais perdre de vue que dans cette espèce de
hernie, les viscères sont constamment à une
moindre profondeur que dans la hernie inguinale. Lorsque ces enveloppes de la hernie crurale
sont incisées, le sac péritonéal est à découvert.
Comme l'épaisseur de ce sac n'excède pas ordinairement celle du péritoine, qu'il est même quelquefois beaucoup plus mince, et qu'en général il
contient peu de sérosité, on doit procéder à son
ouverture avec les plus grandes précautions.
Les parties qu'il renferme étant à découvert,
si l'on s'aperçoit que le col de la hernie est
trop éloigné de l'incision extérieure pour qu'on
puisse le découvrir et l'inciser commodément,
on doit couper en travers celle des deux lèvres
de cette incision vers laquelle le col du sac est
placé.

Il est peut-être sans exemple qu'après avoir
incisé le sac herniaire et mis à découvert les
parties qu'il renferme, on ait pu les réduire
sans agrandir l'ouverture qui leur donne passage, comme cela a lieu quelquefois dans la
hernie inguinale. On est donc obligé d'inciser
cette ouverture pour lever l'étranglement. La
direction qu'on doit donner à l'incision est un
point très-important, à cause des vaisseaux qui
environnent le col du sac herniaire. Si le bistouri est porté en haut et en dehors, on court
grand risque de blesser l'artère épigastrique ;
si l'on incise directement en haut ou même en
haut et en dedans, on peut couper le cordon
spermatique chez l'homme, le ligament rond

de la matrice chez la femme. La section de
ce ligament ne peut pas donner lieu à une hémorragie dangereuse, parce que les vaisseaux
qu'il contient sont très-petits; mais celle de
l'artère spermatique peut être suivie d'une hémorragie mortelle, comme on le voit par une
observation d'Arnaud. (1) Un jeune homme
de 22 ans avait une hernie crurale étranglée
pour laquelle il fallut en venir à l'opération.
Arnaud la pratiqua de l'avis de plusieurs con-
sultans. « Tout, dit ce Chirurgien, parut se passer très-bien quant à l'opération ; je divisai le
ligament suivant ma méthode ordinaire : je réduisis l'intestin et pansai la plaie sans avoir
aperçu aucune effusion de sang. Le malade
mourut une heure après. Cette mort précipi-
tée m'étonna et me porta à faire l'ouverture
du cadavre. Je trouvai une très-grande quantité de sang épanché dans le bas-ventre. M.
Lachaud fut disposé à croire, comme moi,
que l'artère épigastrique avait été ouverte,
parce que cet accident était arrivé en ma présence à une femme qu'il avait opérée quelques
mois auparavant ; mais en faisant la recherche
de ce vaisseau, je trouvai que c'était l'artère
spermatique. »

On peut éviter de blesser les artères épigastrique et spermatique, en incisant cette partie
du ligament de Fallope qui se réfléchit en arrière pour aller s'attacher à la crête du pubis,
et à laquelle on a donné le nom de ligament de
Gimbernat, et en divisant ce ligament le plus
près possible de son attache au pubis. En coupant cette partie de l'arcade crurale, on n'a

____

(1) Mémoires de Chir. T. II, p. 755.

pas seulement l'avantage d'éviter les artères
épigastrique et spermatique, on est sûr encore
que dans cet endroit une incision plus petite
que dans aucun autre lieu de l'ouverture herniaire suffira pour remplir l'indication, parce
que cette même partie du ligament de Fallope
est la cause principale de l'étranglement. Ajoutez à cela qu'en débridant à l'endroit dont il
s'agit, on peut couper dans l'étendue d'un demi-
mi pouce, et quelquefois davantage, sans intéresser l'insertion principale du ligament à l'é-
pine du pubis, et par conséquent sans affaiblir
autant l'arcade crurale que le ferait une incision pratiquée dans tout autre endroit. Mais
comme en incisant ici, on pourrait intéresser
l'artère obturatrice, si, venant de l'épigastrique, elle passait au côté interne du col du sac,
on doit avoir l'attention de n'introduire le bistouri qu'à une très-petite distance au-delà de
l'étranglement, et de ne donner à l'incision
que l'étendue nécessaire pour opérer la réduction. Au reste, quel que soit l'endroit de l'arcade crurale où l'on opère le débridement,
l'incision doit être faite de la manière et avec
les précautions que nous avons indiquées en
parlant de l'opération de la hernie en général.
Il en est de même pour le reste de l'opération
et le traitement qui doit la suivre.

De la Hernie Ombilicale.

On appelle hernie ombilicale, exomphale ou
omphalocèle, la hernie dans laquelle les viscères
sont sortis par l'anneau ombilical, ou par une
ouverture voisine de cet anneau.

Pour la parfaite intelligence de ce que nous

avons à dire sur cette espèce de hernie en particulier, il est bon de rappeler en peu de mots la disposition anatomique de l'ombilic.

La ligne blanche est percée à-peu-près vers le milieu de sa longueur par une ouverture ronde qu'on appelle anneau ombilical, et qui donne passage dans le fœtus aux vaisseaux ombilicaux, savoir la veine et les artères ombilicales. Le cordon ombilical formé par la réunion de ces vaisseaux, est recouvert dans l'étendue de sept à huit lignes par un prolongement de la peau de l'abdomen qui est percée pour le recevoir : ce prolongement qui forme une espèce de gaine se termine par un bord circulaire qui le distingue de l'enveloppe même du cordon. Du côté de la cavité abdominale, l'anneau ombilical est recouvert par le péritoine, qui ne présente dans cet endroit aucune dépression, ni aucune ouverture. La veine et les artères ombilicales placées entre cette membrane et l'aponévrose du muscle transverse, ne sont accompagnées dans leur passage à travers l'anneau ombilical, que par du tissu cellulaire. Si sur le cadavre d'un fœtus, on porte le doigt à l'intérieur du ventre tout le long de la ligne blanche, on sent, lorsqu'on est arrivé à l'ombilic, que ce point offre moins de résistance que tous les autres : il suffit de le comprimer légèrement de derrière en devant avec le doigt ou l'extrémité d'une grosse sonde pour enfoncer le péritoine dans l'anneau ombilical ; et si en même temps on tire doucement le cordon en dehors, le petit enfoncement augmente, devient plus profond, prend la forme d'un entonnoir, dont la base correspond à l'intérieur du ventre et le sommet dans le cordon. Cet enfoncement conique du péritoine ne diffère point d'un petit sac herniaire.

Dans le fœtus, le péritoine n'est uni aux environs de l'anneau ombilical que par un tissu cellulaire lâche et très-extensible, en sorte qu'on peut aisément l'en séparer par la dissection. Ce tissu cellulaire est le même qui unit ensemble les vaisseaux ombilicaux, qui s'alongent facilement en les tirant à soi, ou plutôt quittent la cavité du ventre. Les bords de l'anneau ombilical sont plus minces et plus souples que tout le reste de la ligne blanche ; disposition qui, jointe à la laxité du tissu cellulaire du cordon, fait que les vaisseaux ombilicaux ne peuvent être comprimés dans leur passage à travers les parois abdominales. Cependant la moitié supérieure de l'anneau est plus épaisse que l'inférieure : elle est formée par des fibres tendineuses assez fortes, demi-circulaires, bien distinctes, qui représentent une arcade sous laquelle passe la veine ombilicale qui y est fixée par un tissu cellulaire extensible. Sa moitié inférieure est moins bien déterminée ; ses fibres sont confondues avec les artères ombilicales, de sorte qu'on ne peut séparer ces parties sans les couper.

Après la naissance, la portion du cordon ombilical qui tient au ventre de l'enfant se dessèche jusqu'au bord de la gaine qui lui est fournie par les tégumens du ventre, endroit où elle se détache toujours, quelle que soit la distance du ventre où le cordon a été lié et coupé. Une ulcération en forme de rainure, commence au bord de ce prolongement cutané, s'étend de la circonférence vers le centre et sépare la portion desséchée : la surface ulcérée se cicatrise et laisse une petite dépression appelée le nombril, qui paraît plus forte que la peau voisine, et ne présente aucune trace des vaisseaux ombilicaux. Ces vaisseaux sont entièrement fermés et convertis en petites cordes fibreuses dans les premières semaines après la naissance. Ces espèces de ligamens sont unis les uns aux autres et fixés à la circonférence de l'anneau ombilical par un tissu cellulaire dense et serré, qui paraît mêlé de fibres aponévrotiques : cette union devient de plus en plus intime avec le temps ; et chez l'adulte les ligamens qui résultent de l'oblitération des vaisseaux ombilicaux sont tellement confondus entre eux et avec le contour de l'anneau ombilical, que l'on n'aperçoit aucune apparence d'ouverture. La cicatrice de la peau adhère aussi d'une manière intime à l'extrémité de ces cordons ligamenteux. Par la suite, cette cicatrice devient de plus en plus profonde, et finit par adhérer immédiatement à l'anneau ombilical ; ce qui est dû en partie à la rétraction ultérieure des ligamens ombilicaux et de la cicatrice elle-même, et en partie à la graisse qui s'accumule dans sa circonférence.

En considérant la hernie ombilicale par rapport à l'époque de sa formation, on la divise en deux espèces bien distinctes, savoir : la hernie ombilicale de naissance et la hernie ombilicale accidentelle, ou qui arrive plus ou moins long-temps après la naissance.

Hernie Ombilicale de naissance.

Cette espèce de hernie a été nommée congénitale, parce qu'elle se forme pendant que le fœtus est encore contenu dans l'utérus et qu'il

l'apporte en venant au monde. Si l'on considère :
1.º que cette hernie se rencontre quelquefois
sur les plus jeunes embryons ; 2.º que d'après
la situation du fœtus dans la matrice et l'absence de la respiration, la formation d'une hernie paraît presque impossible avant la naissance,
excepté dans le cas où le testicule entraîne avec
lui à travers l'anneau inguinal, une portion
d'épiploon ou d'intestin à laquelle il est uni par
des adhérences contre-nature, on n'hésitera
point d'attribuer la hernie ombilicale de naissance à un vice de conformation dans la région
du nombril, que les enfans de l'un et de l'autre
sexe apportent en naissant.

Cette espèce de hernie peut commencer à
toutes les époques de la grossesse ; car on l'observe quelquefois, comme nous venons de le
dire, dans les embryons les plus jeunes, dans
le fœtus qui n'a pas encore acquis tout son développement et dans le fœtus à terme. Elle sort
par l'anneau ombilical qui occupe le centre de
la base de la tumeur, et s'étend dans le tissu
spongieux qui unit ensemble les vaisseaux du
cordon ombilical. Ce cordon lui-même semble
naître et se détacher du sommet de la tumeur :
les vaisseaux qui le forment sont séparés les
uns des autres par la tumeur ; la veine est toujours placée au-dessus, les artères au-dessous et
quelquefois sur l'un et l'autre côtés.

Cette espèce de hernie offre en général une
apparence qui lui est propre : à sa base, où les
tégumens du ventre la recouvrent, elle est opaque ; elle est au contraire transparente dans
tout le reste de son étendue, de sorte qu'on
aperçoit à travers ses enveloppes les parties
qu'elle renferme. La portion de la tumeur qui

se trouve comprise dans l'écartement des vaisseaux ombilicaux est recouverte de deux enveloppes bien distinctes l'une de l'autre : l'externe est formée par le tissu spongieux du cordon, et l'interne par un prolongement du péritoine qui constitue le vrai sac herniaire.

Les parties contenues dans la tumeur sont différentes selon sa grosseur. Lorsqu'elle est peu volumineuse elle ne contient ordinairement qu'une petite partie d'intestin. Dans ce cas, comme la portion du cordon ombilical dans laquelle se trouve la tumeur n'est pas beaucoup plus grosse que dans l'état naturel, l'intestin pourrait être compris dans la ligature que l'on fait à ce cordon. Sabatier dit que cet accident est arrivé plusieurs fois à sa connaissance, et que les enfans en sont morts. C'est pourquoi, en général, avant de faire la ligature du cordon ombilical, on doit l'examiner attentivement, afin de s'assurer s'il ne contient pas une portion d'intestin.

La tumeur peut être considérable, égaler par exemple un œuf de poule en grosseur, et cependant ne contenir que quelques circonvolutions de l'intestin grêle ; mais lorsqu'elle est plus grosse elle renferme la totalité ou la plus grande partie du conduit intestinal. Dans quelques cas, son volume est plus considérable encore, et elle contient non-seulement tout le conduit intestinal, mais encore le foie, l'estomac, la rate et l'épiploon. Enfin, on voit des fœtus dans lesquels les parois antérieure et latérales de l'abdomen manquent entièrement, en sorte que les viscères se trouvent à l'extérieur du corps ; et alors, tantôt ils sont recouverts par le péritoine, tantôt absolument à nu, et exposés au contact de l'air au moment où l'enfant vient au monde. Ce vice de conformation peut être regardé comme le plus haut degré de celui qui nous occupe, c'est-à-dire, de la hernie ombilicale congénitale.

Lorsque cette espèce de hernie est d'un volume considérable, elle fait presque toujours périr le fœtus dans le sein de sa mère, ou fort peu de temps après la naissance, soit, comme le remarque Scarpa, parce qu'il a toujours d'autres vices de conformation dont les suites sont plus dangereuses, tels que le spina bifida, le développement incomplet des os de la tête, la faiblesse des muscles abdominaux, un gonflement énorme des viscères du bas-ventre, et particulièrement du foie ; soit parce que les parties qui forment la hernie sont, dans la plupart des cas, irréductibles à cause de leur volume et des fortes adhérences qu'elles ont contractées avec le col du sac herniaire. Méry a décrit dans les Mémoires de l'Académie des Sciences de Paris, (année 1716), une tumeur de cette espèce qui contenait le foie, la rate, l'estomac et tous les intestins. L'enfant qui était né à terme, mourut au bout de quatorze heures. Morgagni a vu un enfant qui a vécu pendant trente-cinq heures avec une hernie ombilicale, grosse comme le poing, située au côté droit du nombril et formée par une portion du foie.

Mais lorsque la tumeur est peu volumineuse et formée seulement par une petite portion de l'intestin grêle dont il est possible de faire la réduction, elle n'est pas toujours mortelle. Dans ce cas, on doit réduire la portion intestinale déplacée dans la cavité du ventre, et empêcher un nouveau déplacement au moyen de la compression. Cette méthode a quelquefois procuré la guérison de la maladie, comme on le voit par l'observation suivante de M. Hey, rapportée par M. Lawrence, dans son Traité des hernies. « Dans le mois de novembre 1772, je fus demandé pour visiter un enfant qui était venu au monde avec une tumeur contre-nature au nombril. Je trouvai le cordon ombilical distendu, et ayant le volume d'un œuf de poule à son insertion à l'abdomen, quoiqu'il n'eût que son épaisseur dans les autres parties. La distension de cette partie du cordon avait rendu ses enveloppes si transparentes que je pus au travers distinguer les plis de l'intestin grêle, qui avait été chassé par le nombril avant la naissance de l'enfant. Je réduisis sur le champ l'intestin, et je priai un assistant de tenir le cordon comprimé au niveau de l'abdomen, afin que l'intestin ne pût pas rentrer dans le sac herniaire. Je me procurai un emplâtre étendu sur du cuir ; je le coupai en morceaux circulaires que je plaçai les uns sur les autres en leur donnant la forme d'un cône. J'appliquai cette sorte de compresse sur le nombril, après que j'eus mis en contact la peau de l'un et de l'autre côté de l'ouverture, de sorte que l'un des bords restât appliqué un peu sur l'autre. J'entourai ensuite le ventre d'une ceinture de linge, et mis sur le nombril une pelote piquée, circulaire, épaisse, et située à deux pouces environ de l'une des extrémités de la ceinture. Ce bandage retint d'une manière sûre l'intestin dans l'abdomen, et fut renouvelé de temps à autre. Le cordon se sépara une semaine environ après la naissance ; et au bout de quinze jours, à compter de ce temps, l'ouverture de l'ombilic était tellement resserrée, que les cris de l'enfant, lorsqu'on changeait le bandage, n'occasionnaient pas la moindre issue des viscères. Cependant je jugeai convenable de continuer plus long-temps l'usage de cet appareil ».

De la Hernie Ombilicale accidentelle.

On appelle hernie ombilicale accidentelle, celle dont le développement est postérieur à la naissance. Cette espèce de hernie doit être considérée séparement dans les enfans et dans les adultes.

Hernie Ombilicale des enfans.

Les enfans sont d'autant plus sujets à la hernie ombilicale qu'ils sont plus jeunes. Ordinairement elle commence à se manifester après la chute du cordon ombilical : quelquefois cependant elle ne se montre que dans les premiers mois ou même dans les premières années de la vie. Les parties qui forment cette hernie, s'échappent du ventre par l'anneau ombilical, en poussant devant-elles le péritoine qui forme un sac dans lequel ces parties sont contenues. L'existence de ce sac a été revoquée en doute par plusieurs auteurs qui ont pensé que les viscères étaient situés immédiatement au-dessous de la peau ; mais lorsqu'on dissèque attentivement une hernie ombilicale, on voit évidemment qu'elle a un sac herniaire, quels que soient le volume et l'ancienneté de la tumeur. Il est vrai que ce sac est si mince et si étroitement uni à la peau, surtout dans l'endroit correspondant au sommet de la tumeur, qu'il faut le chercher avec le plus grand soin pour le rencontrer. C'est sans doute ce qui a donné lieu à l'erreur de ceux qui en ont nié l'existence. Le col de ce sac est toujours très-court, arrondi et forme une espèce d'anneau. Sa grandeur varie ; mais il est toujours fort étroit en raison du volume de la tumeur. Il est intimement adhérent au bord aponévrotique de l'anneau ombilical, qui acquiert lui-même une épaisseur et une dureté considérables dans les hernies volumineuses et anciennes.

Les parties qui forment la hernie ombilicale chez les enfans, en sortant par l'anneau ombilical, soulèvent la cicatrice extérieure de l'ombilic, et détruisent ses adhérences avec les extrémités oblitérées des vaisseaux ombiliciaux ; ces extrémités conservent leur situation naturelle lorsque la hernie est d'un petit volume ; mais lorsqu'elle est grosse, ces bouts ligamenteux sont rejetés vers l'un ou l'autre côté ; et au lieu d'adhérer intimement à la cicatrice extérieure de l'ombilic comme dans l'état naturel, ils n'y tiennent plus que par quelques filamens ou plutôt par quelques franges qui se voient sur le sac herniaire. On ne peutl suivre que quelques lignes au-delà du bord aponévrotique de l'anneau ombilical.

La hernie ombilicale des enfans renferme le plus ordinairement une anse d'intestin grêle : comme l'épiploon est fort court chez eux, il ne fait presque jamais partie de la hernie ombilicale. Les enveloppes de cette hernie sont en général très-minces : elles sont formées par la peau, par une couche de tissu cellulaire et par le sac herniaire proprement dit ; celui-ci est extrêmement mince, demi-transparent et

tout-à-fait semblable au péritoine, comme le
sac des autres hernies.

Le resserrement incomplet de l'anneau ombilical, la faiblesse et la laxité des tégumens
qui forment la cicatrice de l'ombilic; le défaut
d'adhérence des extrémités des vaisseaux ombilicaux avec la cicatrice de la peau et avec
les bords de l'anneau ombilical; le gonflement
du ventre persistant après la naissance, sont
autant de circonstances qui prédisposent les
enfans à la hernie ombilicale, qui se développe
presque toujours lorsque ces circonstances existent, si l'on néglige d'exercer une compression convenable sur l'ombilic après la chute
du cordon. Les cris continuels de l'enfant,
les épreintes qui lui causent de fréquentes coliques, les convulsions, la toux, les vomissemens, la distension de l'estomac et des intestins par des gaz, la constipation et les autres
affections intestinales, la mauvaise habitude
que l'on a encore dans certains pays, de le
serrer dans ses langes, doivent être regardés
comme causes efficientes de cette hernie. Dans
ces diverses circonstances les viscères sont poussés avec force contre les parois abdominales;
et comme à cette époque de la vie l'anneau
ombilical est le point le plus faible de ces
parois, une anse de l'intestin grêle s'y engage
avec la plus grande facilité.

La hernie ombilicale des enfans se présente
sous la forme d'une tumeur ronde, cylindrique
ou conique, à base circulaire. Cette tumeur disparaît quand on la comprime, et alors on distingue avec le doigt, à travers la peau mince
de l'ombilic, l'ouverture ronde qui lui donne
passage; elle reparaît dès qu'on cesse la com-

pression : elle devient plus grosse et plus tendue lorsque l'enfant crie ou qu'il fait quelqu'autre effort de la respiration. On n'aperçoit sur sa surface aucune trace de la cicatrice de l'ombilic, si ce n'est qu'à son sommet, ou sur un de ses côtés une petite portion de la peau est plus pâle et plus mince que toute celle des environs.

La hernie ombilicale des enfans abandonnée à elle-même fait sans cesse des progrès : la présence des viscères déplacés maintient l'anneau ombilical dilaté, s'oppose à la tendance que les bords de cette ouverture ont à se resserrer, et par la suite la guérison devient presque impossible. Cependant on a vu des enfans chez lesquels cette tendance de l'anneau ombilical à se resserrer a surmonté la résistance des parties contenues dans la hernie, et, les poussant en arrière dans la cavité abdominale, déterminé l'oblitération de l'ouverture qui leur donnait passage et produit ainsi une guérison spontanée ; mais de pareils événemens sont si rares et si extraordinaires qu'on ne doit en tenir aucun compte dans la pratique, et qu'on ne saurait trop se hâter de procéder à la cure de cette espèce de hernie.

Son traitement, comme celui de toutes les hernies en général, consiste à réduire le plus tôt possible les parties déplacées et à les maintenir réduites à l'aide d'une compression méthodique. La réduction est toujours facile parce que l'intestin qui forme cette hernie est sans adhérence avec le sac, et que l'anneau ombilical présente un diamètre assez grand pour n'opposer aucune résistance à sa rentrée. Mais il n'est pas aussi facile de maintenir la réduc-

tion , parce que les bandages dont on se sert
se dérangent très facilement , et qu'alors ils
ne compriment plus assez exactement l'ombilic pour empêcher l'intestin de sortir pendant
les cris de l'enfant. On a singulièrement varié
la forme et la matière de ces bandages. Celui
dont je me sers , et qui m'a constamment réussi, est composé d'une plaque de fer très-mince,
longue d'environ trois pouces, large de deux,
et légèrement concave du côté qui doit regarder l'abdomen : ses bords latéraux et l'inférieur sont un peu échancrés ; le supérieur arrondi. Sa face convexe porte, près l'un des
bords latéraux , deux petits boutons de cuivre dont l'un est supérieur et l'autre inférieur. Cette plaque est couverte de peau de
chamois, et garnie sur sa face concave , dans
l'endroit qui doit correspondre à l'ombilic, d'une
pelote convexe du volume de la moitié d'une
noix muscade. Cette plaque est fixée au moyen
de deux ceintures cousues par une de leurs extrémités sur le bord opposé à celui près duquel se trouvent les deux petits boutons de cuivre, au niveau de ces boutons, et, terminées
à l'autre par une petite courroie percée de trous
destinés à recevoir ces boutons. On donne à
ces ceintures un certain degré d'élasticité, afin
qu'elles se prêtent aux variations de volume
du ventre, en y plaçant, près de leurs extrémités , dans l'étendue d'environ deux pouces,
de petits ressorts à boudin semblables à ceux
dont on se sert pour faire les bretelles élastiques. Dans le reste de leur étendue, elles sont
formées de futaine ou de lisière couverte de
peau de chamois. Ce bandage a l'avantage de ne
se point déranger, et par conséquent d'exercer

constamment sur l'ombilic une pression suffisante pour s'opposer à la sortie de l'intestin :
il a aussi l'avantage de pouvoir être appliqué
avec autant d'exactitude par la nourrice de l'enfant que par le Chirurgien le plus habile. Au défaut de ce bandage, on peut se servir du suivant
que des praticiens recommandables disent avoir
toujours employé avec succès : après avoir réduit complètement la hernie, on place dans
le creux de l'ombilic un morceau de toile fine
sur lequel on applique une pelote convexe,
un morceau de liège sphérique, ou la moitié
d'une noix muscade que l'on fixe au moyen
d'un emplâtre très-agglutinatif circulaire, ou
de quelques bandelettes agglutinatives croisées
en X ; on met par dessus des compresses graduées cousues ensemble, et le tout est assujetti avec une bande. Cette bande faite d'une
double toile, ou de futaine, large dans son
milieu d'environ cinq travers de doigt, se rétrécit de plus en plus de côté et d'autre, au point
qu'elle n'a plus que deux travers de doigt vers
ses extrémités. On lui fait faire le tour du
ventre en serrant modérément, et on ramène
ses deux extrémités en avant, sur les compresses où on la fixe au moyen de deux rubans
cousus à ces extrémités. Comme ce bandage,
quoique double, se replie aisément et forme
une espèce de cordon qui ne recouvre plus
l'ombilic, on doit garnir sa partie moyenne
d'un morceau de cuir fort qui l'empêche de se
plisser.

Quel que soit le bandage dont on se serve,
la pelote doit être assez convexe pour repousser
profondément les viscères et appliquer exactement la peau sur les bords de l'anneau ombi-

lical, sans toutefois pénétrer dans cette ouverture, ce qui pourrait s'opposer à sa coarctation. Si la pelote était plate, ou trop peu convexe, elle empêcherait à la vérité l'intestin de soulever la peau et de former une tumeur apparente ; mais elle ne le repousserait pas entièrement dans le ventre, et sa présence dans l'anneau ombilical s'opposerait à son resserrement, et par conséquent à la guérison radicale de la hernie. Les compresses graduées que l'on place sur la pelote doivent être assez épaisses pour que la compression porte principalement sur l'ombilic et sur la colonne vertébrale, et le moins possible sur les côtés du ventre. Quand on est obligé de changer le bandage, on doit avoir la précaution avant d'ôter la bande, de porter le doigt sur la pelote, et de la tenir ainsi fixée sur l'ombilic jusqu'à ce que la nouvelle bande soit appliquée.

Dans les enfans de cinq à six ans et au-dessus, au lieu des bandages dont je viens de parler, je me sers d'un bandage semblable à celui dont on fait usage pour la hernie inguinale, excepté que la pelote et le col qui la soutient se continuent en droite ligne avec le reste du ressort. La pelote est ronde ou ovale, presque plate, et présente dans sa partie moyenne une espèce de mamelon propre à remplir l'enfoncement de l'ombilic.

Une compression méthodique produit d'autant plus sûrement et plus promptement la guérison radicale de la hernie, que l'enfant est plus jeune. Chez ceux où l'exomphale survient presque immédiatement après la chute du cordon ombilical, la guérison est complète ordinairement au bout de deux ou trois mois et quelquefois en moins de temps. Plus l'enfant est âgé et la hernie volumineuse, moins on a de chances de succès. On est quelquefois obligé alors de continuer la compression pendant plusieurs années. Quand la maladie n'est pas traitée convenablement dans le jeune âge, elle subsiste ordinairement toute la vie; ou si elle paraît guérie, la guérison n'est que précaire, et le sujet conserve une disposition à en être attaqué dans un âge plus avancé. On favorise l'effet de la compression en tenant l'enfant couché sur le dos pendant la plus grande partie de la journée, et en écartant avec soin toutes les causes qui pourraient le faire crier et déterminer des contractions violentes du diaphragme ou des muscles abdominaux.

La ligature de la poche qui sert d'enveloppe à la tumeur, après la réduction des parties que cette poche contient, a été proposée fort anciennement, comme le moyen le plus propre à guérir la hernie ombilicale des enfans. Cette ligature se pratique en passant un lien autour de la base de la tumeur, le plus près du ventre qu'il est possible, ou en traversant cette base avec une aiguille garnie de deux cordons avec lesquels on la serre des deux côtés. Les effets de cette ligature sont de déterminer l'inflammation et l'ulcération de la portion de peau sur laquelle elle agit immédiatement, d'intercepter la circulation dans les enveloppes de la tumeur et d'en déterminer la chute, ce qui a lieu du huitième au dixième jour; mais comme la ligature se relâche à mesure que les parties s'affaissent, pour obtenir ce résultat on est obligé d'en appliquer plusieurs successivement. La chute des enveloppes de la hernie laisse un ul-

cère plus ou moins grand, suivant l'étendue de
la base de la tumeur, et dont la cicatrice qui
n'est complète quelquefois que le 4o.ᵉ jour, a
paru capable de s'opposer à un nouveau déplacement des parties. Il paraît que les anciens
faisaient fréquemment cette opération, que
Celse a décrite avec sa précision et son élé-
gance ordinaires. Parmi les modernes, Saviard
est peut-être le seul qui l'ait pratiquée : il dit
l'avoir employée deux fois avec succès ; une
fois sur une jeune fille de 14 mois, et une
autre fois sur une fille aussi, mais dont il ne
fait pas connaître l'âge. Dans ces derniers
temps Desault a voulu faire revivre cette ligature tombée dans le plus profond oubli ; il
rapporte neuf exemples de sa réussite sur des
enfans dont le plus âgé avait deux ans. La ligature s'est détachée avant le huitième jour, et
l'ulcération qui lui a succédé était cicatrisée le
vingt-deuxième. Mais malgré ces observations
et les éloges prodigués à cette méthode par les
rédacteurs du Journal et des Œuvres Chirurgicales de ce célèbre Chirurgien, elle n'a que
très-peu d'approbateurs, et aujourd'hui presque tous les Chirurgiens, particulièrement
ceux qui se sont le plus occupés des hernies,
la rejettent. Voici les raisons sur lesquelles
ils se fondent.

1.º La ligature, soit qu'on la fasse en entou-
rant la base de la tumeur avec un fil ou en la
traversant avec une aiguille enfilée pour l'é-
treindre avec une double ligature, à-peu-près
comme on étranglerait un staphylome, est une
opération douloureuse et qui peut donner lieu
à des accidens graves, tels qu'une fièvre d'irritation des plus intenses, des souffrances très-

vives qui causent des cris continuels et quelquefois des convulsions : elle pourrait même devenir mortelle, si malgré toutes les précautions on était assez malheureux pour comprendre dans le lien une portion d'intestin.

2.° On ne peut espérer, même chez les enfans les plus jeunes, d'obtenir une guérison radicale par la ligature, si l'on ne fait immédiatement après l'opération et pendant deux ou trois mois une compression méthodique sur l'ombilic, par le moyen d'un bandage. Si l'on néglige cette précaution, la hernie ne tarde pas à récidiver, comme je l'ai vu sur un des enfans qui avaient été opérés par Desault; Ainsi la ligature sans la compression ne peut produire qu'une guérison incertaine. On n'en sera point surpris si l'on considère que la ligature ne peut contribuer en rien au resserrement de l'anneau ombilical, resserrement sans lequel on ne peut obtenir une guérison radicale. Il doit arriver ici ce qui arrivait dans l'ancienne manière d'opérer la hernie inguinale non-étranglée, par la ligature du sac herniaire et du cordon spermatique. Dans l'un et l'autre cas, il reste toujours entre l'anneau aponévrotique qui donne passage aux viscères et les tégumens, une petite cavité formée par le col du sac herniaire, cavité dans laquelle les viscères recommencent à s'engager après l'opération, ce qui empêche le resserrement complet de l'anneau.

3.° L'expérience ayant prouvé, d'une part que la compression seule est un moyen très-efficace pour guérir radicalement l'exomphale chez les enfans, et de l'autre que la ligature sans la compression ne procure jamais une guérison parfaite, pourquoi pratiquerait-on une opération douloureuse qui peut donner lieu à des accidens graves, lorsqu'on peut obtenir le même résultat par la compression ? Dira-t-on que la ligature abrège le traitement ? Mais l'ulcère qui la suit n'est cicatrisé ordinairement que du 20.ᵉ au 40.ᵉ jour, quelquefois même plus tard ; et il faut ensuite employer pendant deux ou trois mois une compression exacte à l'aide d'un bandage pour assurer la guérison. Ainsi la ligature, loin d'abréger le traitement, le rend encore plus long, puisque, comme nous l'avons dit, trois mois suffisent ordinairement pour obtenir une guérison radicale par le seul emploi du bandage compressif. D'ailleurs, en supposant que la ligature abrégeât le traitement, ce léger avantage ne pourrait point l'emporter sur les inconvéniens dont elle toujours accompagnée.

Hernie Ombilicale chez les Adultes.

Les parties qui forment la hernie ombilicale chez les adultes s'échappent, non par l'anneau ombilical, mais par une ouverture située au voisinage, et produite accidentellement par l'écartement des fibres de la ligne blanche. Quelquefois cependant ces parties sortent par l'anneau ombilical ; mais ce cas est très-rare. Petit ne l'a rencontré que deux fois sur un nombre considérable de hernies ombilicales : aussi avance-t-il que, sur cent exomphales chez l'adulte, il n'y en a pas deux qui se fassent par l'anneau, et que c'est toujours au-dessus, au-dessous ou sur les côtés de cette partie qu'elles ont lieu ; tandis que chez

les enfans elles se font toujours ou presque toujours par l'anneau ombilical même. La raison
de cette différence est facile à comprendre.
L'anneau ombilical, comme nous l'avons dit,
s'oblitère après la naissance et forme une cicatrice d'autant plus solide que le sujet est plus
avancé en âge : il ne se laisse pas aisément
distendre et ouvrir par une violence extérieure.
La partie voisine est bien plus faible et résiste
par conséquent bien moins aux viscères , lorsqu'une puissance quelconque les force à s'
chapper au-dehors. Ainsi, lorsqu'une force dé-
tendante agit sur la région de l'ombilic, les
fibres aponévrotiques s'écartent beaucoup plus
facilement les unes des autres pour former une
fente dans laquelle les viscères s'introduisent
que l'anneau solidement oblitéré. Dans les
adultes, la résistance de cet anneau est si grande
comparativement à celle de la ligne blanche,
qu'il est probable que chez ceux où la hernie
s'est formée par l'anneau, celui-ci était naturellement dilaté par un vice de première conformation, ou bien qu'il restait encore quelques
vestiges d'une hernie qui avait eu lieu dans
l'enfance.

Dans les adultes, comme dans les enfans, les
enveloppes de la hernie ombilicale sont formées par les tégumens, par une couche de
tissu cellulaire plus ou moins épaisse, plus ou
moins serrée, et par le péritoine qui constitue le
vrai sac herniaire. Le col de ce sac a une forme
ovalaire, comme la fente de la ligne blanche
qui lui a livré passage ; il est toujours étroit
relativement au volume de la tumeur. Dans le
cas très-rare où la hernie s'est faite par l'anneau ombilical même, le col du sac a une forme
ronde.

La hernie ombilicale chez l'adulte est formée souvent par l'épiploon, rarement par l'intestin seul, et fréquemment par ces deux parties ensemble. L'arc du colon et les circonvolutions moyennes et supérieures du jéjunum sont les parties du conduit intestinal que contient le plus fréquemment cette hernie. Quand la tumeur est très-volumineuse, on y trouve quelquefois l'estomac et même le cœcum. Lorsque la hernie est produite par l'épiploon et par l'intestin celui-ci est presque toujours placé derrière l'épiploon.

La distension forcée des parois de l'abdomen produit dans les fibres de la ligne blanche et dans l'anneau ombilical une disposition qui favorise singulièrement l'exomphale. Aussi remarque-t-on que les femmes qui ont fait plusieurs enfans, qui ont eu des accouchemens difficiles, sont souvent attaquées de cette espèce de hernie. Les personnes qui ont beaucoup d'embonpoint courent risque d'avoir une hernie ombilicale en maigrissant. Il en est de même de celles qui ont été attaquées d'hydropisie ascite. On a vu survenir une exomphale après la ponction faite à l'ombilic très-distendu par l'eau dans une ascite. Quand la hernie existe depuis un certain temps chez une femme qui devient enceinte, elle disparaît ordinairement sur la fin de la grossesse; mais elle reparaît après l'accouchement.

La hernie ombilicale se forme ordinairement avec lenteur; quelquefois cependant elle vient subitement après un effort léger, le ventre étant très-distendu par une grossesse avancée. Elle se présente sous la forme d'une tumeur dont le volume et la figure varient suivant son

ancienneté et l'embonpoint du sujet. Lorsque
la hernie est récente et peu volumineuse, la
tumeur plus large à sa base qu'à son sommet est
presque hémisphérique, et l'ouverture par laquelle les parties sortent, correspond au milieu
de sa base ; à mesure qu'elle augmente de volume, son sommet s'élargit, et comme la grosseur de sa base n'augmente pas en proportion,
cette base forme une espèce de pédicule, plus
ou moins épais ; ce changement de figure a lieu
particulièrement quand la hernie est formée
uniquement par l'épiploon, qui présente alors
dans l'endroit de sa sortie du ventre un pédicule mince. Les parties déplacées tendent naturellement à se porter en bas par leur propre
poids : si le sujet est maigre, la tumeur devient,
pour ainsi dire, lâche et pendante, et l'ouverture qui lui donne passage, occupe sa partie
supérieure. Chez les personnes qui ont beaucoup d'embonpoint, la tumeur ne présente pas
toujours une élévation proportionnée à son
volume ; quelquefois alors la hernie s'étend
entre les muscles et les tégumens sans former
une tumeur extérieure bien remarquable.

Lorsque la hernie ombilicale est abandonnée
à elle-même et qu'on néglige de la contenir par
un bandage, elle acquiert insensiblement un
volume très-considérable, descend quelquefois
jusqu'au pubis et même au devant des parties
génitales. Dans cette augmentation de volume,
les parties que renferme la tumeur et celles qui
lui servent d'enveloppe, éprouvent des changemens fort remarquables : l'épiploon grossit
prodigieusement ; quelquefois cependant il est
aminci, usé et troué par la pression de la
masse intestinale qui est placée derrière lui, et

qui alors se trouve immédiatement sous la
peau confondue avec le sac herniaire. Il est
très-rare que les parties qui forment ces
énormes hernies ombilicales ne soient pas adhérentes entre elles et avec le sac herniaire. Les
enveloppes de la hernie ombilicale naturellement peu épaisses s'amincissent d'autant plus
que la tumeur devient plus grosse : le sac herniaire alors se confond tellement avec la peau,
qu'il est impossible de l'en distinguer. La peau
elle-même devient si mince, qu'on aperçoit
au travers les circonvolutions intestinales, et
qu'on ne peut l'inciser sans ouvrir en même
temps quelques-unes de ces circonvolutions.
L'amincissement de la peau peut être porté au
point qu'elle se déchire et donne passage à l'intestin, comme je l'ai vu une fois. Une femme,
âgée de soixante ans, d'une petite stature,
d'un embonpoint médiocre, portait depuis
vingt ans une hernie ombilicale qui n'avait
jamais été contenue par un bandage. Cette hernie s'était accrue successivement, et avait acquis un volume égal à celui de la tête d'un
adulte. La peau qui la recouvrait était si mince,
qu'on distinguait parfaitement bien les circonvolutions intestinales au travers, pour peu
qu'elles fussent distendues par des gaz. Dans
un léger effort que cette femme fit pour lever un
paquet de linge, la peau se déchira dans l'étendue de six à huit lignes et l'intestin s'échappa
par cette déchirure. Appelé auprès de la malade, quinze heures après l'accident, je remar-
quai que la portion d'intestin sortie par la plaie
de la peau formait une anse d'environ dix pouces de longueur ; elle était distendue par des
gaz, et d'un rouge tirant sur le violet. La ma-

lade avait vomi deux fois et elle éprouvait des
nausées continuelles ; le pouls était très-petit,
et les traits du visage étaient sensiblement altérés. L'impossibilité de faire rentrer l'intestin sans agrandir l'ouverture qui lui donnait
passage était si manifeste, qu'avant de faire
aucune tentative, je jugeai à propos de débrider cette ouverture : mais quoique je n'eusse
pratiqué qu'une très-petite incision, il s'é-
chappa aussitôt une si grande quantité de l'intestin, que j'eus beaucoup de peine à le faire
rentrer, quoique très-bien secondé par le médecin ordinaire de la malade. Pour le contenir,
je fus obligé de faire la suture du pelletier. Les
accidens que la malade éprouvait augmentèrent,
et elle mourut au bout de vingt heures. Je fus
instruit trop tard de sa mort pour pouvoir faire
l'ouverture du corps, à laquelle d'ailleurs les
parens se seraient probablement refusés.

Les signes de la hernie ombilicale sont les
mêmes que ceux des autres espèces de hernies.
Mais il n'est pas toujours facile de reconnaître
si la hernie s'est faite par l'anneau ombilical
même, ou par l'écartement des fibres aponévrotiques de son voisinage. On ne peut arriver
à cette connaissance qu'en ayant égard aux circonstances suivantes :

Dans la hernie ombilicale proprement dite,
la tumeur présente un pédicule arrondi ; son
corps conserve une forme presque sphérique,
quel que soit son volume ; on n'aperçoit à son
sommet ni sur ses côtés aucun froncement de
la peau, ni rien qui ressemble à la cicatrice de
l'ombilic : seulement dans quelques points de
sa surface, la peau est un peu plus pâle et plus
mince que partout ailleurs ; quand on a réduit

la tumeur, et quelquefois même avant de l'avoir
réduite, on distingue avec l'extrémité du doigt
la forme ronde de l'ouverture qui donne passage aux parties qui la forment, et la consistance de ses bords. La hernie ombilicale qui se
forme par l'écartement des fibres aponévrotiques dans le voisinage de l'anneau ombilical, a
un col ou pédicule de forme ovalaire; le corps
de la tumeur est aussi ordinairement ovale;
l'ouverture qui donne passage aux parties est
également alongée et n'est jamais aussi régulière que l'anneau ombilical : ses bords sont
plus minces et moins résistans; la tumeur, au
lieu d'occuper exactement la partie moyenne du
nombril, est située au-dessus, au-dessous ou à
côté. On aperçoit sur l'un ou l'autre de ces côtés la cicatrice de l'ombilic qui conserve sa ru-
gosité et toutes ses apparences naturelles : de
plus, à moins que cette hernie ne soit extrêmement grosse et qu'elle ne couvre ou cache l'anneau, on le sent très-distinctement, et séparé
de la hernie; car il est toujours au milieu du
ventre comme un point dur, ou du moins plus
ferme que le reste de la ligne blanche.

La hernie ombilicale est sujette aux mêmes
complications et aux mêmes accidens que les
autres hernies. Celui qui lui est particulier et
habituel, lorsqu'elle n'est point contenue ou
qu'elle l'est mal, est une espèce de colique légère, moins douloureuse qu'inquiétante, dont
les malades sont sans cesse travaillés quand ils
sont debout, et qui augmente quand ils ont
mangé.

Le traitement de la hernie ombilicale chez
l'adulte doit être le même que celui de la hernie
inguinale et de la hernie crurale. Lorsque l'ex-

omphale est simple et réductible par le taxis,
on doit la réduire en se conformant aux règles
dont nous avons parlé, et la maintenir réduite
au moyen d'un bandage convenable. Dans la
plupart des cas, un bandage élastique semblable
à celui dont on se sert pour la hernie inguinale,
modifié comme nous l'avons dit, en parlant
de la hernie ombilicale des enfans, remplit parfaitement bien l'intention qu'on se propose, et
doit être préféré à tout autre. Mais lorsque le
malade a beaucoup d'embonpoint, que la hernie est très-volumineuse, et qu'elle exige pour
être contenue une force considérable de la part
du bandage, celui dont nous venons de parler
devient insuffisant, parce que, si on proportion-
nait la force du ressort à la tendance qu'ont les
parties à s'échapper, le malade ne pourrait pas
le supporter. Dans ce cas, on se sert avec avantage d'un bandage construit comme celui dont
nous avons parlé, en traitant de la hernie ombilicale des très-jeunes enfans. La plaque de ce
bandage doit être assez longue pour s'étendre
depuis la partie supérieure du pubis jusqu'au-
dessus de l'ombilic : sa largeur sera proportionnée au volume du ventre, son bord supérieur
arrondi, et l'inférieur échancré pour qu'il
n'appuie pas sur le pubis lorsque celui qui
le porte est assis ; ses bords latéraux seront
aussi un peu échancrés ; sa face postérieure
plus ou moins concave, suivant le volume
du ventre, doit être garnie dans l'endroit correspondant à l'ouverture aponévrotique par
laquelle la hernie a lieu, d'une pelote d'une
grosseur proportionnée au volume de la hernie, et assez conique pour repousser complètement les viscères dans le ventre, et pour

mettre la peau en contact avec l'ouverture herniaire. Les deux ceintures qui servent à fixer
cette plaque, doivent être élastiques dans une
partie de leur étendue, et assez larges pour que
la pression qu'elles exercent ne soit point douloureuse. Je n'ai point vu encore de hernie
ombilicale réductible, au maintien de laquelle
ce bandage n'ait pas suffi, et M. Oudet, dont
l'habileté pour la construction des bandages,
est généralement reconnue, m'a assuré l'avoir
toujours employé avec succès. Suret, Juville
et plusieurs autres, ont inventé des bandages
élastiques pour contenir la hernie ombilicale;
mais outre que ces bandages sont d'une construction plus ou moins compliquée et d'un
entretien assez dispendieux, l'expérience a
montré qu'ils sont fort sujets à se déranger, et
qu'ils ne remplissent pas exactement leur objet;
aussi la plupart de ces bandages sont-ils tombés en désuétude.

Lorsque la hernie ombilicale est irréductible, si son volume est médiocre, on doit faire
usage d'un bandage élastique à pelote concave
qui exerce sur toute la tumeur une légère pression sans causer la moindre gêne au malade.
Ce bandage est propre, non-seulement à empêcher que la hernie ne fasse de nouveaux progrès, mais encore à diminuer graduellement
le volume de la tumeur. Lorsque ce dernier
effet a lieu, on doit rendre moins concave la
pelote en la remplissant de charpie très-mol-
lette. Si l'on parvient en procédant ainsi à réduire entièrement la tumeur, comme Arnaud
dit l'avoir fait une fois, on la contiendra avec
un bandage à pelote conique. Mais lorsque la
hernie est très-volumineuse, que son fond est

beaucoup plus large que son col, et qu'elle est pendante, le bandage dont nous venons de parler ne convient point. On est obligé alors de soutenir la tumeur au moyen d'un suspensoir. Celui de Fabrice de Hildan, corrigé par Scarpa, remplit parfaitement bien l'objet qu'on se propose. Ce suspensoir consiste en un corset de toile forte et double, qui ne descend que jusqu'à l'union du cartilage de la septième côte avec le sternum. De la partie postérieure de ce corset, c'est-à-dire, des endroits correspondant aux omoplates, partent deux bandes de toile larges de deux travers de doigt, qui descendent l'une de chaque côté, passent sous les aisselles, et viennent jusque vers le milieu du ventre, se fixer par le moyen de deux boucles aux côtés d'un petit sac fait d'une double toile piquée, et dont la forme et la capacité sont telles, qu'il embrasse exactement toute la hernie. Ce suspensoir dont le poids se trouve supporté par les épaules, peut être élevé ou abaissé à volonté à l'aide des deux boucles. Ce bandage ayant son point d'appui entre les épaules, agit de la manière la plus favorable, non-seulement pour soutenir la tumeur sans incommoder le malade, mais encore pour opérer la réduction des viscères, sinon en totalité, du moins en partie, au cas qu'ils se trouvent disposés à rentrer.

La hernie ombilicale est susceptible d'étranglement comme toutes les hernies; mais elle y est moins sujette que les hernies inguinale et crurale. Lorsque cet accident a lieu et que le taxis et les autres moyens dont nous avons parlé en traitant des hernies en général, ont été sans effet, il faut en venir à l'opération, et s'y déterminer d'autant plus vite, qu'en géné-

ral les symptômes ont plus d'intensité, et que
la gangrène se déclare plus promptement que
dans toute autre espèce de hernie. On a observé que cette opération a très-souvent une issue
malheureuse; ce qui vient sans doute en grande
partie de ce qu'on la fait presque toujours
trop tard. Aussi ne doit-on jamais perdre de
vue que dans l'exomphale étranglée, lorsque le taxis et les autres moyens usités en
pareil cas n'ont pas suffi pour pour faire rentrer la hernie, l'opération est toujours non-
seulement nécessaire, mais même très-urgente.

   Cette opération doit être pratiquée suivant
les règles que nous avons exposées en parlant
des hernies en général. L'incision de la peau
doit être faite avec la plus grande circonspection, à cause du peu d'épaisseur des enveloppes
de la hernie, et de l'adhérence intime qui
existe ordinairement entre le sac herniaire et
les tégumens, à la partie moyenne de la tumeur. Lorsque la hernie est peu volumineuse,
une incision longitudinale sur toute sa partie
moyenne peut suffire; mais elle doit s'étendre
jusqu'à un demi-pouce ou un pouce au-dessus
de l'ouverture aponévrotique qui donne passage aux viscères. Quand la tumeur est volumineuse, une incision en T, ou une incision
cruciale dont on dissèque les lambeaux, devient
nécessaire pour mettre à découvert les parties
qui forment la hernie. Si le sac herniaire n'est
pas incisé en même temps que la peau, il faut
l'ouvrir avec les précautions ordinaires. Dès
qu'il est coupé l'épiploon se présente ordinairement, et l'intestin se trouve derrière lui.
Quelquefois cependant le contraire a lieu;
mais alors l'épiploon a été usé et percé peu à-

peu par la pression de l'intestin, ou déchiré dans un effort violent. Il peut arriver encore qu'on ne rencontre dans la tumeur qu'une masse épiploïque derrière laquelle se trouve une anse d'intestin plus ou moins considérable. Lorsque la violence des symptômes de l'étranglement fait soupçonner l'existence de cette portion d'intestin cachée dans les replis de l'épiploon, on ne doit pas craindre de fendre celui-ci pour mettre à découvert toute l'anse d'intestin étranglée.

Lorsque les parties qui forment la tumeur sont à découvert, si l'étroitesse du col du sac herniaire et de l'ouverture aponévrotique ne permet pas de les faire rentrer, on doit débrider cette ouverture dans sa partie supérieure gauche, avec un bistouri concave boutonné conduit avec les précautions convenables dans une sonde cannelée ou sur le doigt indicateur qui doit protéger les parties déplacées. On agit pour le reste de l'opération comme nous l'avons dit en traitant des hernies en général.

La gangrène de l'intestin dans l'exomphale exige le même traitement que celle qui survient au bubonocèle, ou à la hernie crurale. Lorsque la gangrène a détruit la totalité ou la plus grande partie du diamètre de l'intestin, il reste presque toujours un anus contre-nature incurable. La raison de cette incurabilité se trouve, suivant Scarpa, dans les adhérences intimes du sac péritonéal avec la peau, qui, après la séparation des parties gangrenées ne permettent pas au sac de se retirer assez avant dans le ventre pour former l'entonnoir membraneux qui doit mettre en communication les deux extrémités de l'intestin divisé

par la gangrène : d'où il résulte nécessairement
que l'orifice supérieur reste toujours au niveau
de la peau , et que les matières fécales qui en
découlent n'ont d'autre issue que la plaie. Mais
lorsque la gangrène n'a détruit qu'une petite
portion de la circonférence de l'intestin , la
nature, secondée convenablement par l'art, peut
rétablir la continuité du conduit intestinal et
guérir le malade sans fistule, comme cela est
prouvé par un grand nombre d'observations.

Quand l'exomphale étranglée est très-volumineuse , et qu'elle n'a pas été réduite depuis
longtemps , s'il n'y a aucun symptôme de
gangrène , au lieu d'inciser les enveloppes de
la tumeur et de mettre les parties qui la forment à découvert, on doit, comme M. Cooper
l'a pratiqué deux fois avec succès , fendre l'ouverture herniaire et faire cesser l'étranglement
sans ouvrir le sac, ou en ne l'ouvrant que
dans l'étendue nécessaire pour opérer le débridement. Nous avons décrit la manière de
pratiquer cette opération en traitant de la hernie inguinale : il serait inutile d'y revenir ici.

Des Hernies de la Ligne Blanche.

Les environs de l'ombilic ne sont pas le seul
endroit de la ligne blanche où il puisse se former des hernies : ces sortes de tumeurs peuvent
se montrer dans tous les autres points de cette
ligne ; mais elles sont plus fréquentes au-dessus
qu'au dessous de l'ombilic. Les hernies qui se
développent dans un endroit de la ligne blanche
plus ou moins éloigné de l'ombilic, étant parfaitement semblables à celles qui se forment aux
environs de cette ouverture, et que nous avons

décrites en parlant de la hernie ombilicale des adultes, il n'en sera pas question ici; nous parlerons seulement de celles qui se montrent aux environs de l'appendice sternale; nous traiterons ensuite de l'écartement de la ligne blanche.

— On a appelé hernie de l'estomac celle qui paraît à la partie supérieure de la ligne blanche, aux environs de l'appendice xyphoïde, parce qu'on a cru qu'elle était formée exclusivement par ce viscère. Mais la hernie de l'estomac à l'épigastre n'a pas été encore constatée par l'ouverture du cadavre, et l'observation a appris que les symptômes et les accidens par lesquels on a caractérisé cette hernie ont quelquefois lieu dans la hernie de la même région formée par l'arc du colon ou par l'épiploon. Ainsi, si l'on ne peut pas nier absolument la possibilité de la hernie de l'estomac à l'épigastre, comme l'ont fait quelques auteurs, et notamment Richter, on peut au moins douter que cette hernie soit produite exclusivement par ce viscère. Il est même très-probable que les autres viscères, et particulièrement l'épiploon et l'arc du colon y ont plus de part que l'estomac. Au reste, quels que soient les viscères qui forment la hernie de l'épigastre, elle détermine sans être étranglée, des symptômes d'irritation de l'estomac et un désordre dans les fonctions de cet organe que l'on fait cesser, comme nous le dirons bientôt, en contenant les parties par un bandage méthodique.

La hernie de l'estomac se montre au-dessous, ou sur les côtés de l'appendice xyphoide, à une distance plus ou moins grande de cette appendice et plus fréquemment sur son côté gauche que sur le droit. Les parties qui forment cette espèce de hernie s'échappent par un écartement des fibres aponévrotiques de la ligne blanche, en poussant devant elles le péritoine qui leur sert d'enveloppe. Quelquefois ces parties ne dépassent pas le niveau de l'aponévrose, et sont pincées seulement par les bords de l'ouverture; mais le plus ordinairement elles forment une tumeur dont le volume varie depuis celui d'un noyau de cerise, jusqu'à celui du poing et même au-delà. Sa forme est ronde quelquefois, mais le plus souvent ovalaire: on l'a vue s'étendre transversalement du côté gauche et avoir deux pouces de largeur sur trois de longueur.

Toutes les circonstances qui déterminent une distension violente de la partie de la ligne blanche comprise entre l'appendice xyphoïde et l'ombilic peuvent produire un écartement des fibres de cette ligne, et occasionner une hernie de l'estomac. Ainsi on a vu cette espèce de hernie se former à la suite de vomissemens réitérés, de coups à la région épigastrique, de chutes sur cette région, d'efforts violens pour lever ou porter un lourd fardeau, ou en jetant les bras en arrière avec force, etc.

La hernie de l'estomac occasionne, même lorsqu'elle n'est pas étranglée, des symptômes nombreux et variés que l'on attribue souvent à d'autres causes, et qu'on ne peut faire cesser que lorsqu'on a reconnu la véritable. Ces symptômes qui dépendent de l'irritation immédiate ou sympathique de l'estomac, sont les suivans: Le malade éprouve dans l'épigastre une douleur plus ou moins vive selon que la hernie est survenue lentement ou tout-à-coup: cette douleur est plus forte lorsque le malade est debout, qu'il tousse ou qu'il fait quelqu'autre effort de la respiration, en sorte qu'il est obligé pour se soulager d'y porter la main. La région de l'estomac est quelquefois si sensible, que le moindre attouchement, celui des vêtemens même, est incommode. La digestion est toujours dérangée, et elle l'est quelquefois au point que les alimens les plus légers sont rendus par le vomissement peu de temps après avoir été pris. La plupart des malades sont tourmentés par des nausées, des vomissemens, des hoquets et la constipation : quelques-uns éprouvent des spasmes, des convulsions, de la sécheresse dans la bouche, des anxiétés, des étouffemens presque continuels, des feux au visage, des vapeurs, des palpitations, des lassitudes dans tous les membres. Le trouble des digestions amène par degrés le dépérissement, et quelques malades sont morts d'une semblable affection.

Le diagnostic de la hernie de l'estomac est différent suivant que les parties qui la forment sont seulement pincées par les bords de la fente aponévrotique, ou qu'elles forment à l'extérieur une tumeur plus ou moins volumineuse. Dans le premier cas, on ne peut connaître la hernie que par les signes commémoratifs, tirés des causes qui l'ont produite, par les symptômes qui l'accompagnent, et par le soulagement que procure le bandage. La diminution ou la cessation des accidens lorsque le malade est couché sur le dos et que l'estomac est vide, peut servir à éclairer le diagnostic. L'examen attentif de la région épigastrique, le malade étant dans une position convenable, fait découvrir quelquefois la fente de la ligne blanche par laquelle les viscères sont pincés, et sentir l'impulsion de ces viscères qui viennent frap-

per le doigt lorsque le malade tousse. De plus,
on a observé que lorsque les malades sont debout, qu'ils toussent, se mouchent ou éter-
nuent, ils sentent un mal-aise dans cet endroit,
qui les oblige, pour se soulager, à y porter la
main ; souvent même il y a un point de sensibilité qui marque le lieu précis du pincement.
Lorsque la hernie forme une tumeur sensible
à l'extérieur, cette tumeur a les signes communs des hernies. Elle est molle, cède à la compression, disparaît quand le malade est couché,
reparaît et augmente lorsqu'il est debout, qu'il
tousse ou qu'il fait quelqu'autre effort de la respiration. Mais quelquefois la tumeur est si petite, que les recherches les plus exactes suffisent à peine pour la faire découvrir. Ces recherches doivent être faites dans des positions
variées du malade : il est arrivé quelquefois
qu'une très-petite hernie de l'épigastre qu'on
avait cherchée inutilement en examinant cette
région avec la plus grande attention, le malade étant couché, a été sentie avec l'extrémité
des doigts, le malade étant debout et faisant un
effort quelconque de la respiration. Il importe
d'autant plus d'examiner avec la plus scrupu-
leuse attention la région épigastrique, chez les
personnes qui éprouvent la plupart des accidens
qui accompagnent d'ordinaire la hernie de l'estomac, que très-souvent ces accidens ont été
pris pour les effets d'une toute autre maladie,
et qu'on leur a opposé inutilement un grand
nombre de remèdes, pendant qu'on les a fait
disparaître par l'application d'un bandage méthodique, lorsque la véritable cause a été connue.

Si la hernie de l'estomac ne rentre pas d'elle

même lorsque le malade est couché sur le dos, on la réduit aisément par le taxis. On la contient au moyen d'un bandage dout la construction doit être modifiée selon l'embonpoint du sujet, la configuration de la poitrine, l'enfoncement de l'épigastre, la situation et la grandeur de l'ouverture herniaire ou de la partie affaiblie. Ce bandage doit exercer une compression suffisante pour empêcher les viscères de former une hernie apparente ou d'être pincés, sans gêner le malade ni apporter aucun obstacle aux mouvemens de la respiration. Le malade peut se dispenser de porter le bandage pendant la nuit ; mais il ne doit jamais se lever avant de l'avoir replacé, et il faut qu'il le garde constamment pendant le jour ; car on a observé que les malades qui ont quitté quelquefois le bandage, ont senti des malaises et des anxiétés qui les ont obligés à en reprendre l'usage. On seconde les bons effets du bandage contentif, en faisant observer au malade un régime exact et en lui prescrivant les remèdes que l'état de l'estomac peut exiger. On n'a pas observé encore un étranglement complet de la hernie de l'estomac ; mais si cet accident arrivait et qu'on ne pût le faire cesser par les moyens usités en pareil cas, il faudrait en venir promptement à l'opération, pour dilater ou inciser l'aponévrose qui cause la constriction, et faire rentrer les parties.

— On donne le nom de relâchement de la ligne blanche à un état dans lequel les muscles droits sont séparés l'un de l'autre par un intervalle beaucoup plus grand que le naturel, et où les aponévroses qui remplissent cet intervalle ont éprouvé une distension, un amincis-

sement et un affaiblissement très-considérables.
Cet écartement des muscles droits avec amincissement de la ligne blanche s'observe quelquefois chez des enfans très-jeunes, et surtout
chez ceux qui ont les viscères abdominaux très-
volumineux. Mais il a lieu particulièrement
chez les femmes qui ont fait plusieurs enfans,
et surtout chez celles qui sont d'une constitution délicate et dont les parois du ventre ont
peu d'épaisseur. Je l'ai vu aussi sur des femmes qui n'avaient point eu d'enfans; il est probable que chez elles, ainsi que chez les enfans,
cet écartement est le résultat d'une conformation particulière. L'écartement des muscles
droits a lieu aussi quelquefois chez les individus de l'un et de l'autre sexe qui ont été attaqués d'hydropisie ascite. Cet écartement peut
être très-considérable et exister dans toute la
longueur des muscles droits, comme aussi se
borner à une petite étendue. En général, il
est toujours plus grand au-dessus qu'au-dessous de l'ombilic.

Les effets de ce relâchement de la ligne blanche sont différens suivant le degré auquel il est
porté. Lorsque l'écartement des muscles droits
est médiocre, les viscères flottans de l'abdomen,
qui tendent sans cesse à s'échapper de la cavité
du ventre par les endroits où les parois de cette
cavité résistent le moins, s'introduisent entre
les muscles droits en poussant devant eux le
péritoine et les aponévroses amincies de la ligne
blanche, et sans former une tumeur apparente se trouvent pour ainsi dire pincés
par ces muscles. Les personnes en qui cela a
lieu éprouvent, lorsqu'elles sont debout, des tiraillemens, du malaise, des nausées, des défail-

lances etc., symptômes qui cessent par la situation horizontale sur le dos. Le malade étant dans cette position, si l'on place l'extrémité des doigts sur la partie moyenne du ventre, on juge de la largeur de l'intervalle qui se trouve entre les muscles droits, et si on commande au malade de lever la tête, on sent l'effort que les viscères font pour pénétrer dans cet intervalle, et les doigts se trouvent serrés sur les côtés.

Lorsque l'écartement des muscles droits et le relâchement de la ligne blanche sont plus considérables, les viscères abdominaux, par leur poids et par l'impulsion que leur communique l'action du diaphragme et des muscles du bas-ventre, soulèvent le péritoine et la ligne blanche, et forment au milieu du ventre une tumeur oblongue plus ou moins volumineuse, qui augmente lorsque le malade tousse ou qu'il se livre à quelqu'autre effort de la respiration. Quand le malade est couché sur le dos, la tumeur disparaît ; mais s'il cherche à lever la tête de dessus l'oreiller, elle reparaît et se montre sous la forme d'une cloison qui proémine plus ou moins le long de la partie antérieure du ventre. Il y a alors entre les muscles droits une espèce de fente par laquelle les viscères passent, qui s'élargit dans la flexion du corps et se rétrécit lorsqu'on redresse le tronc. Les tiraillemens et les autres symptômes qui résultent de ce déplacement des viscères abdominaux, sont quelquefois si considérables que les malades ne peuvent se tenir debout ni assis, qu'ils sont contraints d'être couchés horizontalement sur le dos, parce que cette situation les délivre de ces tiraillemens que le poids des parties occasionne lorsqu'elles ne sont pas soutenues.

La dilatation et le relâchement de la ligne blanche sont quelquefois si grands, surtout dans les femmes qui ont fait beaucoup d'enfans, que presque tous les viscères de l'abdomen susceptibles de se déplacer, et la matrice elle-même dans l'état de grossesse s'échappent par-là, et forment une tumeur énorme qu'on a vu descendre jusqu'au milieu des cuisses et quelquefois jusqu'aux genoux.

Le relâchement de la ligne blanche exige l'usage d'une ceinture élastique qui se lace en devant sur un coussinet piqué, formé avec du coton placé entre deux linges et proportionné par sa largeur au degré de l'écartement des muscles droits. Cette ceinture qui doit faire en quelque sorte fonction de bandage unissant, sera garnie le long de ses bords d'une espèce de coussinet large de trois ou quatre travers de doigt et plus ou moins épais, suivant la force de compression que l'on veut exercer sur les muscles droits pour les rapprocher l'un de l'autre. Pour que cette ceinture ne se dérange point, elle doit être fixée en haut à un corset et retenue en bas par des sous-cuisses. Quand cette ceinture est bien construite, elle fait cesser tous les accidens produits par l'écartement; mais on est obligé de s'en servir toute la vie; cependant on a vu des personnes pouvoir s'en passer après l'avoir portée pendant quelque temps.

Lorsque l'écartement des muscles droits et l'affaiblissement de la ligne blanche sont si considérables que presque tous les viscères abdominaux se déplacent, et forment une tumeur énorme qu'il est presque toujours impossible de réduire, la ceinture dont nous ve-

8

nons de parler ne peut pas être employée. Dans ce cas, pour prévenir l'accroissement de la tumeur, et faire cesser les tiraillemens et les autres symptômes dont elle est accompagnée, on est obligé de la soutenir avec un suspensoir semblable à celui dont nous avons parlé en traitant de l'exomphale.

A l'article de la hernie inguinale en particulier, nous avons parlé des tumeurs graisseuses qu'on peut prendre pour une épiplocèle. De semblables tumeurs se montrent quelquefois à la partie moyenne de l'abdomen, et simulent une hernie épiploïque de la ligne blanche. Ces tumeurs, qui occupent plus fréquemment la partie supérieure de cette ligne que l'inférieure, ont une grosseur qui varie depuis le volume d'une noix jusqu'à celui d'un œuf. Elles sont formées par une substance graisseuse, dure, sans enveloppe membraneuse, et portée sur un pédicule qui traverse une fente de la ligne blanche et va se fixer sur la face externe du péritoine. Une hernie épiploïque de la ligne blanche, irréductible, indolente et qui n'est accompagnée d'aucun symptôme d'irritation sympathique de l'estomac, ressemble tellement à une tumeur graisseuse de l'espèce dont il est question, qu'il est presque impossible de l'en distinguer par le toucher et par l'état présent de la maladie. Il n'y a guères que les circonstances commémoratives, lorsqu'on peut les connaître, qui puissent mettre à même de prononcer sur le véritable caractère de la maladie. Au reste, une méprise en pareil cas est sans conséquence parce qu'il n'y a rien à faire, quelle que soit la nature de la tumeur. Mais si une personne qui porte depuis long-temps une pe-

tite tumeur graisseuse sur le trajet de la ligne
blanche vient à éprouver par toute autre cause
des symptômes semblables à ceux qui caractérisent l'étranglement d'une hernie, il peut
arriver que l'on prenne la petite tumeur pour
une véritable hernie de la ligne blanche, et
qu'on entreprenne une opération dont l'inutilité sera le moindre inconvénient. Scarpa avoue
avec une candeur qui ne se rencontre guères
que chez les hommes d'un mérite supérieur (1),
qu'il est tombé dans une pareille méprise.
Une femme âgée de 55 ans, fut prise d'une
colique intestinale très-violente, avec tension
douloureuse de l'abdomen, nausées, suppression des évacuations alvines, froid des extrémités, petitesse et concentration du pouls.
Cette femme portait au-dessous de l'ombilic,
au côté gauche de la ligne blanche, une tumeur
du volume d'une grosse noix qui avait sensiblement augmenté de grosseur et était devenue
douloureuse. Persuadé que c'était une véritable hernie de la ligne blanche étranglée,
et sachant par expérience que les hernies de
cette espèce, de même que celles de l'ombilic,
sont très-promptes à se gangréner, Scarpa procéda sur le champ à l'opération. Mais après
l'incision des tégumens, il ne trouva pas la
plus légère trace de sac herniaire ; toute la
tumeur consistait en une petite masse de graisse
durcie, et portée par un pédicule qui traversait la ligne blanche : il l'emporta d'un coup

____

(1) *More scilicet magnorum virorum, et fiduciam
magnarum rerum habentium. Nam levia ingenia,
quia nihil habent, nihil sibi detrahunt.* Corn. Cels.
lib. 8, cap. I, sect. II.

21..

de ciseaux, et demeura bien convaincu de
la véritable nature de la maladie. Les bains
tièdes, les clystères émolliens et l'usage de
l'huile de ricin à petites doses souvent répetées
rétablirent les évacuations alvines, et la colique
disparut en peu de temps. La petite incision
fut promptement cicatrisée.

Des Hernies Ventrales.

Nous comprenons sous la dénomination commune de hernies ventrales, toutes celles qui se
forment dans les régions antérieure et latérales de l'abdomen, au côté externe des muscles droits. Ces hernies sont beaucoup plus
rares que les autres.

Les parois abdominales étant dépourvues
d'ouvertures naturelles aux endroits où les
hernies ventrales se montrent, on ne peut
expliquer la formation de ces hernies que par
l'affaiblissement de ces parois, dans le lieu
où la tumeur paraît. Cet affaiblissement peut
dépendre de plusieurs causes, telles que les
plaies qui intéressent les muscles abdominaux,
les abcès situés au-dessous de ces muscles, les
percussions et les grossesses nombreuses.

L'expérience a appris qu'à la suite des
plaies pénétrantes de l'abdomen, il arrive
très-souvent une hernie à l'endroit de la cicatrice, à moins que pendant la réunion,
quelque partie intérieure ne se rende adhérente avec la plaie du péritoine, comme on
l'a vu dans plusieurs cadavres de gens qui
avaient eu anciennement de semblables plaies
sans qu'elles fussent suivies de hernie; mais
presque toujours ceux chez lesquels cette adhérence favorable ne se fait pas, et qui après

la guérison ne portent point un bandage pour soutenir la cicatrice, sont tôt ou tard attaqués de hernies qui se forment chez les uns plus promptement, peu-à-peu chez les autres, selon le degré de dilatation ou de débilité à l'endroit où fut la plaie.

Les abcès qui ont leur siège entre le péritoine et les muscles abdominaux laissent une disposition à la hernie, parce que, en les ouvrant, quelle que soit la direction de l'incision, on coupe nécessairement deux de ces muscles en travers, d'où il arrive que les deux tiers de leur force de résistance se trouvent affaiblis. J. L. Petit dit avoir vu deux fois ce cas sur des femmes qui avaient eu plusieurs enfans, et auxquelles il était survenu un abcès qu'on n'avait pu ouvrir qu'en coupant les muscles transversalement.

La contusion des parois abdominales produit dans l'endroit qui a été frappé une faiblesse qui peut favoriser le développement d'une hernie, comme je l'ai vu sur une personne qui avait reçu un coup de pied de cheval sur la partie moyenne latérale droite du ventre. La distension des parois du ventre dans les grossesses réitérées produit quelquefois un écartement si considérable des fibres des muscles, qu'elles peuvent laisser passer entre elles les viscères abdominaux, quand il survient une cause efficiente de hernie. Mais cet écartement a lieu plutôt entre les fibres aponévrotiques des muscles qu'entre leurs fibres charnues. Aussi remarque-t-on que les hernies de la ligne blanche sont beaucoup plus fréquentes que les hernies ventrales proprement dites, chez les femmes qui ont eu plusieurs enfans.

Quelle que soit la cause qui ait affaibli un point des parois abdominales, ce point résistant beaucoup moins que les autres au poids dés viscères abdominaux et à l'impulsion qui leur est communiquée par les efforts de la respiration, leur permet de se déplacer et de former une hernie ventrale. Quand la hernie se forme à la suite d'une plaie pénétrante faite par un instrument tranchant, comme les bords de la division du péritoine ne sont point réunis entre eux, et qu'ils sont séparés par une espèce de fente, les viscères s'insinuent dans cette fente, soulèvent la cicatrice des muscles, et parviennent sous la peau où ils forment une hernie qui n'a point de sac péritonéal. Mais lorsque la hernie succède à une plaie dans laquelle le péritoine n'a pas été intéressé, ou à un abcès placé entre les muscles et cette membrane, les viscères poussent devant eux le péritoine qui leur forme un sac semblable à celui des autres hernies. Enfin lorsque la hernie se développe dans un point du ventre où les muscles ont été affaiblis par une forte contusion, sans éprouver aucune solution de continuité, les viscères poussent devant eux, non seulement le péritoine, mais aussi les muscles affaiblis; ensorte qu'alors la tumeur a une triple enveloppe formée par le péritoine, les muscles abdominaux et la peau.

Les hernies ventrales se forment quelquefois subitement, dans un violent effort et avec la sensation d'un déchirement ou d'un corps qui s'ouvre un passage à travers les parois du ventre. Mais presque toujours ces sortes de hernies se développent d'une manière lente,

graduelle, ce qui ne les empêche pas d'acquérir un volume fort considérable, quelque petites qu'elles aient été dans leur origine. J. L.
Petit en a observé une qui était située entre
les fausses côtes et la crête de l'os des îles, et
qui avait acquis la grosseur de la tête d'un
enfant. La tumeur rentrait quand la malade
était couchée, et lorsqu'on la comprimait convenablement. Un jour il ne fut plus possible
de la réduire. Le lieu qu'elle occupait, et le
peu d'incommodité qu'elle causait avaient empêché d'en connaître la nature ; on l'avait
prise pour une tumeur laiteuse. Les nausées,
les défaillances et les vomissemens de matières fécales qui survinrent ne permirent pas de
douter que ce ne fût une hernie. On ne sait
pas ce que devint cette malade. Petit promet
d'en parler ailleurs ; il ne le fait pas.

La hernie ventrale se présente sous la forme
d'une tumeur plus ou moins volumineuse, à
base large, molle, sans fluctuation, indolente,
sans changement de couleur à la peau, qui
rentre quand le malade est couché et lorsqu'on la comprime d'une manière convenable,
reparaît aussitôt que le malade se lève, augmente de volume, devient plus tendue, et communique à la main qui la touche une impulsion
très-remarquable dans la toux et dans tous les
autres efforts de la respiration. Si l'on ajoute à
ces phénomènes la connaissance des circonstances commémoratives, on ne pourra la méconnaître. Cependant il n'est pas sans exemple
qu'on ait pris une hernie ventrale pour un
abcès. Nous venons de voir que la hernie ventrale dont parle Petit, et qui était située entre
la crête de l'os des îles et les dernières côtes avait

été regardée par quelques-uns comme un dépôt laiteux. Heister assure qu'il est à sa connaissance que plusieurs Chirurgiens ont incisé une hernie ventrale en croyant ouvrir un abcès : j'en connais un moi-même, ajoute-t-il, qui allait couper hardiment les tégumens du ventre, formant une tumeur, et les intestins qui se trouvaient au-dessous, je si ne l'en eusse détourné. On conçoit aisément qu'une pareille méprise ne peut être commise que par un homme tout à-la-fois ignorant et inattentif.

Les hernies ventrales doivent être réduites et contenues comme toutes les autres hernies. Leur réduction est en général très-facile : pour l'opérer on place la malade dans une position où les muscles du bas-ventre soient dans le relâchement, et la partie qu'occupe la hernie plus élevée que le reste de l'abdomen ; ensuite on comprime la tumeur de la manière la plus convenable. On contient ces hernies avec un bandage dont la construction doit dépendre et de la situation et du volume de la hernie. La pelote de ce bandage doit être assez large pour couvrir la base de la tumeur et s'étendre même un peu au-delà. Lorsque la hernie est très-volumineuse et irréductible, il faut la soutenir avec un suspensoir pour s'opposer à son accroissement ultérieur.

L'ouverture qui donne passage aux viscères qui forment les hernies ventrales est ordinairement si large, et ses bords sont si mous et si souples, que ces hernies s'étranglent rarement : cependant cela n'est pas sans exemple. On combat cet accident par les moyens usités en pareil cas. Si ces moyens sont sans effet, il faut en venir à l'opération qui sera faite comme celle de la hernie ombilicale. Mais en pratiquant cette opération, le Chirurgien ne doit jamais perdre de vue que les hernies ventrales qui succèdent aux plaies pénétrantes de l'abdomen n'ont point de sac herniaire, et que dans celles qui en ont un, le péritoine est ordinairement très-aminci et fortement uni aux enveloppes de la tumeur ; qu'ainsi, il doit inciser les enveloppes avec la plus grande circonspection, pour ne pas blesser les parties intérieures.

De la Hernie du trou Ovalaire.

La partie supérieure du trou ovalaire, formée par le bord inférieur du corps du pubis, présente une gouttière large, mais peu profonde, oblique de dehors en dedans et de derrière en devant, par laquelle passent les vaisseaux et le nerf obturateurs avec le prolongement du tissu cellulaire qui les accompagne : le reste du trou ovalaire est fermé par le ligament et les muscles obturateurs. C'est par cette gouttière, en suivant le trajet des vaisseaux obturateurs, que les viscères du bas-ventre s'échappent quelquefois pour former la hernie du trou ovalaire. Le trajet que ces viscères doivent parcourir pour se porter hors du ventre est naturellement si étroit et si peu susceptible de s'élargir, qu'on serait porté à croire, comme l'ont fait quelques auteurs, que cette espèce de hernie est impossible, si des faits nombreux et très-authentiques n'en avaient établi l'existence.

Garengeot (1) est le premier qui ait décrit

____

(1) Mémoires de l'Acad. de Chirurg. T. III, in-12.

la hernie du trou ovalaire, dont Arnaud du Ronsil, le père de celui qui a écrit des Mémoires de Chirurgie, et Duverney avaient déjà observé quelques exemples. Depuis la publication du Mémoire de Garengeot, qui contient sept observations de cette espèce de hernie, elle a été trouvée sur le cadavre par Heuermann, Vogel, Gunz, Camper, Klinkosch et autres. Cependant, il faut convenir que la hernie du trou ovalaire est très-rare, et qu'on ne l'a vue qu'un très-petit nombre de fois sur les sujets vivans, sans doute pour des raisons que l'on comprendra bientôt. Cette espèce de hernie a été observée plus souvent chez la femme que chez l'homme. On l'a trouvée chez quelques individus des deux côtés à la fois.

De tous les viscères que la hernie du trou ovalaire peut contenir, l'intestin iléon est celui qui s'y trouve le plus fréquemment : le jéjunum et l'épiploon s'y rencontrent aussi quelquefois. Gunz fait mention d'une hernie de vessie par le trou ovalaire (1). Les parties qui forment cette hernie sortent par l'endroit de ce trou qui n'est point rempli par le ligament et les muscles obturateurs, et suivent le trajet des vaisseaux et du nerf du même nom. Ce trajet, qui est oblique de dehors en dedans et de derrière en devant, est formé en haut par la sinuosité du pubis, en bas et sur les côtés par le ligament et les muscles obturateurs : mais ces deux muscles ne contribuent pas à sa formation de la même manière. La circonférence de l'obturateur interne, dans l'endroit où elle correspond aux vaisseaux et au nerf obturateurs,

____

(1) *De Herniis*, p. 96.

présente une arcade aponévrotique renversée
dont les extrémités s'attachent aux bords de la
sinuosité du pubis, et qui environne inférieurement ces vaisseaux et ce nerf. Le bord supé-
périeur du muscle obturateur externe passe
au-dessous de cette sinuosité, mais sans s'attacher à ses bords. Il résulte delà que le muscle
obturateur externe doit être facilement déprimé
par les parties qui forment la hernie, et qu'il ne
doit opposer aucune résistance à leur sortie, tandis que le ligament obturateur et l'arcade aponévrotique du muscle obturateur interne doivent résister à ces parties et ralentir les progrès
de leur déplacement. Dans tous les cas où l'on
a examiné les rapports des vaisseaux et du nerf
obturateurs avec la tumeur, on a trouvé ce nerf
et ces vaisseaux derrière le sac herniaire.

La hernie du trou ovalaire est située profondément à la partie interne et supérieure de la
cuisse, entre les muscles pectiné, premier et
second adducteurs et grêle interne, dont la
pression, jointe à la résistance de l'arcade aponévrotique du muscle obturateur interne doit
empêcher la maladie de faire des progrès considérables : aussi a-t-on remarqué que la tumeur est rarement assez volumineuse pour faire
saillie au dehors, et qu'elle reste presque toujours cachée entre les muscles.

Dans cet état de la hernie du trou ovalaire,
il est presque impossible de la reconnaître pendant la vie. Mais lorsqu'elle a acquis un volume assez considérable pour se montrer à
l'extérieur, elle se présente sous la forme d'une
tumeur, tantôt oblongue, tantôt ronde, située
à la partie interne supérieure de la cuisse,
molle, indolente, sans changement de couleur

à la peau, qui disparaît dès qu'on la comprime, et reparaît quand on cesse de la comprimer. On pourrait par défaut d'attention prendre cette tumeur pour un abcès, comme cela est arrivé dans le cas suivant, rapporté par Garengeot. Un sellier de la rue du Sépulcre, à Paris, avait une hernie du trou ovalaire. Un Chirurgien de réputation crut que c'était un abcès et fit appliquer dessus des cataplasmes maturatifs. Pendant qu'il en examinait l'effet, et qu'il pressait la tumeur avec les doigts pour sentir la fluctuation, l'intestin rentra tout-à-coup. Sans cet événement imprévu, peut-être le malade eût été la victime de l'inattention de l'homme habile aux soins duquel il s'était confié. La hernie du trou ovalaire doit être réduite et contenue au moyen d'un bandage convenable. Garengeot nous apprend qu'Arnaud a réduit plusieurs hernies du trou ovalaire et les a contenues avec des bandages.

Cette espèce de hernie est susceptible de s'étrangler, comme Garengeot en a vu un exemple très-remarquable. Une femme récemment accouchée fit un faux pas en descendant précipitamment trois ou quatre marches, et tomba rudement sur les fesses. Elle sentit à l'instant même, une douleur très-violente au haut de la cuisse droite, près de la grande lèvre. Une demi-heure après, elle fut prise d'un vomissement et de tous les signes d'un étranglement de hernie. Garengeot appelé le troisième jour, soupçonna en voyant les matières fécales rendues par le vomissement, l'existence d'une hernie : il s'informa s'il y avait quelque tumeur aux ouvertures naturelles de l'abdomen, si la malade éprouvait quelque douleur

fixe. La réponse de la malade le conduisit à
examiner la cuisse droite ; il aperçut à sa partie
supérieure et interne une tumeur longitudinale
de deux travers de doigt d'élevation, commençant à un travers de doigt de la vulve, d'où
elle s'étendait presque jusqu'à la partie moyenne
de la cuisse, ayant par conséquent cinq ou six
pouces de longueur. La pression y causait une
douleur vive ; la tumeur était molle et élastique ; le taxis la fit rentrer peu à peu avec
borborygmes, et dès l'instant même les coliques et les vomissemens cessèrent ; le ventre
s'ouvrit une demi-heure après. En examinant
l'endroit où la tumeur paraissait avant la réduction, Garengeot aperçut un vide formé par
l'écartement des muscles ; il le remplit avec
une pelote faite de lambeaux de linge usé, fort
mollette ; il mit par dessus des compresses et
une bande avec laquelle il fit des circonvolutions autour de la cuisse, de bas en haut, et
une espèce de spica qu'il fit tourner autour du
corps. La malade resta au lit ; mais elle voulut
absolument que son appareil fût levé le cinquième jour. Les muscles se trouvèrent rapprochés au point qu'il ne restait plus de vide.
On se contenta d'appliquer une compresse un
peu épaisse, soutenue par quelques tours de
bande. Ce pansement était renouvelé tous les
cinq à six jours, et pendant ce temps la malade vaquait à ses affaires ordinaires. Elle n'a
jamais senti depuis d'incommodité relative à cet
accident.

Dans le cas que nous venons de rapporter,
le taxis exercé dans une position convenable a
suffi pour faire rentrer la hernie ; mais si on ne
pouvait faire la réduction des parties déplacées,

et si le danger était pressant, il n'y aurait
d'autre moyen de le faire cesser que l'opération. On ne peut rien dire de certain sur les
résultats de cette opération qui n'a jamais été
pratiquée : mais il est facile de concevoir combien l'exécution en serait difficile ; le débridement surtout présenterait de grandes difficultés,
à raison de la profondeur à laquelle il faudrait
parvenir pour inciser le col du sac herniaire
et l'arcade aponévrotique du muscle obturateur
interne. Il serait même impossible de faire
cette incision sans s'exposer à ouvrir l'artère
obturatrice ; on ne pourrait éviter ce grave
danger qu'en dilatant l'ouverture herniaire avec
l'instrument de Le Blanc.

De la Hernie Ischiatique.

Dans cette espèce de hernie que quelques-
uns ont appelé dorsale, les parties sortent par
l'échancrure ischiatique ; mais on n'a pas encore déterminé l'endroit précis de cette échancrure par lequel elles passent. La hernie ischiatique est extrêmement rare. Le premier exemple
de cette hernie est celui que Christophe-Henri
Papen, médecin de Gottingue, communiqua
à Haller (1). Le voici : une fille robuste, âgée
de 50 ans, mourut subitement en travaillant à
la moisson par un temps extrêmement chaud.
Le lendemain, on procéda juridiquement à
l'ouverture de son corps qui était déja extraordinairement corrompu. Tout l'extérieur ne présentait de singulier qu'une tumeur qui s'étendait depuis la région de l'anus jusqu'au mollet.

____

(1) *Haller. Disput. Chirurg. Selectæ.* T. III, pag. 215.

La peau qui la recouvrait était tendue, luisante et parsemée de beaucoup de veines. Cette tumeur avait la forme d'une grosse bouteille alongée ; elle avait environ vingt pouces de longueur. Sa partie inférieure était la plus large : elle allait en diminuant vers son origine. Cette origine, qui n'avait pas plus de quatre à cinq pouces de diamètre, s'étendait depuis le côté droit de la marge de l'anus, sous le muscle grand fessier, jusqu'à l'os sacrum.

Lorsque cette tumeur fut ouverte dans toute sa longueur, on vit qu'elle était formée par toute la masse des intestins grêles, une portion du colon et l'épiploon, et que ces viscères étaient contenus dans un sac tapissé par le péritoine et dont les parois avaient environ un pouce d'épaisseur.

On mit ensuite le cadavre sur le dos, on ouvrit l'abdomen et on n'y trouva pas d'intestins. Toute la masse des intestins grêles, le mésentère, le cœcum avec son appendice, le commencement du colon, étaient descendus et cachés dans le sac ; l'arc du colon était tiré en bas ; la partie inférieure de cet intestin était dans le sac avec la plus grande partie du rectum. L'estomac était placé perpendiculairement au milieu de la cavité abdominale ; le pylore et le duodénum, tiraillés et distendus, étaient descendus dans le bassin et se trouvaient dans l'orifice du sac. La matrice était inclinée vers cet orifice ; l'ovaire droit, rempli de squirrhosités et d'hydatides, était, ainsi que la trompe de Fallope, dans ce même orifice. Lorsqu'on eut enlevé les intestins, on aperçut l'ouverture par laquelle cette hernie monstrueuse s'était faite. Elle était placée au côté droit de l'anus et du coccix, et s'étendait en haut jusqu'au sacrum : on pouvait facilement porter par cette ouverture un doigt dans le sac.

L'auteur de cette observation ne put rien tirer de la sœur et des autres parens de cette pauvre fille, sinon qu'il y avait environ dix ans qu'elle avait senti près de l'anus une tumeur du volume d'une petite pomme, laquelle augmentant peu à peu, était parvenue au volume où on l'avait trouvée : que quand elle allait à la selle, elle était obligée de relever la tumeur avec le bras droit, et de la pousser à gauche ; qu'elle ne pouvait dormir qu'en se couchant sur ce dernier côté ; enfin, que pour travailler, elle soutenait ce paquet avec une espèce d'écharpe, et qu'on entendait souvent un grand bruit dans son ventre.

Verdier (1) nous apprend que Bertrandi lui avait dit avoir vu dans deux sujets, l'exemple d'une hernie formée du côté droit par l'intestin iléon seulement, dont une partie s'était échappée par une des échancrures ischiatiques en se glissant sur les ligamens sacro-sciatiques. Camper (2) a vu une hernie de l'ovaire par l'échancrure ischiatique gauche, sur une femme qu'il disséqua en 1759. L'ouverture du sac était étroite et le fond très-large. Le sac contenait l'ovaire, qui était plus gros que dans l'état naturel. Le doigt introduit dans le sac, pouvait être facilement senti au dehors, malgré l'épaisseur des enveloppes. Bose (3) rapporte que

(1) Mém. de l'Acad. de Chirurg. T. IV, in-12, p. 23, note 5.

(2) *Demonstr. anat. pathol.*, *lib.* II, p. 17.

(3) *Programma de Enterocele ischiadica* (Lips. 1772).

l'intestin grêle se trouva dans une hernie ischiatique dont il fit l'ouverture. M. Cooper a vu une
hernie semblable où il se fit un étranglement
mortel. La tumeur était petite, et son existence
n'avait pas été soupçonnée pendant la vie du malade. Lassus (1) a observé une fois la hernie ischiatique sur une fille âgée d'environ trente ans.
La tumeur était située du côté droit, à la partie postérieure inférieure du bassin, à l'endroit
du pli de la fesse. Elle était oblongue, indolente,
sans changement de couleur à la peau, du volume au moins du poing d'un adulte. On l'avait
prise pour un lipome, parce qu'elle était molle
et irréductible. On ne put en obtenir la réduction que peu-à-peu et en faisant garder le lit
à la malade pendant plus de deux mois, avec
l'attention de la faire tenir toujours couchée
sur le côté gauche du corps. Lorsqu'elle fut
complètement réduite, on se servit, pour la
contenir, d'un bandage à pelote attaché par des
courroies autour du bassin. Cette hernie, au
rapport de la malade, ne l'incommodait point
sensiblement.

La hernie ischiatique doit être traitée comme
les autres hernies ; c'est-à-dire, qu'il faut la réduire et la maintenir réduite au moyen d'un
bandage construit de la manière la plus convenable, relativement à la situation et au volume de la tumeur, à l'embonpoint du malade,
et à plusieurs autres circonstances qu'il n'est
guère possible de déterminer. L'ouverture par
laquelle sortent les parties qui forment cette
espèce de hernie, est située à une telle profon-

____

(1) Pathol. Chir., T. II, p. 103.

8.

deur, que, s'il survenait étranglement et qu'on ne pût le faire cesser par les moyens ordinaires, l'opération serait absolument impraticable, en sorte qu'on aurait la douleur de voir périr le malade sans pouvoir lui être d'aucun secours.

Des Hernies du Périnée.

Les parties du bas-ventre qui peuvent former hernie au périnée sont les intestins et la vessie. Nous parlerons de la hernie de la vessie plus loin : il ne sera question ici que de l'enterocèle périnéale.

Cette espèce de hernie peut avoir lieu chez l'homme et chez la femme. Chez l'homme, les viscères descendent entre l'intestin rectum et la vessie, passent entre les fibres du muscle releveur de l'anus, ou bien entre ce muscle et le sphincter de l'anus, et forment une tumeur sur un des côtés du raphé. Comme le rectum est uni par du tissu cellulaire au bas-fond de la vessie, les parties s'échappent plutôt sur les côtés de ces organes que vers le milieu du périnée.

On n'a point observé encore chez l'homme, la hernie intestinale du périnée formant une tumeur à l'extérieur ; mais sa possibilité ne peut être révoquée en doute d'après le fait observé en 1740, par Chardenon, Chirurgien à Dijon, dans le temps qu'il était élève à l'Hôtel-Dieu de Paris. (1) En faisant l'ouverture du cadavre d'un homme d'environ quarante-cinq ans, mort, à ce qu'il lui parut, d'une maladie aiguë, il fut surpris, après avoir ouvert le

____

(1) Précis d'Opérat. par Le Blanc, T. II, p. 244.

ventre, de trouver les intestins dérangés, et
portés vers le bas plus qu'à l'ordinaire : en
suivant la partie inférieure de l'iléon, qui était
engagée dans le bassin, il sentit une résistance
qui lui fit soupçonner, ou une adhérence de
l'intestin avec quelques parties du bassin, ou
le passage d'une portion du même intestin
dans le trou ovalaire. Ayant tiré un peu fort,
l'intestin céda tout-à-coup, et Chardenon trouva
à l'endroit où il le croyait adhérent, un sac
dont les parois restèrent écartées, et qui aurait
pu contenir un œuf de pigeon. L'entrée de ce
sac lui parut environ d'un tiers plus étroite que
le fond : le rebord qui la formait avait à-peu-
près l'épaisseur du petit doigt ; il était dur et
comme calleux. Chardenon ayant introduit un
doigt dans le sac, et appliqué l'autre main sur
le périnée, sentit distinctement qu'entre la
main et le doigt, il n'y avait que l'épaisseur
ordinaire des tégumens. Le sac fut rempli de
filasse et alors on remarqua une tumeur apparente au périnée. La peau qui la couvrait ayant
été fendue avec précaution, il fut difficile de la
détacher du sac du péritoine auquel elle était
adhérente. Ces différentes circonstances jointes
au rétrécissement de l'intestin, à l'endroit où
il avait été comprimé, et à la dilatation de sa
partie supérieure, tandis que l'inférieure était
resserrée, persuadèrent à Chardenon que cette
hernie n'était pas récente. Il ne put savoir à
quelles incommodités cet homme avait été sujet : mais quoique les intestins lui aient paru
affectés, il pense qu'ils ne l'étaient pas assez
pour faire croire que cette hernie ait pu contribuer à le faire périr.

Un cas à-peu-près semblable a été observé

22..

sur le cadavre d'un homme, qui fut apporté à l'École d'Anatomie de l'hôpital Saint-Thomas, à Londres. Le péritoine formait un sac d'une forme alongée, entre le rectum et la face inférieure de la vessie et de la prostate; cependant son extrémité inférieure n'allait pas jusqu'à la peau, et ne formait aucune saillie au dehors (1).

L'endroit où le péritoine se réfléchit du rectum sur la vessie, étant fort éloigné de la surface du corps, on conçoit aisément que la hernie intestinale du périnée doit exister pendant long-temps avant de former une tumeur sensible à l'extérieur, et qu'avant cette époque on ne peut la découvrir que par la dissection. On pourrait tout au plus la soupçonner, si le malade éprouvait dans la région où une semblable hernie peut se former, une sensation inaccoutumée, une pression, un tiraillement, une tension ou une pesanteur; s'il s'en était aperçu dans le principe après une cause occasionnelle de hernie, par exemple, après une chute, etc.; s'il avait souvent des douleurs de colique, et que ces douleurs commençassent toujours dans la partie la plus inférieure du bassin et s'étendissent delà dans la cavité du bas-ventre; s'il ressentait ces coliques plus violemment et plus souvent quand il est dans une position verticale.

Si la hernie intestinale du périnée formait chez l'homme une tumeur à l'extérieur, ce qui n'a pas été observé encore, cette tumeur présenterait les caractères communs aux her-

____

(1) Lawrence, Traité des Hernies, chap. XXI, p. 547. (Trad.).

nies : elle disparaîtrait par la compression et
se montrerait dès qu'on cesserait de la comprimer ; elle deviendrait plus volumineuse et
plus tendue dans la station, et lorsque la malade retiendrait sa respiration : le contraire aurait lieu dans la position horizontale du corps ;
elle causerait diverses affections intestinales ;
avoisinant de très-près le col de la vessie, elle
irriterait ce viscère et le comprimerait : le
doigt porté dans le rectum sentirait et distin-
guerait la tumeur. Cette tumeur serait probablement formée par l'iléon ; l'épiploon ne descend pas ordinairement dans cette région.

Le traitement de cette hernie consiste à la
réduire et à la maintenir réduite. Pour opérer
la réduction, on place le malade dans une situation telle que le bassin soit plus élevé que
le reste du corps, et on repousse doucement la
tumeur de bas en haut : le doigt introduit dans
le rectum facilite cette répulsion. On contient
la hernie avec un bandage en T, dont la portion qui passe entre les cuisses est munie d'une
pelote d'ivoire ou de gomme élastique, et dont
la forme est adaptée à celle de la partie.

La hernie intestinale du périnée est susceptible d'étranglement, comme le prouve une
observation de Smellie, que nous rapporterons
bientôt. Si cet accident avait lieu et qu'il ne
pût être combattu par les moyens usités en
pareil cas, il faudrait en venir à l'opération.
Mais cette opération présenterait de grandes
difficultés à raison de la profondeur de l'ouverture qui donne passage aux viscères. Cette
profondeur est telle, que l'incision de l'ouverture deviendrait impossible ou qu'elle ne
pourrait être tentée sans danger ; il convien-

drait donc de la dilater avec l'instrument de
Le Blanc : cette dilatation pourrait être faite
d'autant plus aisément, qu'il n'y a dans le voisinage que des parties molles et souples, susceptibles de céder.

Smellie (1) est le premier et peut-être le
seul qui ait observé la hernie intestinale du
périnée chez la femme : il l'a vue dans deux cas
que nous croyons devoir rapporter ici.

En 1731, Smellie fut appelé au secours d'une
femme qui avait senti une tumeur se former
insensiblement et augmenter par degrés au côté
gauche de l'anus. Cette tumeur disparaissait
lorsque la malade était au lit ; mais elle revenait quand elle était levée. Cette femme qui
était grosse, fut prise des douleurs de l'enfantement dans le moment où la hernie était au
dehors ; celle-ci s'enflamma considérablement
et fut étranglée. Cependant comme il survint
une forte hémorragie après l'accouchement,
et qu'on appliqua assiduement des cataplasmes
émolliens sur la tumeur, on parvint à la réduire.

Dans l'accouchement suivant, les douleurs
de l'enfantement firent reparaître la hernie.
Smellie, cette fois, pour éviter l'étranglement,
porta la main dans le vagin, lorsque la poche
des eaux fut bien formée, repoussa la hernie,
ouvrit les membranes, et dans ce moment la
tête de l'enfant descendit dans le vagin et empêcha la sortie de la hernie.

La seconde observation n'est pas moins intéressante. Une femme fut attaquée, un mois
après être accouchée, d'une hernie au côté

____

(1) Observ. sur les Accouch. Trad. par M. de Préville,
p. 171. et suiv.

gauche du périnée ; elle l'attribuait aux manœuvres violentes de la sage-femme pendant l'accouchement. La tumeur resta mobile pendant quelque temps, sortait lorsque la malade était debout, rentrait lorsqu'elle était couchée ; toutes les fois que la femme voulait la réduire, elle portait deux doigts dans le vagin et la repoussait jusqu'à la partie supérieure de ce conduit dans la cavité du ventre. Cette femme devint grosse environ neuf mois après s'être aperçue de cet accident, et pour lors elle fut attaquée d'une violente toux qui occasionna un déplacement de l'intestin si considérable, que la tumeur devint de la grosseur du poing. Cette augmentation de volume en rendit la réduction plus difficile, quoiqu'il y eût pour lors bien plus de nécessité d'opérer cette réduction à cause des douleurs que le poids de la matrice sur ces parties pouvait y occasionner. Enfin cette nécessité devint si grande, que pour y satisfaire, la malade était très-souvent obligée de se mettre au lit. Environ cinq semaines avant l'accouchement, la tumeur se trouva tellement augmentée qu'il n'y eut plus du tout moyen de la réduire. Il y avait déjà plusieurs jours que la malade était dans cet état qui lui occasionnait de cruelles douleurs, lorsque Smellie fut appelé à son secours. Il trouva la tumeur livide, et toute sa circonférence bordée d'un cercle rouge très-vif. La malade était pour lors couchée sur le côté. L'ayant tournée sur le dos, afin d'examiner plus commodément son mal, la tumeur s'ouvrit dans son milieu où la peau était très-mince, et où l'on sentait intérieurement une petite fluctuation. L'ouverture qui était petite, donna issue à une cuillerée environ de pus mêlé de sang, et im-médiatement après, il s'en échappa environ une demi-pinte d'un liquide ténu et grisâtre. Au même instant la malade s'écria que l'in-testin était remonté, et qu'elle se sentait tout-à-fait soulagée des douleurs qui la tourmen-taient si cruellement un moment auparavant. Malgré l'écoulement de ce liquide qui paraissait venir de l'intestin, cette femme eut le bonheur de se rétablir : elle porta son enfant jusqu'au terme ordinaire et accoucha heureusement. Smellie vit la malade quelques mois après son accouchement ; il trouva que la hernie s'était maintenue réduite, et les parties lui parurent assez bien consolidées, quoiqu'il coulât encore un peu de pus par la petite ouverture. Cette femme a été, depuis ce temps-là, sujette à des coliques et à la constipation. Environ cinq mois après qu'elle fut guérie, la plaie se rou-vrit dans un effort : étant enceinte alors, la hernie reparut à différentes reprises pen-dant la grossesse ; mais elle fut toujours ré-duite. Cette femme accoucha heureusement ; mais quelque temps après elle mourut de la petite-vérole.

Le traitement de la hernie intestinale du pé-rinée est le même chez la femme que chez l'homme, et les doigts introduits dans le vagin en facilitent singulièrement la réduction, et suffisent même quelquefois seuls pour l'opérer. Un pessaire, d'une forme et d'une grosseur con-venables, introduit dans ce canal, convient mieux pour contenir cette hernie que le ban-dage en T.

De la Hernie intestinale dans le Vagin.

La hernie intestinale dans le vagin, ou l'entérocèle vaginale est une tumeur saillante dans le vagin, produite par une portion d'intestin qui a distendu les tuniques de ce conduit, ou qui s'est frayé une route entre les fibres de la tunique externe, et a seulement distendu l'interne. On ne trouve rien qui ait rapport à cette hernie dans les écrits des anciens. Garengeot est le premier qui en ait fait mention.

Ce Chirurgien fut appelé en 1736, pour voir une femme qui se croyait affectée d'une descente de matrice. Elle avait eu cinq grossesses, et à chaque accouchement un enfant fort gros. Un mois après sa dernière couche, elle avait senti, en faisant un effort pour soulever un fardeau, une douleur vive au vagin, avec la sensation d'un corps qui le remplissait. Cette femme avait continué de se livrer à ses occupations ; et quelque temps après, une tumeur s'était montrée à l'orifice du vagin ; en même temps, la malade avait éprouvé des coliques, des tiraillemens épigastriques, des maux de cœur, et elle ne pouvait uriner que couchée sur le dos. Garengeot, appelé auprès de cette malade, aperçut une tumeur blanchâtre qui occupait non seulement l'orifice du vagin, mais faisait saillie hors des grandes lèvres. Il porta le doigt dans le vagin, examina le museau de tanche qui offrait sa disposition naturelle. N'ayant pu faire cet examen sans presser la tumeur, son volume diminua de moitié par l'effet de la pression. Cette circonstance lui fit soupçonner que c'était une descente d'intestin. Dans cette pensée, il fit mettre la malade sur son lit et mania la tumeur avec circonspection ; elle rentra en fuyant, pour ainsi dire, au travers de la partie supérieure latérale droite du vagin, qu'il sentit après cette réduction, lâche, mince, et comme formant une espèce de vide. Il fit ensuite lever la malade, lui ordonna de tousser ; la tumeur reparut et fut réduite de la même manière. Un pessaire en bondon fut employé et en prévint le retour.

Depuis cette époque, la hernie intestinale dans le vagin a été observée un grand nombre de fois, et quelques auteurs, entre autres Hoin et Richter, en ont donné une bonne description.

L'entérocèle vaginale occupe la partie postérieure ou la partie antérieure du vagin; mais plus souvent la première que la seconde. Dans le premier cas, la portion d'intestin qui forme la tumeur, s'est glissée entre le rectum et le vagin ; et dans le second, elle est descendue entre le vagin et la vessie. Dans l'un et dans l'autre cas elle pousse devant elle le péritoine qui tapisse la partie inférieure du bassin, et qui en allant de la vessie à la matrice, et de celle-ci au rectum, forme une espèce de cul-de-sac qui se trouve entre ces organes. Mais l'entérocèle vaginale ne se présente jamais précisément à la partie moyenne des faces antérieure ou postérieure du vagin; elle se trouve toujours à droite ou à gauche ; l'adhérence du vagin avec la vessie et le rectum s'oppose à ce qu'elle se forme au milieu. Lorsque la hernie s'est montrée à droite ou à gauche, elle se rapproche un peu de la partie moyenne en repoussant du côté opposé le rectum ou la vessie.

Les enveloppes de l'entérocèle vaginale sont

formées par les parois du vagin relâchées et distendues, et par le péritoine qui tapisse l'espèce de poche formée par ces parois. Mais on n'a pas bien déterminé encore, si les deux tuniques du vagin sont distendues en même temps, ou si l'intestin se fraie une route entre les fibres de la tunique externe qu'il écarte les unes des autres, et élargit seulement la tunique interne. Sandifort a eu occasion d'examiner une hernie vaginale chez une vieille femme : une tumeur ovale, volumineuse, venait de la partie postérieure du vagin et sortait par la vulve. Les parties qu'elle contenait pouvaient être repoussées dans le ventre, mais elles ressortaient promptement. Il trouva qu'elle était formée par une grande partie de l'intestin grêle qui s'y introduisait par une ouverture arrondie, située entre le vagin et le rectum. La cavité était tapissée dans toute son étendue par le péritoine ; mais Sandifort ne dit pas si les fibres de la tunique externe du vagin étaient écartées les unes des autres pour former l'entrée de cette ouverture, ou si les deux tuniques de ce conduit étaient distendues en même temps (1). L'entérocèle vaginale est formée le plus souvent par l'intestin iléon : on y a quelquefois trouvé le colon ou le cœcum. Levret y a vu l'épiploon.

Cette espèce de hernie peut être simple ou compliquée de cystocèle, de pierre dans la vessie, de chute de la matrice ou du rectum, de polype utérin, de cancer du col de la matrice

---

(1) *Observ. Anatomico-pathol.*, lib. I, cap. IV, *de Herniâ intestino-vaginali, aliisque hujus morbi speciebus.*

et d'étranglement ou de resserrement causé par la compression de la matrice dans la grossesse, dans l'accouchement ou dans les premiers jours après l'accouchement, si l'utérus est tuméfié et s'il y a suppression des lochies.

Les causes de l'entérocèle vaginale sont en partie les mêmes que celles des autres hernies. Les femmes nouvellement accouchées et celles qui ont fait un grand nombre d'enfans y sont beaucoup plus exposées que les autres : néanmoins celles qui n'ont pas eu d'enfans n'en sont pas exemptes. Hoin a eu occasion de l'observer chez une fille âgée d'environ trente ans, qui était depuis long-temps sujette à la constipation. Il est vraisemblable que la dilatation considérable et le resserrement alternatifs du rectum, et les efforts violens pour aller à la selle, peuvent, ainsi que la distension du vagin dans l'accouchement, prédisposer à cette maladie.

La formation de l'entérocèle vaginale est quelquefois lente et graduée, d'autres fois soudaine pendant un effort ou une chute. Dans ce dernier cas, la malade éprouve au moment où la hernie se forme, la sensation d'un corps qui descend avec bruit dans le vagin, jointe à une douleur plus ou moins vive, plus ou moins longue, et qui se renouvelle fréquemment en s'étendant dans le ventre; d'autres fois elle n'éprouve d'incommodité que lorsque la hernie est formée et qu'elle est parvenue à un certain volume. Alors, si on examine les parties, on sent dans le vagin, à l'un de ses côtés, et plus souvent à la partie postérieure, une tumeur plus ou moins volumineuse, qui sort quelquefois par l'orifice de ce conduit et se laisse apercevoir entre les grandes lèvres ou au-delà.

Cette tumeur est sphérique ou ovalaire, sans ouverture, d'une consistance égale dans toute son étendue, quelquefois assez molle pour qu'on puisse distinguer l'intestin; d'autres fois tendue et cependant flexible sous le doigt. Elle augmente de volume dans la position verticale, diminue ou disparaît tout-à-fait quand la malade est couchée sur le dos. Si on la presse avec le doigt, elle devient plus petite et s'efface même entièrement; et après cette réduction complète, on sent la paroi du vagin, lâche, mince, et derrière elle une espèce de vide; la tumeur reparaît aussitôt qu'on cesse la pression. Elle devient plus dure, plus grosse et plus tendue quand la malade tousse ou qu'elle fait quelqu'autre effort de la respiration, et communique une impulsion à la main pendant la toux.

On juge que la portion d'intestin qui forme la hernie a passé entre la vessie et la matrice, ou entre ce dernier viscère et le rectum, par la situation de la tumeur, et par divers accidens qu'elle cause. Dans le premier cas, la tumeur paraît à la face antérieure du vagin, et pour l'ordinaire profondément, près de l'orifice de la matrice. Dans le second, elle occupe la face postérieure du vagin et s'étend ordinairement jusqu'à la vulve et la dépasse même quelquefois. Mais dans l'un et dans l'autre cas, la tumeur, comme nous l'avons dit plus haut, est rarement placée au milieu des faces antérieure ou postérieure du vagin; elle se trouve presque toujours plus ou moins sur un des côtés de ce conduit.

Lorque les parties qui forment la hernie s'échappent entre la vessie et la matrice, la malade

éprouve des besoins fréquens d'uriner, l'ex‑
crétion de l'urine est difficile, et ne peut avoir
lieu quelquefois que dans le décubitus sur le
dos : les douleurs de colique sont plus fortes
et plus fréquentes que dans le cas où la her‑
nie s'est formée entre la matrice et le rectum ;
une tension douloureuse a lieu dans la région
hypogastrique du côté de la hernie. Ces acci‑
dens augmentent beaucoup quand la malade est
debout ; ils diminuent ou disparaissent en‑
tièrement lorsqu'elle est couchée sur le dos.
Quand les parties qui forment l'entérocèle vagi‑
nale se sont glissées entre la matrice et le rec‑
tum, la tumeur déjette quelquefois le périnée
en dehors, presse le fondement, ou rend la
sortie des excrémens difficile.

En explorant le vagin avec le doigt, on
sent le col de la matrice dans son état naturel,
et cette circonstance jointe aux signes dont
nous venons de parler, ne permet guères de
prendre l'entérocèle vaginale pour une tumeur
d'une autre nature située dans le vagin. On ne
confondra pas non plus cette hernie avec la
chute du vagin, si l'on considère que la tu‑
meur formée par cette dernière lorsque le re‑
lâchement de la membrane interne est géné‑
ral, a une ouverture dans son milieu, et
qu'elle n'est jamais accompagnée des difficultés
d'uriner et des coliques qui ont lieu ordinaire‑
ment dans l'entérocèle vaginale.

Le traitement de cette hernie consiste à ré‑
duire la tumeur et à la maintenir réduite. Pour
opérer la réduction, la malade doit être cou‑
chée sur le dos et avoir le bassin plus élevé
que la poitrine ; on porte un ou deux doigts
dans le vagin, et on exerce sur la tumeur une

compression médiocre. Lorsque la réduction est achevée, on maintient la hernie à l'aide d'un pessaire d'une forme particulière ; car celui qu'on emploie dans la chute de la matrice ne conviendrait pas ici : il ajouterait au danger, loin de le prévenir. On a vu des femmes contenir des hernies de ce genre avec une éponge, une pomme, une ventouse. Ces moyens ont trop d'inconvéniens pour être employés par les gens de l'art. Le pessaire de forme cylindrique ou en bondon est préférable à toute autre chose. Il doit être assez gros pour comprimer tous les points de la surface du vagin, afin de mettre entièrement à l'abri de la réapparition de la tumeur. Il doit dans tous les cas, et quel que soit le lieu qu'occupe la hernie, avoir la même longueur que le vagin ; afin de comprimer l'endroit qui correspond à l'enfoncement péritonéal et d'empêcher l'intestin de s'y introduire. Il doit être creux pour laisser écouler le sang des règles et les mucosités de la matrice, dont l'exhalation devient plus abondante par l'effet même de sa présence. On le fixe avec un bandage en T pour empêcher qu'il ne s'échappe dans la marche et surtout dans les efforts. Mais pour que ce bandage retienne également bien le pessaire dans toutes les positions du tronc, sans incommoder la malade, il faut donner au chef inférieur une élasticité suffisante pour qu'il puisse s'alonger et se resserrer dans les différentes attitudes du corps. Les pessaires doivent être faits de gomme élastique. Cette substance est préférable à toutes les autres, parce qu'elle joint à une grande souplesse la propriété de ne point s'altérer.

Le pessaire doit être enlevé de temps en temps et nettoyé. on doit conseiller aux femmes qui en font usage d'en avoir plusieurs, afin de remplacer celui qu'elles ôtent par un autre semblable. Quelquefois le pessaire permet à la hernie de reparaître, surtout lorsque la tumeur s'est fait jour vers la paroi postérieure où le rectum n'offre que peu de résistance. La malade s'en aperçoit promptement à la douleur plus ou moins vive qu'elle ressent dans le vagin. Elle doit alors se placer sur un lit, enlever le pessaire et le replacer immédiatement après avoir réduit la hernie.

L'usage continuel de ce pessaire n'a pas seulement l'avantage de prévenir l'augmentation de la hernie et l'étranglement qui pourrait y survenir; il peut encore dans quelques cas procurer une guérison radicale, alors même que la hernie est ancienne. On peut aussi conseiller, comme moyen auxiliaire l'emploi d'injections toniques et astringentes dans le vagin.

Il arrive quelquefois que l'application du pessaire est accompagnée de coliques plus ou moins vives : on doit soupçonner alors que la hernie n'est pas complètement réduite ; ce qui arrive rarement quand la tumeur a passé devant la paroi antérieure du vagin ; mais il en est autrement lorsqu'elle occupe la partie postérieure. Souvent alors l'intestin est pour ainsi dire, étranglé entre le vagin et le rectum, dans l'endroit où le péritoine a été enfoncé, et comme il reste là, même après la réduction complète, une espèce de sac, l'intestin s'y engage très-facilement. Il est donc fort important, comme le recommande Richter, de pousser la tumeur jusqu'à ce qu'elle cesse de faire saillie dans le vagin ; il faut encore presser avec le doigt la paroi postérieure de ce conduit de bas en haut jusqu'au col de la matrice , afin de repousser l'intestin au-dessus du sac périto-néal où il éprouverait encore entre le pessaire et le rectum une compression nuisible. On doit même porter profondément le doigt dans le rectum afin de repousser plus complètement l'intes-tin au-delà du sac qui le renferme. On pourrait, avant d'appliquer le pessaire , comprimer avec une certaine force l'endroit correspondant à la hernie avec deux doigts introduits l'un dans le vagin et l'autre dans le rectum. Si cette com-pression causait de la douleur et surtout des co-liques , on jugerait que la réduction n'est pas parfaite , et l'on aurait de nouveau recours à la situation convenable et au taxis avant de placer le pessaire.

L'entérocèle vaginale est quelquefois com-pliquée d'étranglement. Le vomissement et une douleur vive en sont les principaux signes. Dans tous les cas de ce genre qui se sont pré-sentés jusqu'à présent , la réduction a été con-stamment possible, au moyen des lavemens et d'injections dans le vagin , de la situation et du taxis. S'il y avait engouement, on joindrait à ces moyens l'usage des purgatifs. Dans quelques cas, l'étranglement est produit par l'utérus considé-rablement dilaté par la grossesse. On réduit comme dans le cas précédent ; il importe seule-ment de placer la malade de manière que le bas-sin soit plus élevé que la poitrine, afin que la ma-trice s'éloigne par son propre poids du bassin , et qu'elle cesse de pousser la tumeur herniaire con-tre les parois osseuses de cette cavité. On appli-que ensuite un pessaire qui doit être construit

8.   23

de manière à ne point irriter le col de l'utérus. Dans ce but, quelques Auteurs ont recommandé de lui donner moins de longueur, ou d'en mettre alternativement un long et un court.

La réduction est plus urgente encore lorsque le travail de l'accouchement est déjà commencé ; dans ce cas, il faut se hâter de repousser la tumeur dans l'abdomen et avoir l'attention d'en prévenir la réapparition pendant tout le travail, et surtout au moment des douleurs, en tenant deux doigts sur l'ouverture herniaire, jusqu'à ce que la tête soit descendue assez bas dans le vagin pour empêcher elle-même la hernie de sortir de nouveau. Si la tête de l'enfant était déjà engagée dans le bassin, et qu'elle étranglât la hernie, il faudrait d'abord tenter de la repousser afin de pouvoir réduire la hernie ; mais s'il n'était pas possible de déplacer la tête de l'enfant, il faudrait appliquer promptement le forceps, et terminer de suite l'accouchement.

Si les moyens indiqués pour réduire l'entérocèle vaginale étaient insuffisans, ce qu'on n'a jamais vu, faudrait-il recourir à l'opération, et comment devrait-on pratiquer cette opération ? Richter pense que si la hernie était située près de l'orifice du vagin, il ne serait pas très-difficile d'ouvrir les enveloppes de la tumeur et de dilater le col du sac herniaire avec l'instrument de Le Blanc, afin de faciliter la rentrée de l'intestin. Mais il est fort difficile de prévoir de quelle manière on devrait se conduire dans des cas qui n'ont jamais été observés, et les préceptes que l'on donne ainsi d'après des

suppositions, sont presque toujours inapplica-
bles aux circonstances qui se présentent. Nous
pensons que ces circonstances seules déterminent le Chirurgien, et que son génie doit lui tenir lieu de préceptes.

Si la situation de la tumeur ne permettait pas
de faire l'opération dont nous parlons, et
si la masse d'intestin étranglée était trop considérable pour qu'il fût possible de la repousser,
conviendrait-il, comme Hoin le conseille, de
pratiquer l'opération attribuée à Pigrai, c'est-
à-dire, de faire une incision à la région hypogastrique du côté de la hernie, pour aller saisir
l'intestin dans le ventre au-dessus de l'étranglement ou du pincement, et de le ramener à
sa situation naturelle? Nous pensons qu'aucun
Chirurgien prudent n'osera entreprendre une
opération aussi hasardeuse, et qui hâterait in-
failliblement la mort de la malade, surtout si
l'intestin s'était glissé entre le rectum et la
matrice. Heureusement le cas dans lequel Hoin
croit que cette opération pourrait convenir, ne
s'est pas présenté encore, et ne se présentera
peut-être jamais.

Une portion d'intestin qui descend le long
du vagin, ne distend pas toujours les parois de
ce canal pour former une entérocèle vaginale;
elle ne se porte pas toujours non plus vers le
périnée, en passant entre les fibres du muscle
releveur de l'anus pour former une entérocèle
périnéale. Elle s'avance quelquefois entre la
branche de l'ischion et la partie inférieure du
vagin, jusque dans le milieu de la grande lèvre
où elle produit une tumeur. M. Cooper est le
premier et peut-être le seul qui ait observé
cette espèce de hernie. Voici l'observation de ce

célèbre Chirurgien, telle qu'elle est rapportée dans le Traité des Hernies de M. Lawrence.

» Une jeune femme, âgée de vingt-deux ans, présentait les symptômes de l'étranglement. Une tumeur de la grosseur d'un œuf de pigeon occupait la grande lèvre gauche : elle était souvent descendue depuis six mois, mais la malade pouvait la réduire elle-même sans beaucoup d'effort et de douleur. La tumeur était placée au-dessous du milieu de la grande lèvre, dont la partie supérieure, ainsi que l'anneau inguinal était exempte de toute tuméfaction. On pouvait sentir la tumeur sur le côté du vagin presque aussi haut que le col de l'utérus. On éprouvait une impulsion pendant la toux. « Alors, dit M. Cooper, je saisis la tumeur, et en exerçant sur elle une compression légère qui fut cependant très-douloureuse, je la fis remonter au bout d'environ trois minutes La réduction fut accompagnée de gargouillemens, et la malade se trouva soulagée. La grande lèvre devint flasque, comme si une tumeur en avait été ôtée, et lorsqu'on plaçait le doigt sur cette portion de peau flasque et déprimée, on pouvait la pousser dans une ouverture arrondie, placée en dedans de la branche de l'ischion, entre-elle et le vagin. La seule méthode que la malade a employée jusqu'ici pour maintenir sa hernie, est un simple bandage de femme, passé entre les cuisses et fixé autour de l'abdomen. »

De la Hernie de la Vessie.

La hernie de la vessie ou cystocèle, est une tumeur formée par une portion de la vessie sortie de la cavité abdominale. Cette hernie ne causant ordinairement que très-peu d'accidens, les malades négligent souvent de consulter un Chirurgien; ensorte qu'il est vraisemblable, comme on l'a dit, que la cystocèle est beaucoup plus fréquente qu'elle ne paraît l'être d'après les observations citées par les gens de l'art.

La hernie de la vessie se fait par l'anneau inguinal, par l'arcade crurale, au périnée et dans le vagin. Ces quatre espèces de cystocèles existent presque toujours séparément: quelquefois cependant on en a observé deux sur le même individu. Levret (1) fait mention d'une femme qui avait en même temps une cystocèle crurale et une vaginale. Nous allons traiter de chaque espèce de hernie de la vessie en particulier, en commençant par l'inguinale, dont il y a beaucoup plus d'exemples que des autres espèces.

1.° *Cystocèle inguinale.* — La cystocèle inguinale n'a lieu ordinairement que d'un côté; mais elle peut être double, c'est-à-dire, exister en même temps à droite et à gauche. Delaporte (2) a vu aux deux aînes d'un domestique, âgé de soixante et dix ans et tourmenté d'une rétention d'urine, une hernie de la vessie, du volume d'un gros œuf de poule, et d'une consistance assez molle. Il fut obligé de sonder le malade, et de légères compressions sur les tumeurs facilitèrent la sortie de l'urine par la sonde, à la quantité de trois livres. La cystocèle inguinale est beaucoup plus fréquente chez l'homme que

----

(1) Observations sur les Polypes, p. 152.
(2) Mémoires de l'Acad. roy. de Chir., T. IV, in-12, p. 38.

chez la femme ; chez les vieillards, que chez les adultes et les enfans. Cependant Pott (1) a opéré une hernie de cette espèce sur un enfant de six ans, dont la portion de la vessie, sortie par l'anneau , descendait jusqu'au fond du scrotum et contenait une pierre. Cette espèce de cystocèle diffère à raison de son volume, de son ancienneté, de ce qu'elle existe seule ou qu'elle est réunie avec d'autres hernies, et de ses complications.

Méry et plusieurs autres praticiens ont considéré la hernie de la vessie comme provenant d'un vice de conformation. Ils voyaient si peu de proportion entre la vessie pleine d'urine et l'ouverture par laquelle ce viscère s'échappe ; qu'ils ne concevaient pas que des causes accidentelles pussent jamais la forcer à y passer, d'autant plus qu'elle est retenue dans le lieu qu'elle occupe par des adhérences très-compliquées. Mais ce qui prouve combien cette opinion est fausse, c'est que loin de se montrer dans les premiers temps de la vie, comme cela devrait avoir lieu, si elle dépendait d'un vice de conformation, la cystocèle se manifeste presque toujours dans l'âge mûr.

Dans l'état naturel, lorsque la vessie est vide , elle se trouve au-dessous du détroit supérieur du bassin, et sa face antérieure, qui n'est point recouverte par le péritoine, correspond immédiatement aux os pubis auxquels elle est unie par du tissu cellulaire. Dans cet état , il est impossible que ce viscère s'échappe par les anneaux des muscles du bas-ventre. Pour expliquer la formation de la cystocèle

______

(1) OEvres Chirur., T. I, Obs. 26.

inguinale, il faut donc admettre l'augmentation
de la capacité de la vessie qui l'élève au-dessus
des anneaux inguinaux. Cet accroissement en
largeur a lieu dans la rétention d'urine ; on
sait qu'alors la vessie s'élève à une hauteur
quelquefois très-considérable derrière les muscles abdominaux qu'elle touche immédiatement, et sans l'interposition du péritoine.
Dans cet état d'extension, la vessie ne peut
sortir par les anneaux ni par l'arcade crurale
pour former une hernie ; mais elle acquiert
alors les dispositions nécessaires pour y passer
lorsqu'elle sera vide. On conçoit en effet que
les parois de ce viscère, portées au-delà de
leur extension naturelle, doivent perdre peu-à-
peu la disposition qu'elles ont à se contracter,
ou ne doivent avoir que des contractions
très-faibles et incapables de rapprocher son
sommet de son col, en l'éloignant des anneaux, comme elles le faisaient auparavant ;
or, cet affaiblissement de ses parois ne man-
quera pas d'arriver si les rétentions d'u-
rine sont fréquentes, surtout si elles surviennent à une personne d'un âge avancé ou
d'une complexion délicate. La figure extraordinaire que la vessie prend quelquefois est
aussi une cause prédisposante de sa hernie. Ce
changement de figure a lieu chez les femmes
qui ont eu de fréquentes grossesses, et est produit par la compression que la vessie souffre
de la part de la matrice et des os pubis entre
lesquels elle est située. Par l'effet de cette pression, la vessie devient très-large transversalement ; elle forme souvent de chaque côté une
espèce de poche qui est placée toujours dans le
voisinage de l'anneau et de l'arcade crurale,

et disposée à sortir par l'une ou l'autre de ces ouvertures.

Lorsque la vessie présente les dispositions dont nous venons de parler, si une cause efficiente quelconque de hernie la pousse contre les parois du ventre avec une force supérieure à celle de l'anneau inguinal ou de l'arcade crurale, une portion de sa partie antérieure s'échappe par cette ouverture, et forme hernie. C'est ordinairement par l'anneau du côté où la personne a l'habitude de se coucher. On en conçoit aisément la raison. La face antérieure de la vessie n'étant point recouverte par le péritoine, la portion de cette face qui se présente à l'anneau ne pousse point devant elle cette membrane, comme le fait l'intestin ou l'épiploon. Ainsi elle n'est point renfermée dans un sac herniaire : elle se trouve immédiatement sous la peau, devant le cordon spermatique, au-dessus et quelquefois devant la tunique vaginale, et elle adhère à ces parties par du tissu cellulaire ; mais à mesure que le déplacement de la vessie fait des progrès et que le volume de la hernie augmente, il arrive quelquefois que le sommet de ce viscère passe aussi par l'anneau dans le scrotum, entraîne avec lui le péritoine, même l'ouraque, et il se forme de cette manière un sac herniaire devant la vessie, dans lequel l'intestin ou l'épiploon peut pénétrer : c'est pourquoi la cystocèle inguinale très-volumineuse est presque toujours accompagnée d'une hernie de l'intestin ou de l'épiploon. Mais la vessie n'est jamais dans ce sac, elle est toujours à sa partie postérieure et interne ; et, dans ce cas, la hernie de l'intestin est la suite de la hernie de la vessie. Cependant il arrive quelquefois que la cystocèle est une suite de la hernie intestinale, et alors la hernie de la vessie peut se former sans aucune disposition précédente. En effet, on conçoit que si une épiplocèle ou une entérocèle inguinale acquiert promptement un volume considérable, le sac herniaire qui est formé par la partie du péritoine qui est placée derrière l'anneau et se continue sur le sommet de la vessie, en s'alongeant entraînera peu-à-peu la portion du péritoine qui couvre postérieurement la vessie et conséquemment la vessie elle-même. Dans ce dernier cas, c'est toujours le sommet de la vessie qui passe le premier par l'anneau, tandis que dans le premier, c'est d'abord une partie de sa face antérieure qui s'engage dans cette ouverture.

On voit par ce qui vient d'être dit, que dans la complication de la cystocèle avec l'entérocèle, tantôt la hernie de la vessie précède celle de l'intestin et tantôt elle l'accompagne ; mais que dans l'un et l'autre cas la vessie se trouve toujours derrière le sac péritonéal qui renferme l'intestin. Quelques auteurs ont cru que la hernie de vessie était toujours la suite d'une hernie intestinale ; mais cette opinion est contraire à l'expérience, qui prouve que la hernie de vessie existe souvent seule, et que la hernie intestinale est rarement compliquée de celle de la vessie.

Dans la cystocèle, la vessie, après avoir franchi l'anneau, éprouve des changemens ultérieurs très-remarquables. Elle se resserre au niveau de l'ouverture, et se dilate au-dessous : elle forme ainsi une sorte de double sac séparé par l'anneau, ou, ce qui revient au même, elle ressemble à une calebasse. La grandeur respective de ces deux portions de la vessie varie beaucoup suivant le volume et l'ancienneté de la hernie. Celle qui est placée dans le scrotum étant fréquemment distendue par l'urine qui s'y accumule, surtout si le malade n'a pas soin de la comprimer quand elle est remplie, acquiert quelquefois une capacité considérable, et perd insensiblement la faculté de se contracter; en sorte que souvent le malade est obligé de la soulever et de la comprimer pour faire passer l'urine qu'elle contient dans la portion vésicale qui est restée dans le bassin. La portion de la vessie qui correspond à l'anneau, comprimée par les bords de cette ouverture, se rétrécit et forme une espèce de canal par lequel la portion herniée et celle qui est restée dans le bassin communiquent entre elles. Le diamètre de ce canal présente beaucoup de variétés : Pott a vu un cas dans lequel le diamètre de ce canal de communication n'était pas plus grand que celui d'un gros tuyau de paille. On a trouvé quelquefois un ou plusieurs calculs dans la portion déplacée.

La cystocèle inguinale est quelquefois compliquée d'étranglement causé par un engouement de matières muqueuses et terreuses, souvent par une pierre qui bouche le détroit de la vessie, et rarement par l'étroitesse de cette ouverture et l'augmentation de volume de la partie sortie.

La cystocèle inguinale se présente sous la forme d'une tumeur indolente, sans changement de couleur à la peau, dont le volume et la consistance varient suivant que le malade est plus ou moins long-temps sans rendre d'urine : elle est dure et volumineuse quand l'urine n'a pas été excrétée depuis long-temps ; elle est petite et molle après l'excrétion de ce liquide. Lorsqu'elle est peu volumineuse et bornée à l'aîne, elle disparaît dans la situation horisontale : quand elle se prolonge dans le scrotum et qu'elle est remplie d'urine, on y sent une fluctuation tantôt obscure et tantôt manifeste. Si on la comprime, on fait naître le besoin d'uriner. Si elle ne se vide pas d'elle-même dans l'excrétion de l'urine, la pression qu'on y exerce détermine une nouvelle envie d'uriner. On a vu quelques malades tourmentés par des envies presque continuelles de pisser ; d'autres ne pouvoir satisfaire ce besoin qu'en soulevant le scrotum et en le comprimant. Ruysch en a vu un exemple sur un marchand d'Amsterdam. On a remarqué encore que la distension de la tumeur augmentait souvent dans les efforts pour uriner, et que plus les efforts étaient répétés, plus la dureté de la tumeur devenait prononcée. Lorsque le liquide contenu dans la tumeur herniaire est complètement évacué par la position du malade ou par la pression, la tumeur ne paraît plus formée que de membranes épaisses, mollasses, mobiles sous les doigts et difficiles ou impossibles à réduire à cause de leurs adhérences.

Il est difficile de confondre cette espèce de hernie avec quelqu'autre maladie. Une hydrocèle qui augmente peu-à-peu et qui ne s'affaisse point par l'excrétion de l'urine ; une épiplocèle qui n'offre ni transparence, ni fluctuation ; une entérocèle qui rentre promptement en faisant entendre des borborygmes, diffèrent

trop de la cystocèle pour donner lieu à une
erreur de diagnostic.

Dans un seul cas la hernie de la vessie peut
offrir quelques difficultés à cet égard : c'est
lorsqu'un calcul contenu dans les parties déplacées se trouve enchâssé dans l'ouverture
par laquelle les deux portions de la vessie
communiquent entre elles : alors le mucus
exhalé dans la portion qui forme la tumeur
et l'urine qui s'y trouve ne peuvent plus re-
passer dans celle qui est encore contenue dans
le bassin ; la tumeur ne disparaît plus ni par
la pression, ni par la situation horisontale ; on
ne provoque plus l'envie d'uriner en comprimant la tumeur, et par conséquent les signes
les plus évidens de la hernie vésicale manquent
tout-à-fait ici. On doit alors recourir aux signes
commémoratifs : dans son principe, la hernie
avait tous ses caractères essentiels ; le malade
avait peut-être rendu des pierres par l'urètre:
il existe des signes évidens d'étranglement qui
n'avaient pas lieu lorsque la tumeur pouvait
être amoindrie par la pression et que celle-ci
faisait naître le besoin d'uriner.

Si la cystocèle contient une ou plusieurs
pierres, on pourra s'en assurer facilement en
palpant l'aîne et le scrotum, surtout si la hernie est simple et la portion de vessie qui la
forme vide. Quelquefois cependant on ne peut
acquérir cette certitude. Bartholin rapporte,
d'après Dominique Sala, que malgré tous les
moyens possibles d'investigation il ne put découvrir dans un homme une pierre qui ne fut
trouvée qu'après sa mort dans une portion de
la vessie sortie par l'anneau et descendue dans
le rectum.

L'étranglement de la hernie de la vessie est communément accompagné d'inflammation. La tumeur est le siège d'un sentiment de douleur et de chaleur, accompagné de fièvre, de hoquets auxquels succède le vomissement. J. L. Petit dit avoir observé que dans l'étranglement de la cystocèle, le hoquet survient avant le vomissement, tandis que dans l'étranglement de l'intestin le vomissement est plus prompt, plus fort et précède le hoquet.

La cystocèle n'offre de danger qu'autant qu'il se forme un étranglement. Lorsqu'elle est petite, récente, réductible, chez un sujet jeune qui n'est pas exposé à des travaux rudes, et dont le ventre n'est ni tendu ni volumineux, on peut la contenir avec le brayer inguinal et obtenir une guérison parfaite. Lorsqu'elle est ancienne, volumineuse, adhérente, dans un individu âgé, il est presque toujours impossible de la réduire. Alors on ne peut guère que prévenir son augmentation et éloigner les accidens qui pourraient survenir, en la soutenant au moyen d'un suspensoir de toile forte, fixé à une ceinture flexible. On recommande au malade de ne faire aucun exercice violent, de suivre un régime doux, de se tenir le ventre libre, de ne point résister au besoin d'uriner et de se coucher habituellement sur le côté opposé à sa hernie. S'il urine difficilement, on pourra avoir recours au cathétérisme. Ces soins ont quelquefois assuré la diminution de la tumeur, et permis de la contenir avec un brayer à pelote large et concave d'abord, puis plate et même convexe. Quelquefois encore ils ont procuré la guérison complète de cystocèles qui paraissaient incurables. On a pensé que la compression exercée sur les parois de la portion de vessie déplacée pourrait en déterminer l'agglutination et opérer de cette manière la guérison complète ; il est permis de douter que la compression ait jamais eu un pareil résultat : l'ouverture des cadavres au moins ne l'a pas encore démontré.

Dans le cas où la hernie de la vessie est compliquée de la présence d'un calcul, il y aurait de l'imprudence à faire passer la pierre dans la portion de la vessie restée dans le bassin ; car cette pierre ne pourrait être extraite ensuite que par une opération dangereuse, souvent mortelle, tandis que l'incision par laquelle on la retire de la cystocèle n'a jamais de suites fâcheuses. Cette incision doit être faite sur la partie moyenne de la tumeur, d'abord à la peau, ensuite à la vessie, qui est toujours alors adhérente aux parties voisines. On choisit pour faire cette opération, le moment où la vessie, et par conséquent la tumeur est remplie d'urine. L'incision doit être assez grande pour permettre d'introduire les doigts ou une ténette dans la poche vésicale, d'y saisir la pierre et d'en faire l'extraction. Après cette extraction, on pansera à plat, et on empêchera que la plaie ne devienne fistuleuse en détournant le cours de l'urine par l'urètre au moyen d'une sonde de gomme élastique laissée dans la vessie. Ce moyen a été employé avec succès par Guyon, Chirurgien à Carpentras, dans un cas où la vessie formant hernie par l'anneau fut ouverte par un ignorant qui avait pris cette tumeur pour un abcès.

Dans la cystocèle qui n'est point compliquée d'entérocèle, s'il survient un étranglement à la portion de la vessie qui répond à l'anneau lorsque celle qui fait la hernie est pleine d'urine, en sorte que la communication entre cette dernière portion et celle qui est restée dans le bassin soit absolument interrompue, on n'hésitera pas à donner un coup de trois-quarts dans la tumeur pour la débarrasser de l'urine qu'elle contient. Verdier nous apprend que Morand a fait cette opération avec succès. Si après la ponction de la partie de la vessie qui est herniée, l'étranglement ne cède point aux saignées, aux bains et aux topiques relâchans, il y a lieu de croire qu'il est produit par une pierre. Dans ce cas, il faut mettre la tumeur à nu en incisant les tégumens, ouvrir la portion de vessie qui la forme dans une étendue suffisante pour qu'on puisse saisir la pierre, la dégager et en faire l'extraction. Si la cystocèle était ancienne, volumineuse; si la portion de vessie qui la forme, distendue par l'urine, était amincie, sans action, semblable à un kyste séreux; enfin si l'espèce de col par lequel elle communique avec la portion de vessie restée dans le bassin, était très-étroit, on pourrait sans risque retrancher au-dessous de ce collet, la portion de vessie qui est hors du ventre. La plaie traitée méthodiquement se consoliderait bien vîte, surtout si on avait l'attention de placer une sonde de gomme élastique par l'urètre dans la vessie. Pott (1) a extirpé avec succès une cystocèle inguinale, sans se douter même qu'il avait affaire à une hernie de vessie. Le malade était un enfant de treize ans; sa maladie avait commencé à six par une

______

(1) Œuv. Chir., T. I, Obs. 23, p. 488.

douleur aiguë à la région du pubis ; cette douleur dura près d'une heure et demie, et cessa subitement. Tant que la douleur se fit sentir, il ne
lui fut pas possible de rendre une goutte d'urine,
malgré les efforts qu'il fit ; mais lorsqu'elle eût
cessé il urina bien. Peu de jours après , on
découvrit une tumeur de la grosseur d'un
pois sur le trajet du cordon spermatique, précisément au-dessous de l'aîne. Elle ne causait
aucune douleur ; en conséquence, on ne s'en
embarrassa point. Cependant elle augmenta peu-
à-peu, et dans l'espace de cinq ans elle parvint
jusqu'au fond du scrotum ; à mesure qu'elle faisait des progrès l'enfant avait des envies plus
fréquentes d'uriner, mais sans difficulté et sans
douleur. Cette tumeur avait une surface parfaitement égale ; elle était incompressible et
fort dure : elle était incommode à cause de son
poids, mais elle n'occasionnait jamais de douleur dans le dos, ni dans les reins. L'incommodité que cette tumeur causait à l'enfant et
sa disposition à augmenter parurent à Pott des
motifs suffisans pour en faire l'extirpation. Il
incisa la peau et le tissu cellulaire dans toute
la longueur du cordon spermatique et du scrotum, et par le moyen de cette incision, il découvrit un sac ou kyste solide, blanc, membraneux et uni lâchement au tissu cellulaire
sous - cutané, comme un sac herniaire. Ce
kyste se rétrécissait supérieurement et paraissait procéder de la partie supérieure de l'aîne.
La dissection de sa partie antérieure fut facile ;
mais celle de sa partie postérieure présenta
beaucoup de difficultés, et en y travaillant Pott
découvrit un testicule qui était placé immédia-
ment derrière le corps formant la tumeur, et

qui était petit, plat et comprimé. Lorsque la dissection fut finie, il trouva que le kyste était dépendant d'un conduit membraneux, ou continu avec un cordon membraneux qui avait la largeur du plus gros chalumeau, ou, pour assigner une ressemblance plus parfaite, d'un urètre d'homme, et qui sortait de l'abdomen par l'ouverture du muscle oblique externe. Lorsque Pott eut entièrement débarrassé ce conduit de toutes connexions avec le cordon spermatique, il le coupa immédiatement au-dessus de la tumeur : cette incision donna issue à environ quatre onces d'une liqueur claire, et la bouche du kyste se développant d'elle-même découvrit une pierre qui ressemblait exactement à celles qu'on trouve dans la vessie humaine. L'effusion du liquide et la présence de la pierre le portèrent à croire qu'il venait d'enlever une hernie cystique. Pour s'en assurer, il se tint tranquille quelque temps, et lorsqu'il crut qu'une certaine quantité d'urine pouvait être tombée des reins, il dit à l'enfant d'essayer d'uriner ; il le fit, et aussitôt l'urine coulant abondamment par la plaie, au lieu de sortir par l'urètre, leva tous les doutes. Il fut pansé superficiellement, et n'eut aucun mauvais symptôme quoiqu'une portion de la vessie eût été totalement emportée. L'urine sortit par la plaie de l'aîne pendant environ une quinzaine ; mais cette plaie en se guérissant lui fit reprendre son cours naturel, et le malade a vécu depuis sans aucun accident : il était seulement obligé de lâcher son urine plus souvent, parce que l'extirpation d'une portion de la vessie avait diminué sa largeur.

Lorsqu'il y a en même temps cystocèle et

8. 24

entérocèle, s'il survient un étranglement, c'est ordinairement l'intestin qui l'éprouve, et si la vessie y participe, ce n'est que consécutivement. Dans ce cas, si l'étranglement résiste au taxis, aux saignées et aux autres moyens usités en pareille circonstance, il faut en venir à l'opération et la pratiquer comme à l'ordinaire, en ayant soin d'épargner, autant qu'il est possible, la partie postérieure et interne du sac, sous lequel la vessie est immédiatement placée. Si le débridement de l'anneau et la réduction de l'intestin ne font pas cesser l'étranglement de la vessie, on se conduira comme dans le cas de cystocèle seule étranglée.

2.° *Cystocèle crurale.* — La hernie de la vessie par l'arcade crurale est beaucoup plus rare que celle de l'anneau inguinal. Verdier et Levret disent l'avoir observée chez une femme hydropique, âgée de quarante ans. Cette femme portait à l'arcade crurale du côté droit, une tumeur dont la grosseur variait suivant que la malade était plus ou moins longtemps sans uriner. Cette circonstance leur donna lieu de penser que c'était une cystocèle, d'autant plus qu'en sondant cette femme, ils trouvèrent l'urètre tourné obliquement du côté droit où la vessie s'était portée. Mais ces signes ne suffisent pas pour caractériser cette espèce de hernie. Au reste, les signes pathognomoniques et la cure de la cystocèle crurale sont les mêmes que ceux de la cystocèle inguinale.

3.° *Cystocèle périnéale.* — Quoique la structure du périnée paraisse rendre impossible la formation d'une hernie de la vessie en cet endroit, cependant cette espèce de hernie a été observée une fois chez l'homme, et deux fois chez la femme. Pipelet (1) l'a rencontrée sur un homme âgé de soixante ans. Elle était survenue à la suite de deux efforts consécutifs, l'un en glissant sur un parquet, les cuisses écartées, et l'autre en sautant un fossé. Pipelet dit que ces efforts produisirent une rupture ou peut-être un simple écartement de quelques fibres du muscle releveur de l'anus et du transverse du périnée, dont la résistance moindre a permis au bas-fond de la vessie de céder à l'action du diaphragme et des muscles abdominaux, et de se glisser dans cet intervalle. La tumeur placée sous la peau, à deux travers de doigt de l'anus, avait le volume et la forme d'un œuf. Elle était molle et rentrait dans le bas-ventre au côté droit de l'urètre, lorsqu'on la comprimait. On distinguait au périnée, après l'avoir réduite, une dépression de forme ronde dans laquelle on aurait pu placer une petite noix ; mais elle reparaissait au moindre effort. Cette hernie causait une douleur sourde au périnée et un besoin fréquent d'uriner. L'urine était rendue en très-petite quantité à la fois, à moins que le malade n'exerçât une compression légère sur la tumeur. Après avoir réduit cette hernie, Pipelet parvint à la contenir, d'abord avec une pelote d'ivoire, puis de laine, de dix lignes de long sur huit de large, creusée en gouttière dans le milieu de sa longueur, pour ne pas comprimer l'urètre. Cette pelote était adaptée à une plaque de tôle, de deux pouces de long sur un de large, un peu échancrée sur les côtés pour ne pas blesser la peau lors du rapprochement des cuisses, et as-

____

(1) Mém. de l'Acad. de Chirur. T. II; p. 283.

24..

sujettie au cercle d'un brayer avec des courroies attachées aux quatre angles arrondis de cette plaque. Les courroies antérieures étaient fixées à des crochets placés vers le pli des aînes, et les postérieures ou les sous-cuisses, à des boucles cousues dans la partie du cercle qui répondait au milieu de la crète des os des hanches. Ce bandage formant un point invariable, a contenu solidement les parties et a permis au malade de faire, sans incommodité, beaucoup d'exercice et même de monter à cheval.

Des deux exemples de hernie de la vessie au périnée chez la femme, l'un a été observé par Méry, et l'autre par Curade, Chirurgien d'Avignon. Méry rapporte dans les Mémoires de l'Académie royale des Sciences, année 1713, qu'une pauvre femme, enceinte de cinq à six mois, se plaignait de n'uriner qu'avec beaucoup de peine. Elle avait au périnée, un peu latéralement, une tumeur d'un volume plus considérable que celui d'un œuf de poule : en touchant légèrement cette tumeur, il sortait quelques gouttes d'urine par l'urètre. Méry ne douta plus que ce ne fut une hernie de la vessie, lorsqu'il vit la tumeur disparaître au moyen de la compression qu'il y faisait. Le cas observé par Curade est tout-à-fait semblable. La malade était âgée de vingt-trois ans et enceinte de six mois. Elle avait au périnée, un peu latéralement, une tumeur molle, indolente, dont le volume augmentait lorsqu'elle était debout et qu'elle était long-temps sans uriner, et alors la fluctuation y était très-apparente. Cette tumeur ne paraissait couverte que par la peau qui avait conservé sa couleur naturelle : la moindre pression la faisait disparaître et elle

reparaissait dès qu'on cessait de la comprimer.
Au moyen de cette pression, l'urine sortait par
l'urètre. Ces circonstances firent juger que
cette tumeur était formée par une portion de
la vessie. Elle disparut par l'accouchement et
ne se montra de nouveau que vers la fin d'une
seconde grossesse. Curade, après avoir vidé la
hernie en la comprimant, la maintenait au
moyen de quelques compresses et d'un bandage.

Cette espèce de hernie n'a jamais été observée
chez la femme, hors le temps de la grossesse.
Elle paraît due à la pression de la matrice et de
l'enfant, plus forte d'un côté que de l'autre,
sur la partie latérale de la vessie. Comme cet
organe s'élargit plus ou moins sur les côtés
dans les femmes enceintes, et surtout dans celles
qui ont eu plusieurs enfans, la pression qu'elle
souffre de la part de la matrice peut forcer
quelques fibres des muscles releveurs de l'anus
à s'écarter, et donner lieu à une tumeur cystique sous la peau du périnée, un peu sur le
côté. Cette tumeur est molle et accompagnée
de dysurie ; son volume est relatif à la quantité
d'urine qu'elle contient, et se trouve d'autant
plus considérable que la malade a été long-
temps sans uriner ; la compression la fait disparaître. On empêche son accroissement en la
vidant souvent au moyen de la sonde et en la
soutenant avec un bandage convenable.

Une tumeur qui pourrait être considérée
comme une espèce de cystocèle périnéale est
celle que formerait au périnée une pierre contenue dans la vessie et dont Hartmann (1) a vu
un exemple. Il trouva dans le cadavre d'une

____

(1) *Ephemer. Nat. Cur. Deca.* 2, *an* 5, *p.* 71.

femme, une pierre du poids de trois onces ,
logée dans un cul de sac de la vessie au périnée,
où elle faisait saillie. La peau était si mince en
cet endroit, et la pierre, qui par son poids
avait poussé devant elle un des côtés de la vessie
et l'avait fixée au périnée, avait tellement
atténué les parties de cette région qu'on pouvait la sentir, la reconnaître à sa dureté et à
son incompressibilité. Ce qu'il y avait aussi de
remarquable, c'est que cette tumeur avait tellement entraîné vers le bas la peau des grandes
lèvres qu'elles étaient tout-à-fait plates, et
laissaient les nymphes à découvert.

4.° *Cystocèle vaginale.* — Cette espèce de
hernie de la vessie se montre exclusivement à
la paroi antérieure du vagin. Elle a lieu ordinairement chez les femmes qui ont eu plusieurs
enfans, dont la vessie est élargie sur les côtés
et enfoncée derrière le pubis. Sandifort (1) a
cependant observé une semblable hernie dans
une personne du sexe, qui n'avait jamais fait
d'enfant ; elle survint dans une toux convul-
sive. Lorsqu'on connaît les rapports du bas-
fond de la vessie avec le vagin, on conçoit
aisément la manière dont se forme la cystocèle
vaginale. La vessie poussée contre la paroi
antérieure du vagin par l'action violente du
diaphragme et des muscles abdominaux, distend, enfonce cette paroi, peut même s'é-
chapper à travers un écartement de ses fibres,
et forme une tumeur située au-dessous de l'o-
rifice utérin. Cette tumeur est plus ou moins
grosse, quelquefois saillante d'un ou deux
pouces hors de la vulve, d'une forme arrondie ,

----

(1) *Observ. Aanatom.*, p. 55.

rougeâtre, lisse lorsqu'elle est volumineuse et qu'elle a distendu les plis de la membrane interne du vagin, inégale et rugueuse quand elle a peu de grosseur et que les rides du vagin ne sont point effacées : elle est tendue ou molle et avec fluctuation suivant la quantité d'urine qu'elle contient : pressée de bas en haut elle excite le besoin d'uriner et la sortie de l'urine par l'urètre ; alors elle diminue et s'affaisse.

Lorsque la cystocèle vaginale a lieu chez une femme enceinte, elle peut acquérir pendant le travail de l'enfantement un volume assez considérable pour gêner la sortie de l'enfant. Une observation de Robert, Chirurgien à Lille, insérée dans le Mémoire de Verdier, sur la Hernie de la Vessie, fournit la preuve de cette assertion. Robert ayant été appelé pour accoucher une femme âgée de quarante ans, trouva l'entrée du vagin occupée par une tumeur en forme de poche et qui lui sembla contenir quelque liquide. Cette poche n'était point attachée à toute la circonférence du vagin, mais seulement à la paroi de ce conduit qui correspond au pubis ; ce qui lui permit d'avancer le doigt jusqu'à l'orifice de la matrice. Robert apprit de la malade qu'elle avait de fréquentes envies d'uriner, accompagnées de quelques douleurs. Ayant fait mettre cette femme dans une situation convenable, la tumeur, dont le volume approchait de celui de la tête d'un enfant, lui parut être une portion de la vessie pleine d'urine, ce qui le détermina à passer une sonde dans l'urètre. Mais ce moyen ne réussit pas d'abord ; il fallut avoir recours à la compression de la tumeur pour faire sortir l'urine par la sonde. Il ne douta plus alors que la tumeur ne fût formée par une portion de la vessie dont la compression avait fait passer l'urine qui y était renfermée dans l'autre portion restée dans le bassin. Le vagin, devenu libre par la sortie de l'urine et l'affaissement de cette poche, l'accouchement se fit heureusement. Dans un cas semblable, il sera toujours facile de distinguer la cystocèle de la poche des eaux de l'amnios, en touchant l'orifice utérin placé au-dessus et derrière la tumeur vésicale et en évacuant promptement l'urine au moyen de la sonde. Cette évacuation de l'urine est surtout nécessaire dans le temps de l'accouchement pour faciliter cette opération de la nature, et pour prévenir les effets dangereux d'une pression trop longue de la tête de l'enfant sur la vessie. Si le cathétérisme était sans succès, et si l'on était convaincu qu'une cystocèle est la cause qui s'oppose à la sortie de l'enfant, il ne faudrait pas hésiter à plonger un trois-quarts dans la tumeur pour la vider. Mais cette circonstance ne s'est pas présentée jusqu'ici.

On a vu la cystocèle vaginale se développer peu de jours après l'accouchement, et acquérir promptement un tel volume qu'elle s'est opposée à l'écoulement des lochies. M. Chaussier a été témoin d'un fait de ce genre qui est rapporté dans un ouvrage de Hoin sur les hernies rares. Une femme d'environ trente ans, d'une forte constitution, très-vive, qui était accouchée heureusement, fit un grand effort, le septième jour de ses couches, en changeant de place un seau d'eau, et sentit au même moment une douleur si vive dans le vagin, qu'elle tomba en syncope. Quand elle eut repris sa connaissance, elle s'aperçut qu'elle avait dans le vagin une tumeur considérable, accompagnée de douleurs qui s'étendaient jusqu'à l'ombilic. Le Chirurgien qui l'avait accouchée prit cette tumeur pour la tête d'un second enfant, et les manœuvres inconsidérées qu'il entreprit, ne contribuèrent pas peu à augmenter le mal. M. Chaussier, qui ne put aller voir cette femme que le troisième jour de son accident, trouva la tumeur aussi volumineuse que la forme d'un chapeau, elle offrait une fluctuation manifeste. La malade avait beaucoup de fièvre, la bouche aride, une grande altération ; elle se plaignait beaucoup des reins et n'avait pas uriné depuis l'accident. La région hypogastrique, loin d'offrir la tension qu'elle présente ordinairement dans la rétention d'urine, était au contraire déprimée. M. Chaussier reconnut à ces signes que la tumeur contenue dans le vagin, était une hernie de la vessie. Il fit placer convenablement la malade pour obtenir la réduction. Il n'avait pas de sonde pour évacuer l'urine, et cette circonstance prolongea beaucoup les tentatives qui furent enfin couronnées d'un heureux succès. Aussitôt que la vessie et la portion de vagin qui lui servait de poche, furent réduites, les lochies, retenues par la tumeur, s'écoulèrent en abondance. L'excrétion de l'urine fut plus lente à se manifester. Enfin il en coula plus de trois livres, ce qui soulagea la malade, qui fut guérie en très-peu de temps, sans qu'il lui restât aucune incommodité.

La cystocèle vaginale simple, peu volumineuse est facile à contenir à l'aide d'une éponge disposée en pessaire qu'on introduit dans le vagin après l'avoir imbibée d'une eau vulnéraire et astringente, et qu'on soutient avec un bandage en T. Si l'éponge ne suffit pas , on se sert d'un pessaire de gomme élastique semblable à celui qu'on emploie dans l'entérocèle vaginale. L'usage non-interrompu du pessaire, la précaution de ne point retenir long-temps l'urine, et d'introduire une sonde dans la vessie lorsque l'excrétion ne peut avoir lieu naturellement , procureront souvent une guérison radicale, et préviendront dans les autres cas l'augmentation de la maladie. La hernie décrite par Sandifort sortait hors du vagin , et fut cependant guérie radicalement par l'usage du pessaire : les injections toniques et astringentes peuvent contribuer beaucoup à la cure radicale. Mais lorsque cette hernie est volumineuse et pressée par la matrice et les parties voisines , on doit commencer par évacuer l'urine au moyen d'une sonde courbe dont la concavité sera dirigée vers le vagin, c'est-à-dire, dans un sens opposé à celui dans lequel on l'introduit ordinairement. Si l'introduction de la sonde était impossible et qu'on ne pût parvenir à réduire la tumeur , il faudrait se décider à faire une ponction à sa partie antérieure avec un trois-quarts, et à mettre ensuite une sonde dans la vessie pour empêcher qu'il ne s'établisse une fistule urinaire dans l'endroit où la ponction aurait été pratiquée.

Outre la cystocèle vaginale, la vessie est susceptible d'une autre espèce de déplacement auquel on a donné le nom de descente de la vessie. Ce déplacement a lieu dans la chute de la matrice, lorsque ce viscère se précipite entièrement au dehors. Alors l'utérus entraîne le vagin qui est retourné sur lui-même et une partie de la vessie qui lui est adhérente. La

vessie ne peut être ainsi entraînée sans éprouver une compression, plus ou moins grande, et
sans que la direction de son col et celle de
l'urètre ne soit changée, ce qui rend l'excrétion
de l'urine difficile et douloureuse. Cependant
toutes les femmes qui ont une chute de la matrice n'éprouvent pas ces incommodités. Henri
Bass ou Bassius (1) rapporte qu'une femme
âgée de soixante-dix-huit ans portait depuis
trente ans, une descente de matrice accompagnée de celle du vagin et de la vessie; et
quoique le volume de la tumeur que cette descente formait au dehors approchât de celui de
la tête d'un enfant, elle ne lui causait aucune
incommodité, si ce n'est de temps à autre de
la difficulté pour uriner. Cette femme étant
morte, Bass découvrit par la dissection que la
vessie, la matrice et le vagin étaient compris
dans cette descente, et que la vessie, eu égard
à sa grande capacité, n'avait été entraînée
qu'en partie; ensorte que la portion la plus
voisine de l'urètre était restée dans le bassin.
On remédie au déplacement de la vessie en
faisant la réduction de la matrice, lorsqu'elle
est possible, et en la maintenant avec un pessaire. Mais avant d'entreprendre cette réduction, il faut évacuer par la sonde l'urine amassée dans la vessie. Si l'on sent des pierres
dans la tumeur vésicale, on en fera l'extraction
avant de tenter la réduction. Ruysch (2) a fait
cette opération avec succès à une femme âgée
de quatre-vingts ans. Elle avait depuis vingt

____

(1) *Observ. Anat.-Chir.*, *cum fig.*, *Decad.* III, *Obs.*
II, Hall. 1731.
(2) *Obs. Anat. Chir.*, *Obs. I.*.

années une chute de matrice avec descente de
la vessie. En touchant la tumeur vésicale qui
se montrait au dehors, il y sentit des pierres
cachées dans son épaisseur, ce qui le détermina à inciser cette tumeur suivant sa longueur
dans l'endroit où ces pierres étaient sensibles
au toucher. Il tira par cette incision quarante-
deux pierres de différentes grosseurs : la plus
considérable avait à-peu-près le volume d'une
noix ordinaire. L'urine qui s'écoula par la
plaie dans l'opération ne permit pas de douter
que ces pierres n'eussent été renfermées dans
une portion de la vessie qui avait été entraînée
par la matrice. L'opération eut le plus heureux
succès quoique cette femme eût souffert pendant vingt années des douleurs inexprimables.
On trouve un second exemple du succès de
cette opération dans le Traité de la Lithotomie
par Tolet, ch. 25. Une femme, âgée de soixan-
te-dix ans, avait une chute invétérée de tout le
corps de la matrice, qui formait au dehors une
tumeur du volume d'un petit melon. Cet habile Chirurgien entendit une espèce de craque-
ment en maniant cette tumeur, ce qui lui fit
juger que la vessie avait suivi la matrice dans
sa chute ; et qu'elle contenait plusieurs pierres.
Il se détermina à en faire l'extraction. Pour
cet effet, il incisa, suivant sa longueur, la tumeur
vésicale dans l'endroit où les pierres se faisaient
le plus sentir, et les retira avec beaucoup de
facilité. Elles se trouvèrent au nombre de cinq ;
la plus considérable pesait une demi-once, et
la plus petite était de la grosseur d'une aveline.
Il fit ensuite rentrer la tumeur et la tint réduite par deux petits rouleaux de linge, figurés
en pessaire et trempés dans du vin. Cette

femme fut guérie dans l'espace de huit jours.

La vessie est sujette à plusieurs autres affections, qui ont plus ou moins de rapports avec
la cystocèle : nous en parlerons en traitant des
maladies des voies urinaires.

De la Hernie de la Matrice ou Hystérocèle.

La matrice peut former hernie au-dessus du
pubis dans deux états différens : savoir, lorsqu'elle est vide, ou lorsqu'elle est remplie par
le produit de la conception.

Dans l'état de vacuité, la matrice ne s'éle-
vant pas au-dessus du détroit supérieur du bassin, il est difficile qu'elle puisse sortir par l'anneau inguinal ou par l'arcade crurale. Aussi ne
trouve-t-on dans les auteurs qu'un très-petit
nombre d'exemples de la hernie de ce viscère
dans son état de vacuité. Chopart (1) l'a observée dans le cadavre d'une femme d'environ
50 ans. La matrice sortait presque en totalité,
avec la trompe et l'ovaire du côté gauche, par
l'anneau inguinal du même côté, et était contenue sans adhérence dans un sac herniaire très-
large ; elle était plus petite qu'elle ne l'est ordinairement, arrondie, alongée, plus étroite
dans le détroit de l'anneau, pâle, flasque, et
avait à son fond des lambeaux membraneux qui
paraissaient résulter du détachement de l'épiploon. Notre respectable confrère et ami, M.
Lallement, Professeur à la Faculté de Médecine
de Paris, a rencontré sur le cadavre d'une
femme morte d'une maladie de poitrine à l'âge
de soixante et onze ans, une hernie de la ma-

____

(1) Traité des Malad. Chir., T. II, p. 305.

trice par l'anneau inguinal. Cette femme qui avait eu plusieurs enfans, s'aperçut à l'âge de 5o ans, après quelques efforts que nécessitait son état de blanchisseuse, d'une grosseur dans l'aîne droite. Cette grosseur prit un accroissement assez rapide ; elle était d'abord si sensible que la malade ne pouvait la toucher sans douleur ; ensuite sa sensibilité diminua au point qu'à peine en était-elle incommodée. La tumeur était longue de quatre ou cinq travers de doigt, et configurée comme une poire. Sa base qui descendait jusqu'à la grande lèvre du même côté était extrêmement dure : son sommet qui répondait à l'anneau, conservait assez de mollesse. M. Lallement en fit la dissection. Les tégumens enlevés, il trouva dans un sac herniaire très-épais la totalité de la matrice avec la trompe et l'ovaire du côté droit ; l'autre ovaire et sa trompe étaient appliqués contre la partie externe de l'anneau. Le vagin, entraîné par la matrice, affectait une légère obliquité, et comprimait contre le pubis la vessie urinaire dont la capacité parut moindre que de coutume. La partie supérieure de ce canal, et le museau de tanche qu'elle embrasse avaient également franchi l'anneau (1). M. Lallement a rencontré un second exemple de la hernie de la matrice au-dessus du pubis, sur le cadavre d'une femme âgée de 82 ans. La tumeur, qui existait depuis 4o ans, était située dans l'aîne droite : elle avait cinq pouces environ de longueur sur quatre de large. Sa forme était celle d'une pyramide à trois faces ; l'une de ces faces était antérieure;

---

(1) Mém. de la Soc. Méd. d'Émulation, 3.ᵉ année, pag. 3a3.

l'autre , postérieure , appuyait sur la cuisse droite ; la troisième , interne , dépassait de quelques pouces la vulve. La base était en haut , le sommet en bas , et la tumeur était plus large dans son milieu qu'à sa base ; sa direction était oblique de droite à gauche et de haut en bas. La peau avait tellement cédé , qu'elle formait une vraie bourse pendante entre les cuisses. Le doigt porté au-dessus de la tumeur, reconnaissait l'anneau inguinal dans l'état naturel ; immédiatement au-dessous on sentait l'arcade crurale. A la dissection de la tumeur on reconnut que les parties qui la formaient étaient sorties derrière le ligament de Fallope. Ces parties étaient la matrice, les ovaires, les trompes de Fallope, une partie du vagin, deux cordons distincts de l'épiploon, enfin deux kystes ou peut-être des hydatides. La vessie et le rectum étaient dans leur situation naturelle ; leurs fonctions n'avaient point été alterées (1).

On peut connaître cette hernie à sa dureté, à l'obliquité du vagin, à l'élévation de l'orifice utérin, entraîné vers la tumeur et tourné du côté opposé, aux mouvemens qu'il subit en la tirant à soi ou en la repoussant dans le ventre. L'hystérocèle doit être traitée comme les autres hernies. On réduit la tumeur et on la maintient réduite par un bandage ; mais on ne peut en effectuer la réduction que lorsqu'elle est récente, peu volumineuse et sans adhérence.

S'il est rare que la matrice s'échappe par l'anneau inguinal ou par l'arcade crurale, lorsqu'elle est vide et située dans l'excavation du bassin ,

____

(1) Bulletin de la Faculté de Médecine de Paris, 1816, T. I.er, p. 1.

il ne l'est pas moins qu'elle fasse hernie au-dessus du pubis, dans la grossesse. Le volume que la matrice acquiert alors, doit être un obstacle à la hernie, à moins qu'il n'y ait une éventration considérable. Sennert rapporte une observation singulière sur un cas de cette nature (1). La femme d'un tonnelier aidant son mari à courber une perche pour en faire des cerceaux, fut frappée dans l'aîne gauche par l'extrémité de cette perche. Quelque temps après, il parut une hernie dont l'augmentation fut telle qu'on ne put faire rentrer la tumeur dans le ventre : cette femme était alors enceinte. La tumeur devenait plus grosse de jour en jour. On sentait et on voyait aisément sous la peau les mouvemens de l'enfant. La descente était si considérable que cette femme était obligée de la soutenir avec un suspensoir qui avait son point d'appui sur les épaules, et de la porter tantôt sur une cuisse et tantôt sur l'autre. Cet état inquiétant le mari et les parens de la malade, ils eurent recours à Sennert qui leur dit, que n'y ayant aucune apparence de pouvoir faire rentrer la matrice pour que l'accouchement se fît par les voies naturelles, il faudrait ouvrir la tumeur et en tirer l'enfant. A la fin du neuvième mois, cette femme entra en travail ; on suivit le conseil de Sennert ; la matrice fut ouverte, on tira l'enfant vivant et le placenta. On ne put, après l'opération, faire la réduction de la matrice. La peau fut rapprochée par quelques points de suture ; la matrice se contracta peu-à-peu, et la malade touchait au

---

(1) T. III, *lib. IV, part. I, Sec. II, cap. XVII,* pag. 39.

point de sa guérison, lorsqu'elle tomba inopi-
nément dans une si grande faiblesse qu'elle
mourut le vingtième jour de l'opération.
L'ouverture du cadavre ne donna aucune lu-
mière sur la cause de cette mort; toutes les
parties intérieures étaient dans leur état naturel. L'enfant vécut neuf ans.

On trouve un fait de ce genre dans une
lettre écrite par Michel Doring à Fabrice de
Hildan, et qui est imprimée dans les Œuvres
Chirurgicales de ce dernier. Une pauvre femme
de Neisse en Silésie, fut mère de neuf enfans en
quinze ans de mariage. Dans son premier accouchement, sa mauvaise humeur l'avait fait
abandonner de la sage-femme et des autres femmes qui étaient autour d'elle, ensorte qu'elle
avait été obligée d'accoucher toute seule. Quoique dès ce temps elle se fût aperçue de quelque
chose d'extraordinaire dans le bas-ventre, elle
mit encore au monde sept autres enfans, sans
qu'il lui survînt aucun accident, et sans autre
secours que celui du ciel. A peine fut-elle enceinte pour la neuvième fois, qu'elle remarqua
vers l'aîne gauche et sous la peau, une tumeur
qui l'inquiéta. Cette tumeur augmenta dans la
suite au point qu'elle égalait une vessie de bœuf
distendue. Plus tard, elle devint si monstrueuse
qu'elle descendait jusqu'aux genoux. Il fut aisé
de reconnaître qu'un enfant y était contenu.
La malade éprouvait beaucoup de douleurs lorsqu'elle voulait soulever la tumeur ou la changer de place. Comme le terme de la grossesse
approchait, le sénat de Neisse, instruit de la
pauvreté de cette femme, fit faire une consultation de médecins, de chirurgiens et de mâ-
trones, afin de connaître les secours qu'exi-

geait sa maladie. Ils décidèrent que lorsque la femme serait en travail, il faudrait nécessairement lui pratiquer une incision sur la tumeur pour extraire ce qui y était contenu. Cette opération fut pratiquée : l'enfant, quoique robuste, mourut quelques mois après l'opération ; la mère ne survécut que trois jours, et souffrit pendant ce temps des douleurs inouïes.

Dans les deux cas que nous venons de rapporter, on a été obligé d'inciser la tumeur pour en tirer le fœtus qui y était contenu. Cependant on ne peut pas conclure de ces faits, qu'il n'y a d'autre ressource dans la hernie de la matrice compliquée de grossesse, que de faire l'opération césarienne. En effet, si la hernie est récente, peu volumineuse et sans adhérence, on peut espérer de la réduire en exerçant une pression modérée et en mettant la malade dans une situation propre à favoriser l'effet de cette compression. Et lors même que la tumeur a acquis un volume fort considérable, parce qu'on a négligé d'y remédier dans les premiers temps qu'elle a paru, l'opération n'est pas toujours nécessaire, parce que la matrice peut rentrer dans le ventre, et l'accouchement se terminer par les voies naturelles avec le secours de l'art. Rousset rapporte qu'une femme ayant fait un effort considérable pour lever un fardeau fort lourd, il lui survint une hernie d'un volume énorme, et qui s'étendait depuis le milieu du ventre jusqu'au bas de cette région. Les incommodités qui en résultèrent engagèrent cette femme à se faire opérer, ce qui fut fait avec succès. Après avoir vécu quelque temps sans rien sentir, elle devint enceinte ; elle ne put se resoudre à se soumettre une seconde fois à l'opération, qui avait été très-douloureuse ; elle se contenta de soutenir sa hernie qui reparut plus volumineuse qu'auparavant, avec un bandage qui prenait son point d'appui sur les épaules. Bientôt on distingua les mouvemens de l'enfant à travers les tégumens de la tumeur, et il fut évident que l'utérus y était contenu. Malgré le déplacement de cet organe, l'accouchement se fit sans peine ; et quelque temps après, cette femme eut un autre enfant qui vint au monde avec la même facilité, quoique l'action des muscles abdominaux ne secondât pas celle des fibres de l'utérus.

Ruysch a rapporté un autre fait plus surprenant encore. Une femme avait eu à la partie inférieure du ventre, auprès de l'aîne, un abcès qui avait donné lieu à une hernie de la matrice. Dans les derniers mois de la grossesse, la tumeur descendait jusque sur les genoux ; neanmoins la sage-femme en fit la réduction au moment de l'accouchement qui se termina par les voies ordinaires. Ces exemples font connaître la conduite que devrait tenir le Chirurgien si des cas analogues s'offraient à lui.

Hernie de l'Ovaire.

Une hernie non moins rare, et peut-être même plus rare encore que la hernie de la matrice, c'est celle que forme l'ovaire en sortant par l'anneau inguinal. Verdier dit dans son Mémoire sur la hernie de la vessie, que Veyrat avait vu dans le cadavre d'une fille un des ovaires arrêté dans l'anneau, et qu'il formait une tumeur au dehors. L'observation suivante rapportée par Pott (1) fournit l'exemple d'une double hernie de l'ovaire. « Une jeune femme d'environ 23 ans et d'une bonne complexion entra à l'hôpital Saint-Barthélemi à cause de deux petites enflures qu'elle avait aux aînes et qui depuis quelques mois étaient si douloureuses qu'elles l'avaient empêchée de remplir ses devoirs de servante. Ces tumeurs étaient absolument exemptes d'inflammation , molles , inégales dans leur surface , très-mobiles, et placées précisément à l'extérieur de l'ouverture tendineuse de chacun des muscles obliques externes par laquelle elles paraissaient avoir passé.

« Cette femme était vigoureuse, d'une excellente santé et bien réglée ; son ventre était parfaitement libre, et enfin elle n'avait d'autre incommodité que celle que lui causaient ces tumeurs, lorsqu'elle se baissait ou faisait quelque mouvement qui les comprimait. Elle était soignée par M. Nourse : il la fit saigner et purger, et prit toutes les peines possibles pour faire rentrer les parties par les ouvertures par lesquelles elles étaient évidemment sorties. Tous ses efforts furent inutiles aussi bien que ceux de M. Sainthill et les miens ; et comme cette femme, qui était obligée de gagner son pain, était résolue à tout souffrir pour être soulagée, on se détermina à lui faire l'opération.

« La peau et la membrane adypeuse ayant été divisées , on découvrit un sac membraneux et mince où était un corps si ressem-

---

(1) Traité des Hernies, Sect. 5.

blant à un ovaire humain, qu'il était impossible de le prendre pour autre chose. On lui fit une ligature tout près du tendon et on le coupa. La même opération fut faite de l'autre côté et on découvrit absolument la même chose, tant en faisant l'opération qu'en examinant les parties extirpées.

» Cette femme a toujours joui depuis d'une bonne santé, mais elle est devenue plus maigre et en apparence plus musculaire. Son sein qui était très-gros s'est affaissé, et depuis l'opération, c'est à dire, depuis quelques années, elle n'a point été réglée. »

Lassus rapporte dans son traité de Pathologie Chirurgicale les deux exemples suivans de hernie de l'ovaire. « Une fille de seize à dix-huit ans avait une hernie de l'ovaire ; on se méprit sur la nature de cette maladie, et on crut que c'était une glande ou une tumeur lymphatique. Elle causait depuis long-temps des douleurs assez vives, et l'on conseilla pour en détruire la cause d'inciser d'abord les tégumens, de mettre la tumeur à découvert et d'en étrangler la base avec une ligature, afin d'en opérer la chute. La ligature appliquée, les douleurs devinrent si insupportables pendant la journée qu'on fut obligé d'exciser la tumeur au niveau de l'anneau inguinal, afin de les calmer. Un examen attentif de la partie que l'on venait de retrancher prouva que c'était l'ovaire lui-même qui avait passé par l'anneau inguinal. Nous n'avons pas assisté à l'opération, dit Lassus, mais nous avons vu cette fille qui fut guérie en fort peu de temps, et n'éprouva dans la suite aucun des phénomènes mentionnés dans l'observation de Pott.

D'ailleurs, celui qui fit cette opération, homme fort instruit, convint de sa méprise et nous assura que c'était l'ovaire qu'il avait excisé.

« Une petite fille âgée de 4 à 5 ans avait une tumeur douloureuse, circonscrite, rénitente, dans l'anneau inguinal droit. Les tégumens s'enflammèrent, et il se forma un abcès cutané. Lorsqu'il fut ouvert nous vîmes l'ovaire dans l'anneau : il était plus gros qu'il ne l'est à cet âge, sans doute à cause de l'étranglement qu'il avait souffert dans son passage. La plaie fut couverte de charpie sèche, les parties s'affaissèrent par la suppuration, et à l'aide d'une pression exercée par l'appareil pendant une quinzaine de jours, la tumeur disparut peu-à-peu et cette petite fille fut parfaitement guérie ».

Si les femmes qui ont une hernie de l'ovaire réclamaient les secours de l'art dès l'instant où la tumeur commence à se manifester, il est probable qu'on pourrait la réduire, et il serait aisé de la contenir avec un bandage. Mais comme cette tumeur est peu volumineuse et qu'elle ne cause d'abord aucune incommodité, ordinairement les femmes n'y font point attention. Cependant l'ovaire se tuméfie, devient douloureux, contracte des adhérences avec la circonférence de l'anneau et ne peut plus être replacé : alors il y a nécessité d'en faire l'excision pour délivrer la malade des maux qu'elle éprouve.

Hernie Diaphragmatique ou Thorachique.

On donne le nom de hernie diaphragmatique ou thorachique au passage des viscères de l'abdomen dans la poitrine par une ouverture du diaphragme. Cette espèce de hernie a été observée beaucoup plus souvent du côté gauche que du côté droit, ce que l'on conçoit aisément en se rappelant la situation du foie et son application exacte à la face inférieure du diaphragme.

La hernie diaphragmatique est quelquefois congénitale et le résultat d'un vice de première conformation. Dans le cadavre d'un enfant mort à la suite de convulsions, peu-après sa naissance, Vicq-d'Azyr trouva dans la poitrine une tumeur considérable ; voulant en connaître la nature, il ouvrit le bas-ventre et s'aperçut que le foie était déplacé et formait une hernie considérable au travers des fibres droites du diaphragme ; cette tumeur très-volumineuse rejettait le poumon tout-à-fait à gauche ; le sac herniaire qui contenait une partie considérable du foie, était plus étroit à son entrée qu'au fond, ensorte que ce viscère y était comme étranglé : aussi les veines et les conduits biliaires y étaient-ils gonflés outre mesure. Cette portion était mollasse et comme spongieuse, et la vésicule du fiel vide et affaissée. La veine ombilicale était très-distendue et relevée vers l'orifice du sac herniaire. (1) On lit dans les Transactions philosophiques (2) qu'un enfant mort deux mois après sa

____

(1) Mém. de l'Acad. Roy. des Sciences, 1772, p. 81.
(2) Ann. 1701, art. 4, pag. 9.

naissance avait éprouvé pendant cet espace de
temps la plus grande difficulté à respirer. On
trouva l'estomac, la plupart des intestins et
une portion du mésentère dans la poitrine où
ils avaient passé par une ouverture voisine de
celle qui, dans le petit muscle du diaphragme,
donne passage à l'œsophage. Un autre enfant
mourut dix mois après sa naissance ; il avait
toujours eu de la difficulté à respirer, des vomissemens et de la toux. A l'ouverture du cadavre, Fothergill trouva dans la cavité gauche
de la poitrine, l'estomac, l'iléon, le cœcum
et son appendice vermiforme, et une partie
du colon. (1)

Presque tous les enfans qui viennent au
monde avec ce vice de conformation périssent
au bout de quelques mois. Cependant Becker
en a vu un qui ne mourut qu'à l'âge de
cinq ans. A l'âge de deux ans cet enfant,
qui s'était toujours bien porté depuis sa naissance, se plaignit de difficulté de respirer ;
on vit que sa poitrine était fort élevée. La
difficulté de respirer était accompagnée de coliques fréquentes, de toux, de pesanteurs
quand il avait mangé. Cet état qui allait toujours en augmentant, le conduisit à la mort
après trois ans de langueur et de souffrances.
On l'ouvrit et on trouva l'estomac, la rate
et le foie placés en entier dans la poitrine ;
le médiastin manquait ; tout le poumon avec
le cœur et le foie occupaient tout le côté droit
de la poitrine ; la rate et l'estomac remplissaient
tout le côté gauche (2). On trouve dans les au-

____

(1) Philosoph. Transactions. ann. 1746, vol. 44, art. 4.
(2) *In append. Tract. de Submersorum Morte sine
potâ aquâ.*

teurs plusieurs observations desquelles il résulte que des personnes ont vécu très-long-temps avec ce vice de conformation. Un homme, âgé de 44 ans, et qui avait depuis longtemps une fièvre tierce, prit, par le conseil d'un empyrique, une préparation d'antimoine qui produisit pendant sept à huit heures de violentes nausées, mais sans vomissement. Ce malade mourut dans la journée. A l'ouverture de son cadavre, on trouva dans le côté droit de la poitrine l'estomac distendu et rempli de fluide. Le poumon droit n'existait point ; le gauche qui a toujours deux lobes et quelquefois trois n'en avait qu'un. Néanmoins cet homme n'avait jamais éprouvé de difficulté de respirer pendant tout le cours de sa vie : ses fonctions se faisaient librement, malgré les fatigues qu'il avait essuyées en servant dans les armées. Rivière (1), auteur de cette observation, ne décrit point l'ouverture du diaphragme qui avait donné passage à l'estomac ; mais il observe judicieusement que l'absence du poumon droit faisait assez connaître que cette transposition de l'estomac était de naissance.

On lit dans les Mémoires de l'Académie royale des Sciences, ann. 1729, page 11, qu'à l'ouverture du corps d'un lieutenant-colonel mort d'hydropisie de poitrine, M. Chauvet médecin de l'hôpital de Toulon, trouva l'estomac et le colon dans la cavité gauche de la poitrine où ils entraient en traversant le diaphragme ; la rate y entrait aussi, mais seulement par sa moitié supérieure, et avait de même son passage à travers le diaphragme. Les endroits où

____

(1) *Cent.* 4, *Obs.* 67.

ce muscle était percé contre l'état naturel étaient des espèces d'anneaux cartilagineux, fortement adhérens aux corps qu'ils embrassaient, et qu'il fallut couper avec le scalpel, ce qui fit croire à M. Chauvet que cette vicieuse disposition n'était pas récente, mais qu'elle venait de première conformation. Les poumons comprimés par des corps étrangers qui prenaient une grande partie de l'espace qu'ils auraient dû occuper, étaient minces, flétris, repliés sur eux-mêmes, incapables d'une dilatation suffisante. Le côté droit de la poitrine contenait une grande quantité de sérosité. Le cœur était très-gros, excessivement dilaté, comme il l'est dans la plupart des hydropisies de poitrine.

On trouve dans les OEuvres posthumes de J.-L. Petit, T. II, p. 261, deux observations de hernies thorachiques fort anciennes, et qui existaient probablement depuis la naissance. Le sujet de la première observation est un homme âgé de 40 ans, qui, depuis sa naissance, était attaqué de temps en temps d'une colique qu'il appelait colique d'estomac, accompagnée d'une grande difficulté de respirer, et d'un étouffement si considérable, qu'il avait cru plusieurs fois en mourir : cet étouffement n'avait pas plutôt cessé, que le malade éprouvait des nausées qui lui faisaient rendre peu de chose, mais avec de vives douleurs. Cette prétendue colique ne le prenait jamais tant qu'il avait l'estomac rempli d'alimens, et il la faisait cesser en mangeant. Cet homme étant mort, Petit en fit l'ouverture, et il trouva, du côté gauche, une grande portion du colon, de l'épiploon et du fond de l'estomac engagée dans le diaphragme et passée

dans la poitrine. Pour mieux examiner ces parties sans les déplacer, Petit ouvrit cette dernière
cavité , où il les trouva à nu et sans enveloppe.
L'ouverture par laquelle elles étaient passées
était formée par un écartement des fibres charnues et tendineuses du diaphragme , elle était
oblongue , large d'un pouce dans son petit diamètre , et de deux dans son grand. La plèvre
et le péritoine étaient si bien réunis au bord de
de cette ouverture , qu'elle paraissait naturelle.
L'auteur pense que les parties qui formaient
cette hernie , et qui n'étaient point adhérentes ,
passaient alternativement du ventre dans la poitrine , selon que l'estomac était dans un état
de vacuité ou de plénitude.

Le malade qui fait le sujet de la seconde observation de Petit , avait été pendant long-temps
attaqué d'un prétendu asthme dont il se sentait
soulagé dès qu'il avait mangé. Ce malade étant
mort d'une inflammation du bas-ventre, Petit
l'ouvrit; et comme ceux qui le croyaient asthma-
tique ayaient pris cette inflammation pour une
hydropisie thorachique, il commença l'ouverture par la poitrine, où il ne trouva que très-
peu d'eau avec une tumeur de la grosseur d'une
petite courge. Cette tumeur , presque aussi
large par sa base que par son milieu, se terminait en un cône mousse, de la hauteur de trois
à quatre pouces. Elle contenait l'estomac, une
grande partie du colon et presque tout l'épiploon. Ces parties étaient renfermées dans un
sac qui n'était autre chose que la prolongation
du péritoine, du diaphragme et de la plèvre
ensemble, sans aucune rupture dans les membranes, ni aucun écartement dans les fibres
musculeuses et aponévrotiques du diaphragme.

Petit pense que cette hernie ne pouvait être attribuée qu'au vice de la première conformation.

La hernie diaphragmatique se fait quelquefois par l'ouverture du diaphragme qui donne passage à l'œsophage (1) ; mais le plus souvent elle a lieu par une ouverture accidentelle de ce muscle, faite par un instrument tranchant, par une balle, par le fragment d'une côte cassée, etc. Les plaies du diaphragme, soit qu'elles occupent ses portions charnues ou sa portion aponévrotique, ne se cicatrisent point lorsqu'elles ont une certaine étendue. La rétraction des fibres divisées, les mouvemens perpétuels de ce muscle, la présence d'un viscère quelconque entre les lèvres de la plaie, sont autant de causes qui l'empêchent de se cicatriser et la font dégénérer en une ouverture par laquelle les viscères du bas-ventre passent dans la poitrine. Ce déplacement des viscères abdominaux a quelquefois lieu immédiatement après la blessure, et cette circonstance jointe à l'effusion du sang dans la cavité abdominale et aux autres accidens de la blessure, contribue à faire périr promptement le malade. Amb. Paré (2) parle d'un ouvrier servant les maçons qui mourut le troisième jour d'un coup qui lui perça le centre aponévrotique du diaphragme. On l'ouvrit, et on trouva l'estomac distendu et rempli d'air, passé en entier dans la poitrine. Le trou qui était au diaphragme n'avait cependant pas un pouce de diamètre.

---

(1) Fantoni, *de Obs. Méd. et Anat.*, *Epist.* 1714, *Ep.* 23 ; *Ephem. Nat. Cur. Cent.* 3 et 4, *append*, p. 147.
(2) Livre X, chap. 32, p. 295.

Un soldat reçut un coup d'épée à deux tranchans au-dessous du cartilage xyphoïde : à l'instant même il éprouva une grande difficulté de
respirer, des hoquets, de la faiblesse, et perdit
beaucoup de sang par la plaie. La partie inférieure du ventre s'affaissa : ce malade eut de fréquentes syncopes et mourut. A l'ouverture du
corps, on trouva dans la poitrine la portion
gauche de l'estomac, une portion du duodénum
et du colon qui s'y étaient introduites par une
plaie du diaphragme, très-près de l'ouverture
qui donne passage à l'œsophage. La cavité du
ventre contenait beaucoup de sang coagulé (1).

Quelquefois les malades guérissent de leur
blessure malgré la lésion du diaphragme, et ce
n'est qu'au bout d'un temps plus ou moins long
après la cicatrisation de la plaie extérieure
qu'ils éprouvent des accidens qui peuvent faire
soupçonner le passage de quelqu'un des viscères
abdominaux dans la poitrine. Un mélancolique,
ennuyé de la vie, se donna un coup d'épée à
travers la poitrine. Sept mois après cet accident,
jouissant depuis cinq mois d'une santé parfaite,
il meurt à la suite de vomissemens, de faiblesses
et de sueurs froides. On l'ouvre, et on trouve
tout le poumon gauche entièrement détruit : le
diaphragme était ouvert dans sa partie aponévrotique, et par cette ouverture l'estomac était
monté dans la poitrine : le cœur, flétri, était
passé avec le péricarde du côté droit où le malade priait et voulait toujours qu'on en sentît
les battemens. Cette histoire est de Sennert ;
elle se trouve dans Fabrice de Hildan, (Obs.

---

(1) Glandorp, *Specul. Chirur.*, *Obs.* 28 , *p.* 68.

Chir. Cent. 2, *Obs.* 35 , p. 108). A. Paré (1) rapporte l'histoire d'un homme qui eut la poitrine traversée par une balle dont l'entrée était vers la partie inférieure du sternum , près l'appendice xyphoïde et sa sortie entre la 5.ᵉ et la 6.ᵉ côtes gauches. Cet homme guérit de sa blessure , mais il lui resta toujours depuis une débilité d'estomac,et il était sujet à des coliques, ce qui l'obligeait de manger très-peu à la fois. Au bout de huit mois , il lui prit une douleur violente dans le ventre et il mourut. A l'ouverture de son corps, qui fut faite par Guillemeau , on trouva qu'une grande partie de l'intestin colon , remplie de vent, était passée dans la poitrine par une ouverture du diaphragme , qui n'avait pas plus d'étendue qu'il n'en faut pour recevoir l'extrémité du petit doigt.

La hernie diaphragmatique est formée le plus souvent par l'estomac , le colon, l'épiploon, la rate et le lobe gauche du foie : on a trouvé aussi quelquefois dans la poitrine une portion de l'intestin grêle et le foie en entier. Ces viscères sont en contact dans la poitrine avec les poumons ; les bords de l'ouverture qui leur donne passage sont lisses , le péritoine et la plèvre se réunissent dans cet endroit. Cependant il est arrivé quelquefois que les parties ont écarté les fibres charnues du diaphragme , et poussé devant elles le péritoine, qui a formé une espèce de sac couvert par la plèvre du côté de la poitrine ; mais ce cas est extrêmement rare , de même que celui qui a été remarqué par Petit, et où l'estomac, le colon et l'épiploon étaient contenus dans un sac formé par une prolonga-

______

(1) *Loco citato.*

tion du péritoine , le diaphragme et la plèvre ensemble, sans aucun écartement dans les fibres musculeuses et aponévrotiques du diaphragme.

Le diagnostic de la hernie diaphragmatique présente la plus grande obscurité. Cette maladie produit ordinairement, il est vrai, des indigestions , des nausées , des vomissemens, des coliques , de l'anxiété , de la difficulté de respirer , des étouffemens , etc. ; mais comme ces symptômes peuvent dépendre d'un grand nombre d'autres causes , il est presque impossible de déterminer s'ils appartiennent à quelqu'une de ces causes ou à la hernie diaphragmatique : aussi cette hernie n'a-t elle jamais été reconnue qu'après la mort et par l'ouverture des corps. Des vomissemens violens , la toux et les autres efforts de la respiration , peuvent ici , comme dans les autres hernies , engager les parties avec force dans l'ouverture du diaphragme , et donner lieu à un étranglement qui fait toujours périr le malade.

La hernie diaphragmatique ne pouvant être reconnue pendant la vie de celui qui en est affecté, il n'y a presque rien à dire sur son traitement. Si les symptômes qui l'accompagnent ordinairement et les circonstances commémoratives faisaient soupçonner son existence, on recommanderait au malade de s'abstenir soigneusement de l'usage des vomitifs, d'éviter tous les efforts de la respiration, et de prendre peu d'alimens à la fois ; mais s'il survenait un étranglement, l'art ne pourrait ni soulager le malade, ni l'empêcher de périr.

CHAPITRE II.

De l'Hydropisie du Bas - Ventre, considérée particulièrement sous le rapport de la Pa-racentèse.

IL y a deux espèces d'hydropisies du bas-ventre : dans l'une, la sérosité est épanchée dans la cavité du péritoine et baigne les viscères abdominaux ; dans l'autre, elle est contenue dans une poche ou kyste formé accidentellement. La première se nomme ascite, et l'autre hydropisie enkystée.

De l'Ascite.

Cette hydropisie, qui est la plus commune de toutes, peut avoir lieu à toutes les époques de la vie, dans l'enfance comme dans l'âge adulte et la vieillesse ; mais on l'observe plus communément vers l'âge de quarante à cinquante ans chez les hommes et chez les femmes.

L'hydropisie ascite est tantôt essentielle et primitive, tantôt secondaire ou symptomatique. Elle est primitive, lorsqu'elle résulte du défaut d'équilibre entre l'exhalation et l'absorption de la sérosité qui lubrifie naturellement la surface du péritoine et des viscères abdominaux, mais sans affection morbifique de ces viscères. Ce défaut d'équilibre provient quelquefois de l'augmentation de l'exhalation , d'autres fois il dépend de la diminution de l'absorption. Dans le premier cas , l'ascite est aiguë ou active ; les symptômes se succèdent plus rapidement ; le malade est plus fatigué et éprouve quelquefois de la fièvre. Dans le second cas, l'hydropisie est chronique ; elle marche lentement ; ses symptômes sont plus modérés, on n'observe guères de mouvement fébrile. L'ascite secondaire ou symptomatique est produite par l'induration, la squirrhosité, la désorganisation lente de quelques-uns des viscères abdominaux. L'hydropisie ascite étant du ressort de la pathologie interne, nous n'examinerons pas ici les causes nombreuses et variées qui peuvent la produire, ni les différens remèdes internes avec lesquels on peut la combattre ; nous la considérerons seulement sous le rapport des secours que la chirurgie peut fournir à la médecine : toutefois nous croyons devoir faire précéder ce que nous avons à dire à cet égard, de l'exposition succincte des symptômes et du du diagnostic de la maladie.

L'hydropisie ascite est presque toujours précédée de la diminution de la transpiration et des urines qui deviennent ordinairement rouges, briquetées, épaisses et rares. Souvent aussi il se déclare un œdème qui commence par les pieds et se propage aux genoux, aux cuisses, au scrotum, jusqu'à l'abdomen. Cependant l'ascite parvient quelquefois au plus haut degré sans ces symptômes, quoique l'enflure s'empare du visage, principalement des paupières, surtout vers la matinée, et qu'il survienne, ce qui arrive ordinairement plus tard, une tumeur œdémateuse sur le dos de l'une ou de l'autre main. En même temps que ces premiers symptômes se déclarent, la sérosité s'épanche dans l'abdomen. Le liquide, d'abord en petite quan-

tité, se ramasse dans le bassin où son poids
l'entraîne ; il s'élève ensuite graduellement jusqu'à l'hypogastre qui devient tendu et tuméfié.
Dans le décubitus sur le dos, il se porte vers la
partie supérieure de l'abdomen, la région hypogastrique se ramollit, mais la région iliaque
s'élargit et présente une tumeur molle. La collection augmente peu-à-peu et arrive jusqu'à
l'ombilic. A cette époque, le malade étant dé-
bout, si on applique une main à plat sur un des
côtés du ventre, et qu'on exerce sur l'autre
une percussion rapide avec le bout des doigts
de l'autre main, on sent ordinairement le mouvement du liquide, c'est-à-dire, la fluctuation.
La partie supérieure du ventre est tuméfiée
aussi, mais elle est élastique et sans fluctuation :
cette tuméfaction est formée par les gaz qui sont
contenus dans les intestins, particulièrement
dans la portion transversale du colon, et qui
les font surnager. A ces phénomènes s'en joignent d'autres, tels que la langueur des digestions, un état de nonchalance, de tristesse, un
defaut de nutrition, la sécheresse et l'aridité de la
peau qui devient terreuse, la pâleur du visage et
quelquefois sa couleur jaune, son amaigrissement et celui des bras et du thorax, à moins que
ces parties ne soient œdémateuses, la lenteur, la
dureté ou la fréquence du pouls, la diminution
des urines, qui, si elles ont conservé jusqu'alors leurs qualités naturelles, deviennent
rouges, souvent brunes ou troubles, épaisses,
fétides, déposent un sédiment presque couleur
de rose ou semblable à de la brique pilée, etc.
Quelquefois les malades sont tourmentés par
la soif, mais le plus souvent ce symptôme n'a
lieu que vers la fin de la maladie, lorsque la
fièvre lente s'est déclarée.

Cependant la quantité d'eau épanchée augmente de jour en jour, et le volume de l'abdomen s'accroît en proportion. La paroi antérieure de cette cavité, moins résistante que les autres, s'élève et devient de plus en plus bombée en raison de la quantité d'eau qui s'épanche. Le nombril devient saillant et forme quelquefois une tumeur circonscrite, transparente et avec fluctuation, si le malade avait une exomphale, ou cette partie de l'abdomen affaiblie, relâchée : l'appendice xyphoïde et les fausses côtes sont soulevées et écartées, les muscles droits, et surtout les aponévroses des muscles abdominaux s'amincissent ; les veines extérieures de l'abdomen sont dilatées et variqueuses ; si le malade à une hernie inguinale, la sérosité du ventre descend dans le sac herniaire, le distend, et forme à l'aîne une tumeur plus ou moins considérable, dans laquelle on sent la fluctuation du liquide. Le diaphragme étant refoulé du côté de la poitrine, son abaissement et le mouvement des muscles abdominaux étant presque impossibles, il survient une dyspnée qui augmente par l'ingestion des alimens et des boissons dans l'estomac. Cependant on voit des ascitiques respirer librement malgré le volume énorme de leur ventre. Chez les femmes, le poids du liquide abaisse quelquefois le vagin et le périnée, et il se manifeste vers la vulve une tumeur fluctuante. Le tissu cellulaire sous-cutané s'infiltre vers les lombes et du côté sur lequel le malade se couche. L'œdème des membres inférieurs augmente de plus en plus et s'étend aux lèvres de la vulve, au scrotum et à la verge dont le prépuce s'alonge, se contourne et s'oppose quelquefois à la sortie de l'urine.

Les symptômes s'accroissent. Les angoisses augmentent ; le malade faible et accablé sous le poids de son corps ne sait de quel côté se tourner : il éprouve fréquemment des flatuosités et des borborygmes, surtout lorsque la compression des intestins produit la constipation. Il se forme quelquefois une pneumatose intestinale qui aggrave beaucoup l'état du malade. Souvent l'ascite amène l'hydrothorax et l'anasarque, et lorsque cette dernière devient considérable, elle cause quelquefois la gangrène, surtout aux parties comprimées par le poids du corps, ou bien des crevasses d'où l'eau suinte en plus ou moins grande quantité, mais presque toujours sans soulagement pour le malade. Enfin, la somnolence, la sécheresse de la langue, la soif, une voix aigre et glapissante, le refroidissement des extrémités, des lipothymies, des tranchées, des coliques, un pouls petit et vacillant, annoncent les approches de la mort.

Le diagnostic de l'ascite présente rarement de grandes difficultés. La grosseur du ventre, la tension de ses parois et le flot du liquide épanché, ne laissent ordinairement aucun doute sur son existence. Ce flot, ou comme on l'appelle communément, la fluctuation, est le signe certain d'une collection aqueuse ; mais ce signe n'est pas toujours également appréciable. Lorsque le liquide est épais, visqueux, et la paroi du ventre fort épaissie par l'infiltration du tissu cellulaire sous-cutané, la fluctuation peut être assez obscure pour que le diagnostic devienne difficile et que l'on puisse commettre une méprise. Il est plus facile de se tromper chez les femmes que chez les hommes.

Souvent, les règles étant supprimées depuis plusieurs mois, on peut, on doit même soupçonner une grossesse. Les femmes qui ont conçu dans un commerce illicite, soutiennent qu'elles sont affectées d'hydropisie ; celles qui vivent dans le mariage se croient enceintes, quoiqu'elles ne le soient pas, surtout dans un âge qui approche de celui où les femmes cessent d'être fécondes ; d'autres s'imaginent être atteintes d'hydropisie tandis qu'elles sont grosses. On juge que le volume du ventre dépend de la grossesse et non de l'ascite, par la bonne couleur du visage, le développement insolite des mamelles, l'état du col de la matrice, la tumeur dure et arrondie que ce viscère forme au-dessus du pubis et qui s'élève peu à peu vers le diaphragme ; par la facilité de fléchir la poitrine sur le bassin, tandis que dans l'ascite, cette flexion est pénible et quelquefois impossible à cause de la tension de tout le ventre ; enfin, par les mouvemens de l'enfant. Cependant, lorsque les membres inférieurs sont infiltrés, que le gonflement œdémateux des lèvres de la vulve empêche de toucher le col de la matrice et que la femme ne sent pas les mouvemens de l'enfant, il est souvent difficile de reconnaître la grossesse. La difficulté est plus grande encore lorsque la grossesse est compliquée de l'hydropisie ascite, et qu'en palpant le ventre, on ne peut sentir la matrice couverte par les eaux épanchées. Dans ce cas, on ne peut connaître si la femme est enceinte ou non, qu'en ayant égard à l'état des mamelles, au temps qui s'est écoulé depuis que la malade a cessé d'avoir ses règles jusqu'au moment où on l'examine, et

surtout en palpant le ventre après avoir donné
issue aux eaux par la ponction. Mais comme
cette opération peut être suivie de l'avortement
dans une femme qui en même temps est enceinte et hydropique, on ne doit se déterminer
à la pratiquer qu'autant que le terme où la
malade devrait accoucher, si elle était enceinte,
est expiré depuis quelque temps. Dans les cas
douteux, il n'y a aucun inconvénient à différer la paracentèse, et il pourrait y en avoir
beaucoup à la pratiquer trop tôt.

La tympanite, soit qu'elle ait son siège
dans la cavité même du ventre, c'est-à-dire,
dans le sac du péritoine, ou, ce qui est beaucoup plus fréquent, dans le conduit intestinal, pourrait être confondue avec l'ascite, si
on n'apportait pas une attention suffisante dans
l'examen des circonstances commémoratives de
la maladie et dans celui de ses phénomènes.
Dans la tympanite, l'orsqu'elle commence,
on aperçoit ordinairement quelque inégalité
dans la tumeur et dans la tension des différentes parties du ventre ; mais bientôt cette tension devient égale partout, et alors le ventre
est ballonné et élastique. Si on le presse avec
les doigts, il ne cède pas facilement, et s'il
cède un peu, il reprend promptement son
premier état quand la compression cesse. Lorsqu'on le frappe, il rend un son semblable à
celui d'un tambour, ou de toute autre membrane tendue. On n'aperçoit aucune fluctuation, et si on soulève le ventre avec les deux
mains, on le trouve léger relativement à son
volume. Ajoutons que dans la tympanite, la
tuméfaction du ventre parvient très-prompte-
ment à un volume considérable ; les mem-

bres inférieurs ne sont point infiltrés, la sécrétion de l'urine n'est point diminuée, et ce
liquide conserve ses qualités naturelles ;
le malade éprouve des douleurs de colique
qui se font surtout sentir autour du nombril
et sur les côtés, vers le dos ; il est constipé et fait de vains efforts pour rendre des
vents par la bouche ou par l'anus, etc. Les
symptômes qui viennent d'être exposés, doivent suffire, je pense, pour faire distinguer
la tympanite de l'ascite ; mais s'il restait le
moindre doute sur la nature de la maladie, il
faudrait bien se donner de garde de pratiquer
la parencentèse, parce que cette opération, qui
n'aurait aucun inconvénient dans le cas de
tympanite purement abdominale, pourrait
devenir mortelle dans celui de tympanite intestinale qui est la plus commune.

S'il est facile de distinguer l'hydropisie ascite de la tympanite, il ne l'est pas à beaucoup près autant de la distinguer de l'hydropisie enkystée de quelqu'un des vicères abdominaux, et particulièrement de celle de l'o-
vaire. En traitant de cette dernière, nous exposerons les symptômes d'après lesquels on
peut former un jugement à cet égard.

Lorsque dans le traitement de l'ascite les remèdes internes ont été sans effet, la Chirurgie
offre une ressource certaine pour débarrasser
le ventre du liquide qui y est épanché : c'est
l'opération de la parencentèse ou ponction
de l'abdomen ; mais en donnant issue à la sérosité épanchée, cette opération n'en tarit pas
la source, et par conséquent ne procure pas
la guérison de la maladie qui ne tarde pas
à se reproduire. Aussi ne regarde-t-on la pa-

racentèse, dans le plus grand nombre des cas,
que comme un moyen palliatif propre à soulager momentanément le malade, et tout-
au-plus à prolonger un peu son existence.
Cependant cette opération a quelquefois con-
tribué à la guérison de la maladie, en facili-
tant l'action des médicamens, et dans quelques cas elle a été elle-même un moyen cu-
ratif. On trouve dans les auteurs un assez
grand nombre d'exemples d'ascitiques qu'une
ouverture survenue spontanément à l'ombilic,
ou faite accidentellement dans un point quelconque de l'abdomen a débarrassés de la sérosité contenue dans cette cavité, et guéris radicalement de leur maladie, et d'autres qui
l'ont été par une ou plusieurs ponctions. On
peut espérer que cette opération contribuera
à la guérison de l'ascite ou même la produi-
ra immédiatement, lorsque le malade est jeune,
qu'il conserve toutes ses forces et qu'il fait
bien toutes ses fonctions ; que la maladie est
essentielle, primitive, sans lésion des viscères abdominaux et sans infiltration des membres inférieurs. On ne doit attendre d'autre
résultat de la paracentèse, qu'un allégement
momentané aux souffrances du malade, lorsque l'hydropisie est secondaire ou symptomatique, c'est-à-dire, l'effet de l'état squirrheux ou de quelqu'autre altération organique du foie, de la rate, etc. ; que la maladie est ancienne, le malade fort âgé et
faible ; que les membres inférieurs et le scrotum sont infiltrés, etc. Dans ce cas, si le malade éprouvait de grandes douleurs dans le
ventre, s'il était tourmenté par la fièvre lente
et réduit au dernier degré de marasme et de

faiblesse, la ponction ne pourrait lui être d'aucune utilité et hâterait peut-être sa mort.

Lorsque les circonstances favorables au succès de la paracentèse, dont nous avons parlé plus haut, se rencontrent, et que l'on peut faire entrer cette opération dans le plan de la méthode curative, il faut la pratiquer aussitôt que la collection séreuse est assez considérable pour qu'on ne soit pas exposé à blesser les parties intérieures. Dans le cas où la ponction ne peut être considérée que comme un moyen palliatif propre à procurer un soulagement momentané, on doit attendre, pour la pratiquer, qu'on y soit forcé par la distension extrême du ventre, par les tiraillemens douloureux que le malade y ressent, par le danger où il est de suffoquer. L'expérience a appris que dans ce cas, à peine l'eau s'est-elle écoulée, qu'une nouvelle collection se forme avec d'autant plus de rapidité, que l'on a eu plus souvent recours à l'opération ; de sorte que plus on a réitéré la paracentèse, plus on a besoin d'y revenir, jusqu'à ce qu'enfin le malade succombe. Tout ce qui a rapport à la paracentèse elle-même, comme la situation du malade, l'endroit où l'opération doit être faite, l'instrument avec lequel elle doit être pratiquée, l'évacuation des eaux à différentes reprises ou en une seule fois, l'appareil qu'il convient d'appliquer après l'opération, a donné lieu à des opinions diverses : nous n'examinerons pas ici ces opinions. Nous nous bornerons à l'exposition de ce que la plupart des auteurs et des praticiens regardent comme le plus convenable sur chacun de ces différens points. Les objets nécessaires pour la paracentèse sont un trois-quarts, un vase pour recevoir le liquide, plusieurs compresses et un bandage de corps.

Le trois-quarts est composé d'un poinçon à pointe aiguë et à trois pans ou angles tranchans, long de deux pouces huit lignes, d'environ deux lignes de diamètre, et fixé à un manche d'ébène ou d'ivoire; d'une canule d'argent, longue de deux pouces trois lignes, d'un diamètre proportionné à celui du poinçon qu'elle doit embrasser exactement jusqu'auprès des tranchans, légérement cannelée à l'un de ses côtés pour conduire un bistouri, s'il est nécessaire d'agrandir l'ouverture. L'extrémité qui doit pénétrer dans le ventre avec le poinçon est amincie, afin de ne pas offrir de résistance au moment où l'instrument traverse la paroi de l'abdomen : l'autre est soudée dans le centre d'une platine circulaire d'environ huit lignes de diamètre, ou mieux encore, à une gouttière en bec d'aiguière, longue de douze à quinze lignes, qui empêche les eaux de se répandre sur l'abdomen vers la fin de leur évacuation. Avant de se servir du trois-quarts, on doit s'assurer si le poinçon peut être retiré aisément de sa canule ; cette précaution est surtout nécessaire, lorsque, après s'être servi de cet instrument, on a laissé le poinçon dans la canule où il se rouille presque toujours, avec quelque soin qu'on ait essuyé les deux parties du trois-quarts.

Le malade doit être couché sur le bord du lit correspondant au côté sur lequel on se propose d'opérer, avoir la tête élevée par des oreillers, et le corps incliné vers le bord du lit. Dans cette situation, qui est commode pour le malade et le Chirurgien, les eaux s'écoulent

plus facilement que dans toute autre position.
Un aide placé à côté du malade le soutient et
l'empêche de glisser, pendant qu'il applique
à plat sur la partie antérieure un peu latérale
du ventre, la main qui correspond au malade,
et l'autre sur le côté même où l'on va opérer.
Un autre aide placé sur le bord opposé du lit,
ou à genoux sur le lit lorsqu'il est très-large,
applique ses deux mains sur le ventre.

On peut faire la ponction indifféremment
sur le côté gauche ou sur le côté droit, à moins
qu'une obstruction considérable au foie ou
à la rate, ou quelque tumeur ne fasse préférer
l'un à l'autre. Mais de quelque côté qu'on pratique l'opération, le lieu précis où l'instrument
doit être plongé, est le milieu d'une ligne tirée
de l'ombilic à l'épine antérieure et supérieure
de l'os des îles. Dans cet endroit, les parties
contenantes ont moins d'épaisseur, et on ne
court pas risque d'offenser les gros vaisseaux
ou les nerfs : les eaux d'ailleurs s'écouleront
plus facilement. Si les veines sous-cutanées sont
dilatées et variqueuses, comme cela a lieu fréquemment, on les évitera en portant l'instrument dans leur intervalle. L'ombilic, lorsqu'il
présente une tumeur plus ou moins volumineuse, circonscrite, transparente et avec fluctuation ; l'aîne ou le scrotum, lorsque le malade est attaqué ou l'a été autrefois d'une hernie inguinale dont le sac n'a pas été réduit,
et que ce sac est rempli et distendu par la sérosité qui est descendue du ventre ; le vagin
dans la femme, et le rectum chez l'homme,
sont autant d'endroits où l'on a pratiqué ou
conseillé de pratiquer la paracentèse. Mais, par
des raisons qu'on conçoit trop bien pour qu'il

soit nécessaire de les rapporter, on a renoncé à faire cette opération dans ces différens endroits.

Le malade étant situé, et le lieu où l'opération doit être faite déterminé, voici comment on y procède : le Chirurgien après avoir graissé le trois - quarts avec de l'huile, du suif, du beurre ou du cérat, le prend de la main droite et le tient de manière que le manche soit appuyé dans le milieu de la paume de la main, et assujetti avec le pouce et le doigt du milieu placés au côté du pavillon de la canule, ayant soin, si elle est en gouttière, que sa face convexe soit dirigée en bas, et que l'indicateur soit alongé sur la canule. Alors il commande aux aides de comprimer doucement le ventre, de manière à pousser les eaux du côté où l'opération doit être pratiquée. Il place le pouce et le doigt indicateur sur les côtés de l'endroit où le trois - quarts doit pénétrer pour tendre la peau, et il l'enfonce doucement dans le ventre jusqu'à ce qu'il ne sente plus de résistance; ensuite il tient la canule avec le pouce et l'index de la main gauche, et l'enfonce un peu davantage, pendant que de l'autre main il retire le poinçon. L'eau qui s'écoule alors est reçue dans un vase.

Pendant l'écoulement de l'eau, le Chirurgien soutient la canule sans la changer de position; quelquefois cependant, il est obligé de l'incliner de côté et d'autre pour faciliter l'écoulement du liquide. Il arrive souvent que la sérosité après avoir coulé librement et par un jet continu, s'arrête peu-à-peu ou tout-à-coup, surtout si le malade vient à tousser. Plusieurs causes peuvent ainsi suspendre l'écoulement de l'eau. Quelquefois une tumeur située au voisinage de l'endroit où la ponction a été faite , et qui n'avait pas été sentie auparavant , s'applique contre l'ouverture de la canule et la couvre exactement ; on doit alors diriger la canule du côté opposé à celui ou la tumeur se fait sentir. D'autres fois , un flocon de matière albumineuse ou quelque lambeau membraniforme flottant dans la sérosité s'introduit dans la canule , la bouche plus ou moins exactement , et ne permet au liquide de couler que lorsqu'il est sorti de lui-même ou qu'on l'a retiré en le saisissant avec les doigts ou avec une pince ; mais le plus souvent l'écoulement de la sérosité est suspendu par une portion d'intestin qui vient s'appliquer contre l'extrémité de la canule , ou par l'épiploon qui tantôt s'applique seulement contre cette extrémité , et tantôt s'y engage plus ou moins profondément : alors on rétablit le cours du liquide en enfonçant dans la canule un stylet à gros bouton avec lequel on éloigne l'intestin ou l'épiploon ; mais cette introduction doit être faite doucement , de peur de blesser l'intestin , et surtout l'épiploon dont la rupture des vaisseaux pourrait donner lieu à une hémorragie grave. Les causes dont , je viens de parler ne sont pas les seules qui puissent s'opposer à l'écoulement de la sérosité : quelquefois il cesse lorsque la partie la plus fluide étant sortie, le reste est si épais et si visqueux qu'il ne peut passer par l'ouverture de la canule. On lit dans les Transactions philosophiques, N.° 370, section 4 , qu'on trouva dans un homme de très-grande qualité , à qui on avait fait la ponction, les eaux tellement épaissies qu'elles ne purent sortir par la canule du trois-quarts ; on fut obligé de lui faire une incision à l'abdomen par laquelle on tira dans l'espace de deux jours douze mesures d'Allemagne d'une humeur épaisse et gélatineuse dans laquelle étaient un grand nombre d'hydatides, les unes grosses comme des œufs de poule, les autres comme des œufs de fourmi. Plusieurs auteurs recommandent dans ce cas, d'injecter par la canule dans l'abdomen de l'eau tiède pour délayer ces matières visqueuses et gélatineuses et en faciliter la sortie ; mais quelle quantité d'eau ne faudrait-il pas injecter pour délayer cette matière visqueuse ? Cette injection serait-elle sans inconvénient ? D'ailleurs, si des hydatides se trouvaient mêlées parmi cette matière, l'injection pourrait-elle les faire sortir ? Ainsi l'incision est préférable à l'injection. Sharp, dans son Traité des Opérations, dit, page 163, avoir fait en pareil cas une dilatation seulement avec de l'éponge préparée : il sortit par l'ouverture des hydatides dures et distinctes semblables aux concrésions polypeuses du nez.

Il peut arriver qu'ayant fait la ponction à l'endroit que nous avons désigné, les eaux cessent tout-à-fait de couler, après qu'il en est sorti une certaine quantité. Le ventre s'affaisse et s'amollit au-dessous de l'ombilic ; mais il reste enflé au-dessus, et la fluctuation s'y fait encore sentir. Le célèbre Alex. Monro, dans les Essais de la Société d'Edimbourg, tom. IV, art. 30, a donné une très-belle observation de ce genre, faite sur une femme hydropique ; les eaux étaient contenues dans deux cavités, une au-dessous de l'ombilic qui fut vidée par la ponction à l'endroit accoutumé ; l'autre au-

dessus de l'ombilic, était formée par l'adhérence
du bord inférieur de l'épiploon avec le péritoine. Le ventre de cette femme, avant l'opération, était tellement alongé au-dessous de
l'ombilic, qu'il descendait au-delà du milieu
des cuisses lorsqu'elle était assise. On remarquait à la région ombilicale une légère dépression transversale, ce qui aurait pu faire connaître que les eaux étaient contenues dans deux
sacs séparés. On voit clairement qu'on aurait
dû faire en ce cas deux ponctions, l'une au-
dessous de l'ombilic et l'autre au-dessus : celle-
ci ne fut cependant pas faite, quoique la première eût, par trois fois, tout le succès possible, puisqu'on évacua parfaitement les eaux
contenues dans le sac inférieur. Mais l'ouverture du cadavre excusa de n'avoir pas fait
la ponction à la cavité supérieure ; car on
trouva les parois de cette cavité épaisses et
tellement endurcies, qu'il eût été difficile de
les percer avec le trois-quarts ordinaire. Néanmoins cette cavité contenait trente livres d'eau.
Dans tout autre cas où la fluctuation ferait reconnaître que la paroi du bas-ventre n'est pas
épaissie, il conviendrait de faire une seconde
ponction.

A mesure que l'eau s'écoule, les aides dont
les mains sont appliquées sur le ventre doivent le comprimer par degrés, mais avec assez
de force pour que les viscères éprouvent une
pression égale à celle qu'exerçait la sérosité.
Au moyen de cette compression, qui doit être
continuée après l'opération, comme nous le
dirons bientôt, on peut tirer toute l'eau épanchée, sans exposer le malade aux faiblesses et
aux syncopes qui ont fréquemment lieu lors-

qu'on évacue l'eau tout-à-la-fois, et qu'on abandonne les parois du ventre à elles-mêmes. Alors ces parois dont le ressort est singulièrement affaibli, ne soutenant plus suffisamment les viscères abdominaux, ceux-ci obéissant à leur propre poids, ne soutiennent plus le diaphragme qui s'affaisse sur le champ et entraîne avec lui le cœur et les gros vaisseaux. D'un autre côté, il se fait dans le système vasculaire du ventre une dérivation subite, qui détourne le sang qui devrait se porter aux parties supérieures. La compression exercée sur le ventre pendant le temps que les eaux s'écoulent, prévient l'un et l'autre de ces effets, et permet de vider le ventre complètement sans que le malade tombe en faiblesse. Pour rendre la sortie des eaux plus complète, vers la fin de l'évacuation, on fera relever et soutenir le bassin du malade au moyen d'un oreiller, pencher le ventre du côté opéré, et comprimer également en différens endroits et en différens sens ; on ne retirera la canule qu'après s'être assuré qu'il ne reste plus d'eau, ou du moins que le peu qui reste ne peut s'écouler. Comme la ponction n'est le plus souvent qu'un moyen palliatif, il importe de ne laisser dans le ventre que le moins de sérosité possible, afin de retarder davantage une nouvelle opération. Toutefois si pendant l'écoulement de la sérosité il survenait quelque accident qui en fût l'effet, comme un affaiblissement subit, une syncope, une toux vive, fréquente et douloureuse, une gêne considérable dans la respiration, il faudrait arrêter cet écoulement, faire respirer au malade une liqueur spiritueuse ou lui donner quelques cuillerées de vin d'Espagne, et ne laisser couler l'eau de nouveau que quand l'accident serait dissipé. Mais le plus souvent on préviendra ces accidens, comme nous l'avons dit, en exerçant sur le ventre une compression méthodique.

La quantité d'eau qu'on tire du ventre par la ponction, dans l'hydropisie ascite, peut varier depuis quatre à six pintes jusqu'à quarante et même plus. Lorsqu'elle est entièrement sortie, on retire doucement la canule, pendant qu'avec deux doigts de l'autre main, on soutient la peau pour ne pas la distendre. Ensuite, après avoir essuyé le sang qui coule en petite quantité de la piqûre, on la couvre d'un morceau de sparadrap de diachylon gommé, ou d'une compresse pliée en quatre, trempée dans du vin chaud ; on place sur le ventre, dont les parois sont extrêmement flasques, des serviettes, ou mieux encore des coussins de coton assez épais pour être de niveau avec la poitrine, et on les soutient avec un bandage de corps retenu en haut avec un scapulaire. Ce bandage doit être suffisamment serré pour suppléer à l'action des muscles du bas-ventre qui ont perdu leur ressort à force d'être distendus par la sérosité. On a soin de le resserrer, lorsqu'il se relâche, et d'en continuer l'usage pendant trois ou quatre jours.

Il est extrêmement rare que la ponction soit suivie d'hémorragie. Cet accident peut néanmoins avoir lieu lorsque le trois-quarts a divisé quelqu'une des artères qui parcourent les parois du ventre, et particulièrement l'artère épigastrique. Dans ce cas, tant que la canule reste en place, la compression qu'elle exerce sur l'orifice de l'artère divisée empêche le sang de

couler ; mais aussitôt qu'elle est ôtée , le sang
sort abondamment par la petite plaie. Une observation de Bellocq consignée dans les Mémoires de l'Académie de Chirurgie, offre un
exemple de ce cas et fait connaître le moyen
simple et ingénieux dont ce Chirurgien se servit pour arrêter l'hémorragie. Ayant évacué
les eaux d'un hydropique, il sentit en retirant
la canule du trois-quarts, qu'elle faisait une résistance qui n'est pas ordinaire : le sang jail-
lit par la piqûre, comme d'une grosse veine ouverte par une lancette. Bellocq n'en fut point
alarmé ; il appliqua l'appareil ordinaire ; dans
le moment il fut imbibé de sang ; il en appliqua un second mieux garni de compresses qu'il
assujettit avec un bandage de corps et des tours
de bande bien serrés ; le sang l'eut bientôt pénétré. Le domestique du malade avait une ceinture à courir la poste , elle était garnie de boucles et de courroies qui permettaient de la
serrer autant qu'on le désirait ; Bellocq s'en
servit pour soutenir un troisième appareil et
le sang parut arrêté. Le malade était assis dans
un grand fauteuil garni d'oreillers, le corps un
peu renversé en arrière ; le sang dirigé par
l'attitude du malade, était porté du côté des
lombes par les sillons de la ceinture : Bellocq
n'apercevait pas cette route détournée, et son
inquiétude était dissipée, lorsqu'on vint l'aver-
tir que le parquet était couvert de sang ; arrivé auprès du malade, il vit bien qu'il fallait
user de moyens plus efficaces. Une hémorragie
assez grave, à la suite de l'extraction d'une
dent, n'avait pu être arrêtée que parce que Bellocq avait imaginé de pousser avec force dans
l'alvéole un morceau de cire amollie qui , en

s'insinuant dans toutes les parties de cette petite
cavité avait porté la compression immédiatement sur l'artère déchirée. Le souvenir de ce
fait lui suggéra l'idée de se servir de ce moyen :
il détacha quelques parcelles d'une bougie qu'il
ramollit ; il en fit un cylindre de la grosseur
du trois-quarts et de la forme d'un fausset ; il
l'insinua dans le trajet de la piqûre avec le
soin d'en applatir le bout extérieur et de le
coller à la peau, afin qu'il ne pût pas tomber
dans le ventre ; il le couvrit de compresses
maintenues par un bandage de corps. Le sang
fut arrêté sur-le-champ. Il survint une ecchy-
mose autour de la petite plaie, qui suppura.
Bellocq alors jugea que le cylindre de cire n'é-
tait plus nécessaire, et il voulut le retirer ; mais
le cylindre se cassa, de manière qu'il fallut attendre que ce qui en était resté dans la plaie sortît
par la suppuration. Pour prévenir cet inconvénient, Bellocq conseille d'employer un bouchon fait avec ces petites bougies que l'on met
dans les lanternes de poche ; la mèche qui entre dans sa composition soutenant la cire l'empêche de se rompre. Il se servit de ce moyen
avec le plus grand succès sur un hydropique
dont les eaux après l'opération de la paracentèse sortaient par la piqûre, imbibaient continuellement son linge, et en se refroidissant in-
commodaient beaucoup le malade, tourmenté
d'ailleurs par une toux violente. L'écoulement
de l'eau fut arrêté ; et la cire soutenue par la
mèche sortit toute entière quand on jugea à
propos de retirer la bougie. On pourrait se
servir avec la même sécurité d'une bougie em-
plastique qu'on aurait soin de fixer avec un
fil pour l'empêcher de glisser dans le ventre.

Après l'opération , les malades se trouvent non-seulement fort soulagés de leurs anxiétés , mais ils recouvrent encore jusqu'à un certain point la faculté de rester couchés et de dormir. Mais l'épanchement recommence promptement , surtout si l'infiltration des membres inférieurs diminue ou se dissipe en peu de temps , et une nouvelle ponction devient nécessaire. On a vu des malades subir cette opération quarante fois , et même davantage ; mais le plus souvent ils succombent après qu'elle a été répétée un petit nombre de fois. Les eaux deviennent ordinairement puriformes et fétides avant la mort qui survient souvent après la première ponction , si le malade est faible , vieux et s'il a les viscères affectés. Chez quelques-uns la ponction a été suivie d'une guérison radicale : ce cas est très rare.

Pour prévenir le retour de l'ascite après la paracentèse , les uns ont conseillé de laisser séjourner dans la piqûre la canule du trois-quarts pour évacuer l'eau à mesure qu'elle s'épanche ; les autres ont proposé d'injecter par la canule quelque liqueur astringente dans la cavité du bas-ventre immédiatement après la sortie de toute la sérosité , ou bien de faire entrer cette liqueur par l'une des canules d'un trois-quarts double , tandis que l'eau s'écoulera par l'autre. La plupart des ascitiques auxquels on a laissé la canule n'ont pu la supporter plus de vingt-quatre heures ; elle a irrité les viscères , causé des douleurs aiguës , la difficulté de respirer , la tension du ventre , une agitation continuelle , la fièvre et l'inflammation de la plaie qui a suppuré et a été quelquefois lente à se cicatriser. Les sujets

chez lesquels ces accidens n'ont point eu lieu
et qui ont pu supporter la canule pendant
un mois ou six semaines n'en n'ont retiré
d'autre avantage que de rendre beaucoup d'eau
par cet instrument durant ce temps-là, et ils
ont fini par mourir de leur hydropisie.

Brunner (1) est le premier qui ait parlé
de faire des injections dans le bas-ventre pour
empêcher la récidive de la maladie: il propose
dans cette vue un mélange de teinture de
myrrhe et d'aloës avec l'esprit de vin camphré.
Warrick, Chirurgien à Truro, dans le comté
de Cornouailles, est le premier qui ait osé entreprendre ces injections. Il pratiqua la paracentèse, à une femme de cinquante ans, attaquée d'hydropisie ascite ; il tira par cette opération trente-six pintes d'une sérosité verdâtre. La malade se trouva beaucoup soulagée
par cette évacuation ; mais au bout de quarante
jours, le ventre avait acquis un volume égal à
celui qu'il présentait avant, et une nouvelle
ponction devint nécessaire. Comme il avait remarqué en soumettant le liquide à diverses
épreuves, que la lymphe qui y était se coagulait
par l'action d'un mélange de vin rouge et
d'eau de Bristol, il imagina qu'il pourrait
prévenir le retour de l'hydropisie, en injectant
dans le ventre, après avoir fait sortir la sérosité, un semblable mélange. En conséquence,
après avoir fait la ponction et évacué environ
les deux tiers de l'eau contenue dans le ventre,
il injecta, au moyen d'une seringue vissée à la
canule du trois-quarts, une quantité égale
d'un mélange de vin rouge et d'eau de

____

(1) *Eph. Nat. Cur.*, Dec. 8, *Obs.* 100, 217.

Bristol, échauffé à la température du sang.
La malade éprouva plusieurs évanouissemens,
mais reprit bientôt connaissance lorsque le
ventre fut distendu. Comme on craignait que
le mélange de l'injection avec la sérosité restée
dans le ventre, ne conservât pas assez d'activité, on laissa sortir tout le liquide, et on le
remplaça par l'injection d'une quantité à-peu-
près égale d'un mélange de deux parties de vin
rouge et une d'eau de Bristol. Alors la malade
éprouva une douleur pongitive dans la poitrine, et de fréquens élancemens dans tous les
viscères : sa respiration devint très-difficile,
son pouls vacillant; elle tomba en syncope
et perdit la parole. Aussitôt on laissa sortir
la liqueur, on ôta la canule et on appliqua
l'appareil ordinaire. Les accidens se dissipèrent,
et la malade fut guérie de son hydropisie; il
ne lui resta qu'un peu de tuméfaction au bas-
ventre, mais du reste elle jouissait encore d'une
bonne santé un an après l'opération (1). Lorsque
Warrick publia son Observation, en 1744,
Hales proposa d'enfoncer un trois-quarts dans
chacun des côtés du bas-ventre, et de mettre la
canule de l'un en rapport, par le moyen d'un
tube, avec un vaisseau rempli de la matière de
l'injection, tandis qu'on laissserait sortir la
sérosité par l'autre, afin que l'injection s'introduisant dans l'abdomen à mesure que l'eau
sortirait, et la cavité ne se vidant point, le
malade n'éprouvât pas de syncope. Warrick,
malgré son succès, n'a point trouvé d'imi-
tateurs, et l'injection, comme moyen propre à

____

(1) Philosoph. Tansact., 1744, n.° 472, p. 12.

guérir radicalement l'hydropisie ascite, a été bannie de la Chirurgie.

Cette espèce d'hydropisie est presque toujours accompagnée de l'œdème des membres inférieurs, des bourses et de la verge chez l'homme, des grandes lèvres chez la femme. L'œdème s'étend quelquefois aux lombes et au ventre dont les parois ont alors une épaisseur considérable. Si l'on fait la paracentèse dans cet état des membres inférieurs, ordinairement la sérosité dont ils sont remplis reflue du côté du ventre, et une nouvelle ponction devient promptement nécessaire. Pour prévenir cet inconvénient, on doit, avant de se déterminer à pratiquer la paracentèse, débarrasser les membres inférieurs de la sérosité dont ils sont infiltrés, par des mouchetures à la partie inférieure de ces membres. Mais pour que les mouchetures produisent cet effet, il faut que l'infiltration ait pénétré dans l'épaisseur même de la peau, et que cette membrane soit entièrement convertie en tissu cellulaire. Alors il suffit d'entamer l'épiderme pour arriver à la sérosité et pour que cette humeur s'écoule. Pratiquées trop tôt, et lorsque la peau conserve encore presque toute son épaisseur, les mouchetures seraient bientôt accompagnées d'une inflammation qui s'opposerait à l'écoulement de l'eau et qui pourrait peut-être même être suivie de la gangrène, à laquelle, comme on sait, les hydropiques sont singulièrement disposés. Les mouchetures doivent être faites dans les endroits les plus luisans de l'œdème, et où la peau semble disposée à se couvrir de petites vessies et à s'ouvrir. L'ouverture spontanée de ces vésicules a effectivement lieu quel-

quefois et donne issue à une grande quantité
de sérosité. Le nombre des mouchetures doit
être proportionné au volume des membres :
dix ou douze sur chacun suffisent ordinairement ; mais quel que soit leur nombre, elles
doivent être séparées les unes des autres par
des intervalles assez grands pour que l'aréole
inflammatoire, qui se développe quelquefois
autour de chaque moucheture, ne se réunisse
point à celle des moucheures voisines. Les
moucheures que l'on fait avec la pointe d'une
lancette, ne doivent guères pénétrer au-delà
de l'épiderme, et leur longueur doit être de
trois à quatre lignes. Le premier jour elles
laissent couler une grande quantité de sérosité ;
le second, elles en fournissent moins, et le
troisième elles sont guéries. Alors, si le dégorgement des parties n'est pas complet, on en
pratique de nouvelles : les malades s'y déterminent d'autant plus volontiers que les moucheures ne sont presque pas douloureuses,
qu'elles n'exigent aucun pansement et qu'il
n'en résulte aucun inconvénient. Les mouchetures n'ont pas seulement l'avantage de procurer l'évacuation de la sérosité infiltrée dans
les membres inférieurs, elles produisent aussi
quelquefois la sortie de celle qui est épanchée
dans le ventre, surtout si l'ascite est survenue
après l'anasarque. Les anciens, au lieu de
simples moucheures faisaient avec un bistouri,
des scarifications ou incisions longues de trois
à quatre travers de doigt, et profondes de
deux dans différens endroits des membres inférieurs, ordinairement à la partie interne et
moyenne des jambes, ou entre le tendon d'a-
chille et les malléoles. Ces incisions longues et

profondes procurent une évacuation prompte et abondante de la sérosité infiltrée ; mais ordinairement la gangrène y survient bientôt malgré l'application du quinquina, de l'alcool camphré et d'autres anti-septiques ; et si le malade est vieux ou l'ascite ancienne et compliquée, il s'affaiblit et meurt peu de temps après. Aujourd'hui on a généralement renoncé à ces incisions, ainsi qu'aux vésicatoires, à la cautérisation avec le fer rouge ou les caustiques, et au séton dont les Anciens faisaient souvent usage dans le cas dont il s'agit.

ARTICLE II.

De l'Hydropisie enkystée du Bas - ventre.

On appelle hydropisie enkystée celle qui est formée par la sérosité contenue dans un sac ou kyste particulier. Des observations authentiques, répandues en grand nombre dans les livres de Médecine, prouvent qu'il n'y a presque aucun viscère de l'abdomen qui ne puisse être attaqué d'hydropisie enkystée. Ainsi, on a vu le foie, la rate, l'épiploon, le mésentère, l'estomac, les intestins eux-mêmes devenir le siége d'une tumeur cystique, remplie d'une matière dont la quantité et les qualités variaient singulièrement, et dans laquelle nageaient presque toujours des hydatides en plus ou moins grand nombre. Mais l'hydropisie enkystée ne se forme nulle part aussi souvent que dans les ovaires, ce qui fait qu'elle est beaucoup plus fréquente chez les femmes que chez les hommes. Il ne sera question ici que de l'hydropisie de l'ovaire.

Cette maladie attaque quelquefois les deux ovaires en même temps ; mais le plus ordinairement elle n'en attaque qu'un seul, et plus souvent le gauche que le droit. Elle se développe après l'âge de la puberté, et rarement avant l'âge de trente ans. Toutes les femmes y sont exposées; mais elle affecte plus fréquemment les célibataires ou celles qui se marient tard, les femmes stériles, mal réglées, dont le flux menstruel s'est supprimé tout à coup à l'occasion d'une frayeur, d'une chute, de la répercussion d'une humeur; celles qui ont eu beaucoup de fleurs blanches, des pertes de sang, et enfin celles qui ont les ovaires ou les viscères du ventre squirrheux ou stéatomateux.

La collection du liquide qui forme cette hydropisie n'a pas toujours son siége dans l'ovaire même; elle se trouve quelquefois sous la membrane qui l'enveloppe; et lorsqu'elle est placée dans l'ovaire, elle est ou partielle, ou générale, selon qu'elle occupe une partie ou la totalité de l'organe. Le plus souvent, dès le principe, le liquide est contenu dans plusieurs cavités; à mesure que la tumeur augmente, les cloisons se rompent, et il ne reste qu'un seul kyste, dont les parois membraneuses devenues plus ou moins épaisses et couvertes de veines dilatées, présentent quelquefois dans plusieurs endroits des tubercules squirrheux. Ce kyste est ordinairement uni aux parties voisines; en devant, au péritoine qui tapisse les muscles droits et les aponévroses des transverses, ce qui fait souvent prendre cette hydropisie pour celle du péritoine; en bas, à la vessie et à la matrice alongée ou enfoncée, suivant le siége et l'étendue de l'adhérence du kyste; en haut, à l'épiploon, à l'arc du colon, quelquefois à l'estomac; en arrière, quelquefois aux intestins grêles, et plus souvent aux portions lombaires et iliaque du colon, aux reins, au rectum. Ce kyste peut prendre un développement considérable et devenir assez grand pour contenir cent vingt livres de liquide et même davantage. Les qualités de ce liquide sont très-variables : tantôt c'est une sérosité claire, limpide, inodore et de couleur citronnée, comme l'eau amassée dans le ventre des personnes attaquées d'hydropisie ascite ; tantôt une liqueur visqueuse plus ou moins haute en couleur, jusqu'à être tout-à-fait brune ou bourbeuse, et semblable à de la lie de vin, ou tellement sanguinolente, qu'on a trouvé jusqu'à quatre livres de sang sur trente de liqueur. La consistance de ce liquide varie; rarement il est parfaitement limpide. Il est quelquefois tellement visqueux, qu'il ressemble à du miel et quelquefois à de la gelée. Dans certains cas, il s'amasse dans de petits kystes placés les uns à côté des autres et renfermés dans un plus grand. La liqueur que contiennent ces kystes, n'est pas la même dans tous : les uns sont remplis d'une sérosité limpide, citronnée; les autres d'une humeur visqueuse, gélatineuse, ou concrète et stéatomateuse. Lorsque l'ovaire qui est le siége de l'hydropisie, est en même temps squirrheux ou qu'il contient une matière adipocireuse, il n'est pas extrêmement rare d'y trouver des cheveux même assez longs, des os et des dents. Enfin, on voit souvent nageant dans la sérosité, des hydatides plus ou moins nombreuses.

L'hydropisie de l'ovaire est remarquable surtout par la lenteur de sa marche et par sa durée, qui peut être très-longue lorsqu'on n'a

point la prétention de la guérir,et surtout qu'on
n'a pas l'imprudence de tenter une opération
quelconque dans cette intention. Voici les phénomènes qu'elle présente depuis son principe
jusqu'au plus haut degré où elle puisse arriver.

Elle commence par une tumeur médiocre
située profondément dans une des parties latérales inférieures de l'abdomen. Cette tumeur
est circonscrite, arrondie, élastique, ordinairement indolente, quelquefois douloureuse,
ou faisant éprouver à la malade la sensation
d'un corps étranger pesant, suspendu dans la
cavité abdominale. Comme cette tumeur est
mobile, elle tombe, pour ainsi dire, du côté
opposé, lorsque la malade se couche sur ce
côté ; dans cet état, la tumeur ne présentant
aucune fluctuation, on ne peut encore décider
si c'est un squirrhe ou une hydropisie enkystée.

Cependant le volume de la tumeur augmente
par degrés ; le ventre s'élève et devient tendu
du côté ou elle siège, pendant qu'il est souple et
enfoncé dans les autres endroits ; l'ondulation
du liquide ne tarde pas à se faire sentir, mais
elle ne se porte pas encore d'une partie du ventre à celle qui lui est opposée. A mesure que le
mal fait des progrès, la tumeur s'étend peu-à-peu
à une plus grande partie du ventre, et lorsqu'elle
est parvenue au point d'en occuper toute l'étendue, l'abdomen ne présente plus qu'une vaste tumeur où la fluctuation est plus ou moins sensible, et se fait apercevoir d'un côté à l'autre,
comme dans l'ascite, lorsque, ayant appuyé la
main à plat sur l'un d'eux, on frappe sur le côté
opposé avec l'extrémité des doigts de l'autre
main. Cette tumeur est susceptible d'acquérir
une étendue énorme : on a vu une femme dont

le ventre avait quatre pieds du creux de l'estomac au nombril, et deux pieds du nombril au pubis ; et une autre dont le ventre était si élevé qu'il avait six pieds sept pouces de circonférence, et trois pieds quatre pouces de l'appendice du sternum au pubis.

Aux phénomènes dont nous venons de parler, il s'en joint d'autres qui contribuent singulièrement à caractériser l'hydropisie enkystée de l'ovaire et à la faire distinguer de l'ascite. La maladie fait des progrès très-lents, et ce n'est quelquefois qu'au bout de dix ou douze ans qu'elle est parvenue à un degré qui en rend les incommodités insupportables ; les évacuations menstruelles se font avec plus ou moins de régularité ; la grossesse peut avoir lieu et arriver à son terme, même plusieurs fois, dans le cours de la maladie ; la malade conserve ordinairement ses forces, son embonpoint et sa coloration ; les principales fonctions sont peu dérangées ; l'urine est presque aussi abondante qu'en bonne santé ; elle est limpide, citronnée, quelquefois cependant rouge ou briquetée : son excrétion est plus facile lorsque la malade est couchée ; la peau n'est ni sèche ni terreuse ; mais seulement plus épaisse et plus dure à la région hypogastrique, surtout si l'hydropisie est compliquée de squirrhe ; la respiration est peu gênée, lors même que le volume du ventre est fort considérable ; la base de la poitrine est déjetée en dehors ; la malade se meut et marche librement ; les membres inférieurs ne sont point infiltrés ou ne le deviennent que dans les derniers temps de la maladie.

Les symptômes de l'hydropisie enkystée de l'ovaire peuvent se borner pendant très-longtemps à ceux dont nous venons de parler ; la maladie, après avoir pris un accroissement considérable, peut devenir stationnaire, et n'incommoder la malade que par le sentiment de pesanteur qui en est inséparable, et par un peu de gêne dans les mouvemens. On a vu des femmes qui ont porté une hydropisie enkystée de l'ovaire pendant 15, 20, 30, 40 ans et même davantage, en jouissant d'ailleurs d'une bonne santé. Mais ces cas sont très-rares, et presque toujours, après un temps plus ou moins long, le corps maigrit, la transpiration et les urines diminuent, la nutrition souffre et la malade perd ses forces ; les membres inférieurs deviennent œdémateux et s'enflent extraordinairement ; les coliques, la constipation, la perte de l'appétit, la soif surviennent aussi ; le ventre devient douloureux ; la fièvre se déclare ; les nausées, les vomissemens, les faiblesses se succèdent ; la respiration est gênée, et la malade meurt dans le marasme.

Tant que la tumeur qui forme l'hydropisie enkystée de l'ovaire est bornée à une partie du ventre et qu'on n'y sent pas l'ondulation du liquide, le diagnostic est très-difficile. Les signes et les symptômes sont alors si confus et si illusoires, qu'elle peut être prise pour une grossesse ou une tumeur de la matrice, et surtout pour un squirrhe, un stéatôme de l'ovaire ou des parties membraneuses du bassin. Lorsque l'hydropisie de l'ovaire est parvenue au point d'occuper tout le ventre, et que l'ondulation du liquide se fait distinctement sentir d'un côté à l'autre de cette capacité, on peut la prendre pour une hydropisie ascite. Cette méprise a été souvent commise, même par des gens fort instruits, et les a conduits à pratiquer la para-

centèse dans des cas où cette opération n'était
pas indiquée et a eu des suites funestes. On
évitera cette erreur en ayant égard à la marche
de la maladie et aux symptômes qu'elle présente. Si elle s'est développée d'une manière
lente et graduée, si elle date de plusieurs années et qu'elle soit accompagnée des symptômes
dont nous avons parlé, il ne peut guères y
avoir de doute sur sa nature : c'est une hydropisie enkystée de l'ovaire. On présume que le
liquide qui la forme est séreux et limpide, lorsque sa fluctuation est très-distincte ; qu'il est
épais, visqueux et gélatineux, lorsque son ondulation est obscure. Mais en général, ce n'est
guères qu'après la ponction, lorsqu'on croit
devoir la pratiquer, que l'on connaît la nature
du liquide. Ce n'est aussi qu'après l'évacuation
du liquide qu'on peut savoir s'il y a complication de squirrhe, à moins cependant que celui-
ci ne soit assez enfoncé dans le bassin pour
qu'on puisse le toucher par le vagin.

L'hydropisie enkystée de l'ovaire est presque
toujours incurable ; mais lorsqu'elle est simple
et qu'elle devient stationnaire, quoique très-
considérable, les malades, comme nous l'avons
dit plus haut, peuvent la porter pendant longues années, en jouissant d'ailleurs d'une bonne
santé. Cette hydropisie peut s'aggraver et devenir promptement mortelle. Les causes qui
peuvent la rendre telle, sont l'altération du liquide qui la forme, l'inflammation, la suppuration, la rupture du kyste à la suite d'une percussion. Elle est d'autant plus grave et plus
promptement mortelle, qu'elle est formée par
la réunion de plusieurs kystes, qu'elle est compliquée d'un ou de plusieurs squirrhes, ou de

toute autre affection organique ; accompagnée de douleurs aiguës, de fièvre, d'anorexie, de vomissemens, etc. ; mais alors la mort est bien moins l'effet de la congestion séreuse que de l'affection concomitante.

La résorption du liquide qui forme l'hydropisie de l'ovaire et son expulsion par la voie des urines ou des selles, est un événement sinon absolument impossible, au moins extrêmement rare. Cependant j'en ai vu un exemple. Une Demoiselle de 42 ans, portait depuis l'âge de 34 une hydropisie enkystée de l'ovaire qui ne l'empêchait pas d'ailleurs de jouir d'une bonne santé. Ce qui l'affligeait le plus, c'était d'entendre dire dans les rues où elle passait : « Voilà une Dame qui est enceinte au moins de deux enfans. » On avait voulu plusieurs fois lui faire la ponction, à laquelle je m'étais toujours opposé. Les conseils et les remèdes ne lui manquaient pas ; mais elle n'écoutait et ne faisait rien. Cependant on lui vanta tellement les bains dans une décoction de sainfoin comme un moyen qui avait guéri plusieurs hydropiques, qu'elle se détermina à en faire usage. La chambre dans laquelle on plaça la baignoire avait été recemment peinte à l'huile ; l'odeur de la peinture était encore si forte que la malade ne put la supporter : le bain ne fut pas pris. La nuit suivante, la malade fut éveillée à différentes reprises par le besoin d'uriner, et chaque fois elle rendit une quantité considérable d'urine. Le lendemain et les jours suivans les urines continuèrent à être extrêmement abondantes, et au bout de huit jours, le ventre fut entièrement affaissé : il conservait encore beaucoup plus de grosseur que dans l'état naturel ; mais, en le palpant il était facile de juger que cet excès de volume dépendait uniquement des parois du kyste, qui étaient revenues sur elles-mêmes. Cette guérison spontanée se soutint pendant trois ans et demi ; ensuite le kyste se remplit de nouveau et le ventre ne tarda pas à devenir si volumineux que la malade pouvait à peine respirer ; il fallut en venir à la paracentèse, et la malade mourut après avoir subi six fois cette opération dans l'espace de huit à neuf mois.

Les diurétiques, les purgatifs et en général tous les remèdes capables de faciliter les sécrétions n'ont aucun effet, non-seulement pour guérir l'hydropisie enkystée de l'ovaire, mais encore pour en ralentir les progrès ; leur usage peut même devenir nuisible en dérangeant les fonctions des organes de la digestion. Ainsi on doit s'abstenir de ces médicamens.

Il semblerait au premier coup-d'œil qu'en évacuant de bonne heure par la ponction le liquide qui forme l'hydropisie enkystée de l'ovaire, on pourrait non-seulement ralentir les progrès de la maladie, mais même dans quelques cas favorables en procurer la guérison. L'expérience a fait connaître l'inutilité et les inconvéniens de cette opération. Ce qui la rend inutile, c'est que le sac que l'on a vidé ne tarde pas à se remplir de nouveau, de sorte qu'une première ponction amène bientôt la nécessité d'en faire une seconde, une troisième et un nombre plus ou moins grand, et comme cette nécessité se renouvelle d'autant plus promptement, que plus de ponctions se sont succédées les unes aux autres, et qu'à la suite de ces ponctions réitérées, le liquide s'alté-

8.

et prend de mauvaises qualités, il en résulte que les malades s'épuisent, et qu'elles périssent beaucoup plutôt que si elles n'avaient pas subi la ponction.

Ce n'est qu'après un plus ou moins grand nombre de ponctions que les malades succombent. Quelquefois cependant la première ou la seconde est suivie immédiatement d'accidens inflammatoires mortels. L'inflammation s'empare d'abord du kyste, s'étend ensuite au péritoine et aux viscères abdominaux; le ventre devient tendu, douloureux, la fièvre s'allume, la malade a des nausées, des vomissemens, des hoquets, des sueurs froides, des syncopes; elle meurt.

On ne doit donc jamais pratiquer la ponction aux femmes attaquées d'hydropisie enkystée de l'ovaire dans l'intention de ralentir les progrès de la maladie ou de la guérir : il ne faut y avoir recours que quand le volume du ventre est devenu si considérable qu'il rend la respiration presque impossible, ou qu'il donne lieu à des accidens qu'on ne peut dissiper par les moyens ordinaires. Dans ce cas, la considération du danger dans lequel se trouve la malade doit l'emporter sur la crainte d'être obligé de réitérer plusieurs fois l'opération, et même sur celle des accidens dont cette opération peut être suivie. Cependant on a vu des malades qui ont supporté la paracentèse et à qui elle a long-temps conservé la vie. Mead (1) parle d'une femme qui fut attaquée d'une hydropisie de l'ovaire à l'âge de 51 ans, et à laquelle on fit dans l'espace de cinq ans et sept

(1) *Monita et Præcepta Medica, Cap. VIII.*

mois soixante-six ponctions qui donnèrent issue à 1,920 livres d'eau. Le traducteur de l'ouvrage de Mead, le D.ᵣ Coste nous apprend
que Laflize, Chirurgien à Nancy a pratiqué
sur une même malade âgée de 38 ans, dans
l'espace d'environ trois années, quatre-vingt-
dix-huit ponctions, dont chacune, à la réserve
des deux dernières, a fourni entre 16 et 18
pintes d'une eau citrine, claire et écumeuse.
La malade fut dix ans sans être obligée de se
faire faire la ponction, quoiqu'elle eût le ventre extrêmement gros. Au bout de ce temps,
il fallut encore y revenir et elle mourut. On
lit dans le Journal de Médecine, T. XIV, page
435, l'histoire d'une femme âgée de 43 ans, qui
a subi la ponction cent quarante-trois fois dans
l'espace de trois ans. La première ponction
donna issue à trente-deux pintes d'eau ; au bout
de quinze jours le ventre fut aussi gros qu'auparavant, et il fallut réitérer l'opération, par
laquelle on tira la même quantité d'eau que la
première fois. Par la suite, l'intervalle entre
chaque ponction devint plus court, et dans les
derniers temps il était borné à huit ou neuf
jours. Durant les trois ans, pendant lesquels
cette femme a subi un si grand nombre de
ponctions, elle a toujours joui d'une bonne
santé, et un quart-d'heure après être sortie
des mains de l'opérateur, elle se levait et se
promenait dans la ville. On ne sait pas quelle
a été la suite de cette maladie. Un fait beaucoup
plus extraordinaire est celui d'une femme qui
dans l'espace de treize ans, a subi six cent-
soixante-cinq ponctions, dans chacune desquelles on tirait quinze à vingt pintes d'eau ;
en sorte que de toutes ces opérations, en pre-

nant pour terme moyen quinze pintes par ponction, il en résulte une masse totale de dix mille
deux cent soixante-quinze pintes de liquide.
L'observation de cette hydropisie singulière a
été recueillie par M. le D.ʳ Bezard, et se trouve
dans le Bulletin de la Société médicale d'émulation, N.º de décembre 1815.

La paracentèse a été quelquefois suivie de
la guérison de l'hydropisie enkystée de l'ovaire ;
mais ce cas est extrêmement rare. M.ᵐᵉ ***
âgée d'environ quarante ans, d'une grande
stature et d'une bonne constitution, était attaquée depuis onze ans d'une hydropisie enkystée de l'ovaire qui ne l'empêchait pas de jouir
d'ailleurs d'une bonne santé. Dans le cours
de sa maladie, M.ᵐᵉ *** avait désiré plusieurs
fois que je lui fisse la ponction ; mais je m'y
étais toujours refusé. Cependant le volume
du ventre étant devenu si considérable que la
malade ne respirait qu'avec la plus grande
gêne et ne se remuait que très-difficilement,
je me déterminai à l'opérer uniquement dans
l'intention de lui procurer du soulagement,
bien persuadé d'ailleurs, qu'une nouvelle ponction ne tarderait pas à devenir nécessaire. Je
pratiquai l'opération en présence de M. le
Professeur Moreau, médecin de M.ᵐᵉ *** et
je tirai environ 72 pintes de sérosité citrine
légèrement visqueuse. L'exploration du ventre
n'y fit découvrir aucune tumeur. Je le cou-
vris de coussins de coton qui furent soutenus
avec un bandage de corps que je serrai le
plus possible. Le lendemain de l'opération,
la malade ressentit dans le ventre une douleur assez vive, mais qui ne fut point accompagnée de fièvre. Cette douleur persis-

ta pendant quatre ou cinq jours ; ensuite elle
disparut entièrement, et l'épanchement ne se
reproduisit point. Le ventre resta plus volumineux que dans l'état naturel ; mais en le
palpant il était facile de voir que cet excès de
volume, dépendait uniquement des parois du
kyste revenues sur elles-mêmes. Les choses
sont restées dans cet état pendant six ans ;
ensuite il s'est développé dans la partie inférieure du ventre, une tumeur assez volumineuse, dure, circonscrite, dans laquelle
l'examen le plus attentif ne fait sentir aucune
fluctuation. Cette tumeur ne fait point de progrès sensibles, et malgré sa présence, Mme ***
jouit encore aujourd'hui, huit ans après l'o-
pération, d'une assez bonne santé.

On a pensé qu'on pourrait guérir radicalement l'hydropisie enkystée de l'ovaire, en pratiquant à la partie la plus déclive de la tumeur une incision longue d'environ deux ou
trois pouces, et en l'entretenant long-temps
ouverte au moyen d'une bandelette de linge
à laquelle on substitue une tente, ensuite une
canule, afin de procurer un libre écoulement
aux humeurs, et le rapprochement des parois
du kyste dont on peut faciliter la suppuration,
la détersion et la cohésion, en y injectant, lorsqu'on le juge convenable, des liqueurs stimu-
lantes. Cette opération à laquelle Ledran a
prodigué beaucoup d'éloges, a été pratiquée
deux fois avec succès par ce célèbre Chirurgien (1) ; mais à ces deux exemples de guérison on pourrait en opposer un grand nombre d'autres desquels il résulte que la plu-

---

(1) Mém. de l'Acad. de Chir., T. VI, in-12, p. 51.

part des femmes qui ont été opérées suivant cette méthode sont mortes des accidens de l'inflammation et de la suppuration du kyste, ou, s'il y avait squirrhe, des effets de son irritation survenue dans le traitement. Les praticiens ont généralement rejeté l'incision du kyste ; ils se contentent de faire la ponction, et encore même ne se déterminent-ils à la paracentèse que lorsqu'ils y sont forcés par des raisons pressantes, comme nous l'avons dit plus haut.

L'incision de la tumeur n'est pas le seul procédé chirurgical qu'on ait conseillé dans l'intention de guérir radicalement l'hydropisie enkystée de l'ovaire, on a proposé encore d'extirper cet organe avec le kyste hydropique. Mais la moindre réflexion suffit pour montrer les dangers et l'impossibilité de cette opération qui n'a pas été pratiquée et qui ne le sera vraisemblablement jamais.

— La trompe de Fallope, oblitérée à ses deux extrémités, peut se dilater dans le reste de son étendue et devenir le siège d'une hydropisie dont le liquide est contenu dans une ou dans plusieurs cavités. Des observations authentiques prouvent que ce conduit, qui est si étroit dans l'état naturel, peut se dilater au point de contenir jusqu'à cent douze livres de liquide variable dans ses qualités. Le diagnostic, le pronostic et le traitement de cette hydropisie étant les mêmes que ceux de l'hydropisie de l'ovaire, il est inutile de s'étendre davantage sur la première.

DES
MALADIES DES VOIES URINAIRES.

Oɴ donne le nom de voies urinaires à l'ensemble des parties qui sont destinées à la sécrétion et à l'excrétion de l'urine: savoir, les reins, les uretères, la vessie et l'urètre. Ces parties sont exposées à un grand nombre de maladies : nous examinerons d'abord celles qui affectent les organes sécréteurs de l'urine, ou les reins ; nous passerons ensuite à celles des uretères, de la vessie et de l'urètre.

CHAPITRE PREMIER.

Des Maladies des Reins.

Outre les vices dans la sécrétion de l'urine qui doivent être considérés comme des affections des reins, ces organes sont sujets à un grand nombre d'autres maladies, telles que les plaies, l'inflammation, les abcès, les ulcères, les tumeurs et les corps étrangers.

Aʀᴛɪᴄʟᴇ I.ᵉʳ

La sécrétion de l'urine peut être altérée, ou par l'augmentation excessive ou par la suppression de cette humeur. On peut regarder aussi comme un vice de cette sécrétion l'al-

tération des qualités naturelles de l'urine ;
mais comme cette altération est le plus souvent l'effet de différentes maladies du corps,
et que dans le cas où elle dépend d'une affection des reins ou de quelqu'autre partie
des voies urinaires, on ne peut la regarder
que comme un symptôme de cette affection,
il n'en sera point parlé ici en particulier.

Dans l'état de santé la quantité de l'urine
excède un tiers ou la moitié de celle des liquides et des solides qu'on a pris : mais cette
quantité varie suivant l'âge, le sexe, le tempérament et différentes circonstances hygié-
niques, telles que la nature des boissons et
des alimens, le climat, l'état de l'atmosphère,
la quantité des excrétions alvines et cutanées,
etc. Cette variation dans le flux de l'urine
n'est point par elle-même une maladie : on
ne la regarde comme contraire à l'état naturel et par conséquent comme une maladie, que
lorsque l'excrétion de l'urine est immodérée
et accompagnée d'accidens, ou qu'elle est suspendue. Dans le premier cas la maladie porte
le nom de diabètes, et dans le second celui
de suppression d'urine.

Du Diabètes.

Cette maladie étant presque exclusivement
du domaine de la pathologie interne, nous n'en
parlerons que très-succinctement. Elle consiste
essentiellement dans une surabondante sécrétion
d'une urine légèrement sucrée ou miellée, dépourvue par conséquent des matériaux qui la
constituent dans l'état naturel, communément
accompagnée d'un appétit excessif, d'une soif
inextinguible, d'un amaigrissement progressif

et d'autres symptômes plus ou moins fâcheux ,
qui la rendent toujours très-grave et assez souvent mortelle. On a distingué plusieurs espèces
de diabètes ; mais, comme le caractère de cette
maladie consiste moins dans la quantité d'u-
rine que les malades rendent, que dans la qualité sucrée de ce liquide, il en résulte qu'il n'y
a de véritable diabetes que celui où la dégus-
tation et surtout l'analyse chimique fait recon-
-naître dans l'urine cette qualité, et qui en
même-temps est accompagné d'une soif toujours
renaissante , de la perte des forces et de l'em-
-bonpoint, etc. Le flux abondant d'urine claire,
limpide, mais non-sucrée, qui termine un accès
de goutte, d'hystérie, qui juge une autre maladie, ou qui suit quelque circonstance hygié-
-nique, comme une ample ingestion de boissons
vineuses, diurétiques, etc., ne doit point être
qualifié du nom de diabetes, à moins qu'on ne
veuille l'appeler symptômatique, sympathique,
critique ou faux, pour le distinguer du vrai
ou sucré.

La diabètes sucré est une maladie peu commune : il est beaucoup de médecins qui , dans
le cours d'une longue pratique, n'ont jamais
eu occasion de l'observer. Les jeunes gens y
sont moins sujets que les adultes et les vieillards : il est moins rare chez l'homme que chez
la femme.

Il n'y a peut-être point de maladie dont l'é-
tiologie soit plus obscure. On a regardé comme
causes éloignées ou prédisposantes du diabètes ,
l'habitation dans des lieux bas, humides et
brumeux , l'affaiblissement produit par des
travaux excessifs , par des hémorragies fréquentes, par l'abus des saignées, des purgatifs,

des plaisirs de l'amour, par des maladies anté-
cédentes, etc., l'usage continuel des acides, des
boissons fermentées, des diurétiques, etc., etc.

La suppression de quelque évacuation,
comme une sueur, des fleurs blanches, etc.,
d'un exanthême, de la goutte; une grande
irritation nerveuse; le trouble des organes qui
sécrètent l'urine, survenu en conséquence de
douleurs néphrétiques, de l'irritation ou même
de l'inflammation des reins, etc., ont été considérés comme des causes capables de décider
le développement du diabètes. Mais quelles
que soient les causes et prédisposantes et dé-
terminantes auxquelles on puisse rapporter
cette maladie, il restera toujours à déterminer
ses causes prochaines, à expliquer comment
ces causes agissent pour augmenter d'une manière si extraordinaire la sécrétion de l'urine,
et surtout pour produire l'altération particulière que ce liquide éprouve et qui consiste
dans la présence d'un principe doux, de nature saccharine. Il serait inutile de rapporter
ici toutes les hypothèses auxquelles on s'est
livré pour donner cette explication : il suffira
de dire que ces hypothèses ne sont fondées
que sur des raisonnemens spéculatifs qu'un
seul fait pourrait renverser.

Les caractères du diabète sucré se tirent
de la quantité et des qualités de l'urine, et
des accidens que le malade éprouve. La quantité d'urine qu'on rend dans l'état de santé,
s'étend, comme nous l'avons dit, environ au
tiers ou à la moitié de la totalité des liquides
et même des solides qu'on a pris; l'autre partie
de la boisson se dissipe par la transpiration et
fournit aux différentes excrétions aqueuses;

mais dans le diabètes, la quantité de l'urine surpasse de beaucoup celle de la boisson et des alimens solides : elle est ordinairement chaque jour de 10 à 20 livres ; mais elle peut être beaucoup plus considérable encore. On a vu des diabétiques rendre en vingt-quatre heures 30, 40, 60 et même 165 livres d'urine.

L'urine des diabétiques n'est pas moins remarquable par ses qualités et par sa nature que par sa quantité : sa couleur est communément pâle, aqueuse, semblable à celle du petit-lait clarifié ; quelquefois cependant elle est louche, blanchâtre ou même un peu jaune. Son odeur est douce et n'a rien de désagréable ; dans certains cas elle est si légère, qu'elle ne fait presque aucune impression sur l'odorat. Sa saveur est douceâtre, sucrée ou miellée, quoique légèrement salée. L'analyse chimique a démontré que cette urine est privée d'urée et d'acide urique ; qu'elle contient à peine quelques traces des sulfates et des phosphates qui se trouvent ordinairement dans l'urine des hommes en santé ; qu'il est impossible d'y reconnaître d'acide libre, et qu'on n'obtient que du sucre en grande quantité, et plus ou moins de muriate de soude.

L'invasion du diabètes est ordinairement lente et graduée ; quelquefois cependant elle est prompte et soudaine. Il ne s'annonce pas toujours par des signes précurseurs remarquables ; il est quelquefois précédé de douleurs vagues dans tout le corps, tantôt avec stupeur et un sentiment de fourmillement, tantôt avec des spasmes, des soubresauts des tendons ; d'autres fois d'un goût aigre dans la bouche, de fréquens rapports nidoreux, et d'un grand appétit. Dans quelques cas, les premiers symptômes qui se manifestent sont la sécheresse subite de la bouche, une soif très-vive et insatiable : les urines ne commencent à couler que lorsque le malade a pris une grande quantité de boisson. Dans tous les cas, il ne cesse de rendre, particulièrement pendant la nuit, une quantité considérable d'urine aqueuse, limpide, presque inodore et d'une saveur douce, sucrée ou miellée. La quantité de cette urine peut être excessive, comme nous l'avons dit plus haut ; mais elle est variable. Dans les cas les moins graves, elle n'est guères moins du double ou des deux tiers de la quantité des boissons et des alimens qui servent à la nourriture du malade. A cette évacuation insolite d'urine, et aux phénomènes qui l'ont précédée, se joignent bientôt un grand nombre d'autres symptômes: le malade éprouve une soif extraordinaire, une grande sécheresse de la bouche et de la gorge, qui sont rouges et comme enflammées ; il ressent fréquemment un refroidisssement ou la sensation d'un liquide froid dans le trajet des lombes à la vessie, une douleur à l'estomac, une chaleur brûlante dans les entrailles, une douleur aux mollets et aux pieds. Son appétit est quelquefois modéré, le plus souvent il est vorace ; il ne peut fermer l'œil, tourmenté par l'extrême sécheresse de la gorge, qui augmente aussitôt qu'il cesse de boire, par le besoin continuel d'uriner et de boire, lors-même que la bouche est humide. Si le diabètes continue ses progrès, la transpiration cesse ; la peau devient sèche et aride, les mains et les pieds sont brûlans, l'amaigrissement augmente, les forces s'épuisent, l'appétit s'affaiblit, le ventre se resserre, la soif est continuelle, la salive visqueuse et âcre, le pouls plus fréquent; quelquefois le ventre grossit et se remplit d'eau. Enfin, quand la maladie doit avoir une terminaison funeste, la fièvre hectique, l'œdème des membres inférieurs, une vive ardeur aux lombes et dans les voies alimentaires, l'anorexie, les tremblemens, l'anxiété, la stupeur, les lipothymies, la raucité ou l'extinction de la voix, les mouvemens convulsifs, annoncent les approches de la mort, qui vient terminer ce cruel état.

En général, le diabètes a une marche lente; souvent il dure plusieurs années. On en a vu cependant qui ont produit une consomption rapide et se sont terminés d'une manière funeste en moins de cinq semaines. Ces exemples sont très-rares. La durée du diabètes étant communément fort longue, plusieurs auteurs l'ont divisée en trois périodes ou degrés. Mais comme ces périodes ne sont marquées que par l'accroissement successif des symptômes, ou par l'addition de quelques nouveaux symptômes à ceux qui existent déjà, cette division n'est d'aucune importance.

Les signes du diabètes sucré sont si évidens, que son diagnostic ne présente aucune difficulté. La moindre attention suffit pour empêcher de le confondre avec d'autres flux d'urine qui sont purement symptômatiques, qui cessent ordinairement après une courte durée, et qui ne produisent pas d'altération dans la composition chimique de l'urine. Dans le diabètes, l'urine s'écoule quelquefois involontairement, surtout pendant le sommeil; d'autres fois cet écoulement involontaire se fait la nuit et le jour; le diabètes est alors compliqué d'incontinence d'urine. L'on pourrait se méprendre sur ces deux maladies, ou ne regarder le diabètes que comme une incontinence d'urine ; mais l'abondance de cette humeur, sa nature douceâtre, la soif ardente, la maigreur, la perte des forces, etc., empêcherout de commettre cette méprise.

Le diabètes est une maladie très-grave et qui fait souvent périr les malades ; mais un régime et des soins convenables peuvent en diminuer le danger. On a lieu de compter sur une terminaison favorable, lorsque l'ardeur de la soif se calme, que la quantité de l'urine diminue notablement, que ce liquide perd peu-à-peu sa saveur sucrée et se colore davantage, que les excrétions alvines deviennent moins rares et moins dures, que la perspiration cutanée se rétablit, qu'enfin les forces renaissent et que la maigreur fait place à l'embonpoint. Lorsque, au contraire, tous les symptômes, au lieu de s'amender, s'exaspèreut, on doit s'attendre à une issue inévitablement funeste. Le diabètes est en général d'autant plus grave qu'il est plus ancien et que le malade est plus âgé. Celui qui est compliqué d'une affection organique de quelqu'un des viscères du ventre ou de la poitrine, est constamment mortel.

A l'ouverture du corps des personnes mortes du diabètes, on a trouvé les reins tantôt très-volumineux et pâles, tantôt d'une flaccidité très-remarquable ; on a vu leurs vaisseaux extrêmement dilatés et faciles à déchirer. On a rencontré quelquefois dans les reins, des calculs plus ou moins volumineux ; d'autres fois ces organes avaient subi une espèce de fonte qui avait fait presque entièrement disparaître leur parenchyme. Dans certains sujets, on a trouvé le foie squirrheux ou altéré, d'une couleur cendrée à l'extérieur et d'une consistance molle, semblable à de la pâte, mais sans tumeurs squirrheuses et stéatomateuses ; dans d'autres sujets, les viscères du bas-ventre, à l'exception des reins, étaient parfaitement sains, ainsi que ceux de la poitrine. Mais le petit nombre d'ouvertures de cadavres de diabétiques et la diversité des résultats qu'elles offrent, ne nous ont pas beaucoup éclairés sur l'espèce particulière de lésion qu'éprouvent dans cette maladie, soit les organes sécréteurs et excréteurs de l'urine, soit les autres organes du bas-ventre et de la poitrine.

Dans le traitement du diabètes, le régime est l'objet le plus important. Les auteurs qui se sont le plus occupés de cette maladie, dans ces derniers temps, persuadés qu'elle dépend du défaut d'assimilation des substances alimentaires soumises à l'action des organes de la digestion, conseillent un régime exclusivement animal. Ainsi le diabétique sera mis à l'usage de la soupe grasse, du lard, des boudins de sang et de graisse, des viandes faisandées et rances, de la chair musculeuse du bœuf et du mouton, préférablement à celle du veau et du poulet. Le seul aliment végétal qu'on lui permettra est le pain de froment ; pour boisson, il prendra du bon vin pur ; tout cela à des heures règlées et dans des proportions relatives à l'état des fonctions digestives. Pour appaiser la soif qui le tourmente, il boira entre ses repas de l'eau vineuse seulement, dont on déterminera la quantité. Le lait peut aussi lui être donné avec avantage comme aliment. On est parvenu par ce régime seul à guérir plusieurs diabétiques. Mais on a attribué aussi d'autres guérisons à la diète végétale, à laquelle on avait soumis les malades. Il est vraisemblable d'après cela qu'on ne doit pas adopter une méthode exclusive relativement au régime des diabétiques: mais en choisir un qui paraisse convenir à la constitution de chacun d'eux, à l'état des organes de la digestion, aux causes évidentes ou probables de la maladie, etc. : s'il réussit, on en continue l'usage ; si au contraire la maladie ne cesse de faire des progrès, on l'abandonne pour en essayer un autre.

Lorsque le régime animal a paru agir trop lentement, ou fatiguer beaucoup le malade, on a fait concourir avec lui plusieurs médicamens. Ainsi on a administré avec succès l'extrait aqueux d'opium, à la dose de six grains, mêlé avec un gros et demi de quinquina rouge, le tout divisé en trois bols à prendre le matin, à midi et le soir ; le phosphate de soude à la dose de deux ou trois gros par jour, dans du petit-lait, pour vaincre la constipation ; pour boisson ordinaire, l'eau pure avec six à huit gouttes d'ammoniaque par verre, ou l'acide phosphorique à la dose de trente à quarante gouttes par bouteille ; enfin des frictions sur tout le corps avec une matière animale grasse, telle que le lard. Dans un cas, il a paru nécessaire de faire précéder le traitement par une légère saignée ; dans un autre, on a associé le musc à l'extrait gommeux d'opium.

On a proposé un grand nombre d'autres médicamens pour combattre efficacement le diabètes. Selon l'idée que chacun s'était formé sur la cause de cette maladie, on a préconisé

tour-à-tour les stimulans, les corroborans, les
astringens, les anodins, les sédatifs, les lithontriptiques, les stomachiques, les diaphorétiques,
les antiseptiques, les purgatifs, etc. Les uns ont
mis en usage le camphre, le cachou, la teinture
de corail, l'assa-fœtida uni à la valériane, la teinture de cantharides, le lichen d'Islande, l'eau
de chaux : les autres ont employé le sulfate
d'alumine en poudre ou en dissolution dans le
petit-lait deux ou trois fois par jour, depuis un
scrupule jusqu'à demi-gros, le fer, les eaux
minérales ferrugineuses pour boisson ; le quinquina, l'écorce de chêne, la rhubarbe, la
gomme kino, la poudre de Dower administrée
tous les soirs à la dose de dix, vingt, trente et
graduellement jusqu'à soixante grains, les frictions mercurielles pour exciter la salivation,
les vésicatoires appliqués sur la région du sacrum, les bains froids, etc., etc. Mais parmi
ces nombreux médicamens doués de propriétés
si différentes, il y en a très-peu dont l'emploi
puisse être justifié par un succès bien authen-
tique ; et comme dans les cas où le diabètes
s'est terminé heureusement, on a fait concourir
avec le régime un ou plusieurs de ces médicamens, il est difficile de dire la part que ceux-ci
et celui-là ont eu à la guérison. Il en est des uns
comme de l'autre : leur choix doit être déterminé
par la constitution du malade, par son état présent et par les causes qui ont produit la maladie.
Au reste, quels que soient le régime et les médicamens avec lesquels on a combattu efficacement le
diabètes, on doit en continuer l'usage long-
temps après la guérison, et soustraire le malade à l'action des causes qui ont préparé ou
décidé le développement de la maladie, afin

d'en prévenir la récidive qui est fréquente et toujours dangereuse.

De la Suppression d'Urine.

On dit que l'urine est supprimée, lorsque les reins cessent de la sécréter, ou qu'ils n'en sécrètent qu'une très-petite quantité. Le défaut de sécrétion de l'urine est l'effet de tant de causes, ou plutôt de tant de maladies diverses, qu'il n'est guères possible de comprendre dans un seul article, tout ce qui le concerne : aussi nous bornerons-nous dans celui-ci à quelques considérations générales sur ce vice de la sécrétion urinaire.

On ne doit pas confondre la suppression d'urine avec la rétention de ce liquide : il sera question de celle-ci par la suite. Dans le premier cas, l'urine n'est pas séparée du sang : dans le second elle est sécrétée, mais son excrétion est arrêtée. Le seul symptôme commun à ces deux maladies, c'est que l'individu qui en est affecté ne rend pas d'urine, ou n'en rend que très-peu : tous les autres symptômes sont différens dans l'une et dans l'autre, et l'on a droit de s'étonner que les auteurs et quelquefois même les praticiens, les aient si souvent confondues.

La sécrétion de l'urine peut être seulement diminuée, ou complètement arrêtée, selon que la maladie dont le défaut de sécrétion est l'effet n'affecte qu'un seul rein ou qu'elle les affecte tous les deux à un degré considérable.

Lorsqu'un seul rein est affecté idiopathiquement, comme dans la néphrite, dans l'obstruction des conduits urinifères par des calculs, etc., les urines coulent moins, mais coulent encore. Mais si la maladie de ce rein fait des progrès, ordinairement les fonctions de l'autre sont dérangées ou abolies par *consensus* et les urines se suppriment totalement.

La suppression d'urine est totale et prompte dans les maladies qui frappent en même-temps les deux reins : alors le malade court de grands dangers.

Lorsqu'un individu rend moins d'urine depuis quelques jours ou qu'il n'en rend pas du tout, on peut soupçonner que la sécrétion de ce liquide est diminuée ou suspendue ; mais on n'en a la certitude que par les phénomènes suivans : la région hypogastrique est molle, la vessie flasque et affaissée, ce qu'on connaît en appliquant la main au-dessus du pubis, et en introduisant le doigt dans le rectum ; le malade n'éprouve aucun besoin d'uriner ; une sonde introduite dans la vessie n'en fait point sortir d'urine, ou s'il en sort, ce n'est qu'une petite quantité qui s'est trouvée dans la vessie au moment où la suppression de ce liquide a commencé, et qui n'a pu être expulsée. A ces symptômes qui caractérisent la suppression complète de l'urine, il s'en joint d'autres qui appartiennent à la maladie dont la suppression est le résultat, et qui sont différens selon le siége et la nature de cette maladie.

La sécrétion de l'urine est constamment diminuée et quelquefois même suspendue dans l'ascite et dans plusieurs autres espèces d'hydropisies. Mais tantôt la suppression de l'urine précède ces maladies qui paraissent alors dépendre essentiellement du défaut de sécrétion de ce liquide, et du reflux de la sérosité qui devait être séparée par les reins, vers la partie qui est le siége de l'hydropisie ; tantôt elle n'a lieu que lorsqu'il y a déjà une certaine quantité de sérosité infiltrée dans le tissu cellulaire ou épanchée dans les cavités du corps, et alors elle paraît être plutôt l'effet que la cause de la maladie. Au reste, soit que la suppression d'urine précède ou qu'elle accompagne les hydropisies, et qu'on puisse la regarder comme la cause ou comme l'effet de ces maladies, elle semble dépendre plutôt de la lésion des propriétés vitales des reins que d'une affection organique quelconque de ces viscères. Mais on n'a pas suffisamment constaté l'état des reins par l'ouverture du corps de personnes mortes d'hydropisie pour prononcer avec connaissance de cause sur cet objet.

La suppression d'urine qui a lieu quelquefois chez les hypocondriaques, chez les femmes vaporeuses, hystériques, ne peut être attribuée qu'au resserrement spasmodique des conduits urinifères, qui rend les reins imperméables à l'urine. On peut en dire autant de la suppression d'urine qui dépend d'une affection rhumatismale goutteuse ou dartreuse, lorsqu'elle n'est pas accompagnée des symptômes qui annoncent l'inflammation des reins.

La suppression complète de l'urine est capable par elle-même, et indépendamment de la maladie dont elle est l'effet, de produire des accidens très-graves et même de faire périr le malade, pour peu qu'elle dure. Cependant on a vu des suppressions d'urine subsister pendant plusieurs mois et même plusieurs années sans causer la mort. Mais alors la sécrétion urinaire est ordinairement suppléée par une autre évacuation séreuse, par la diarrhée, par des sueurs abondantes, par des vomissemens, etc.

Le pronostic et le traitement de la suppression d'urine sont différens suivant la nature de la maladie qui empêche les reins d'exercer leurs fonctions. Nous en parlerons en traitant de ces maladies en particulier.

ARTICLE II.

Des Plaies des Reins.

La situation profonde des reins et les parties qui les recouvrent les garantissent de l'action des corps contondans autres que ceux que poussent les armes à feu. Ils sont difficilement atteints par les instrumens piquans et tranchans ; aussi y a-t-il peu d'exemples de plaies des reins faites par ces sortes d'instrumens.

On connaît que ces organes sont blessés, à la situation, à la direction, à la profondeur de la plaie, et aux symptômes dont elle est accompagnée. Ces symptômes sont le pissement de sang ou d'urine sanguinolente, la rétention d'urine par du sang amassé dans la vessie, ou par des caillots qui bouchent l'urètre, une douleur fixe à la région lombaire et qui s'étend du même côté, à l'aine et au testicule qui ordinairement est rétracté. Mais on conçoit que les symptômes doivent varier à raison de la partie du rein sur laquelle l'instrument a agi, et de la lésion plus ou moins grave d'autres viscères de l'abdomen. Si les gros vaisseaux ne sont pas ouverts, si la plaie a peu d'étendue et ne répond pas au bord interne du rein, et si d'autres viscères voisins ne sont pas gravement percés, les symptômes peuvent se borner au pissement de sang ou d'urine sanguinolente et à une douleur plus ou moins vive dans la région lombaire ; dans ce cas, le malade peut être guéri en dix ou douze jours, comme je l'ai vu une fois, et comme d'autres praticiens l'ont observé. Mais ce cas est rare et le plus ordinairement les plaies du rein qui doivent avoir une terminaison heureuse, sont accompagnées de différens symptômes spasmodiques et inflammatoires qu'on est obligé de combattre par des remèdes généraux, et les malades rendent ordinairement des urines purulentes pendant un temps plus ou moins long. Un jeune étudiant en Médecine, dont parle Haller (1), et qui avait été blessé à l'un des reins, par une épée qu'un de ses camarades lui enfonça dans la région lombaire, n'éprouva aucune douleur dans cette partie. Son urine fut d'abord chargée de beaucoup de sang, et ensuite mêlée de pus pendant trois mois. Il dut sa guérison à la diète qu'il observa durant ces trois mois, ne prenant presque d'autre nourriture que de l'eau d'orge et de l'émulsion. On trouve dans le Journal de Médecine, T. 42, p. 554, l'observation d'une plaie du rein droit, faite par une baïonnette, terminée heureusement en vingt-quatre jours, malgré les accidens graves et inquiétans dont elle fut accompagnée. Le blessé éprouvait une douleur vive à l'endroit de la plaie, des envies de vomir, une tension générale du bas-ventre, la rétraction du testicule du côté de la plaie. Le lendemain, le malade eut des envies d'uriner qu'il ne put satisfaire : dans la journée, il rendit

______

(1) *Opusc. Patholog.*, *Obs.* 69.

par l'urètre, deux palettes de sang vermeil, et les urines reprirent leur cours. Dans la nuit du second jour, il survint par la plaie une hémorragie assez considérable: le sang fut arrêté avec de la charpie soutenue par une légère compression. Dans les jours suivans, jusqu'au douzième, le malade éprouva différens accidens, entre autres une douleur vive du rein, et à plusieurs reprises une rétention d'urine causée par des caillots de sang, dont la sortie était suivie du rétablissement du cours de l'urine. Le douzième jour, le malade n'éprouvait d'autre accident qu'une douleur supportable à la région de l'estomac. Cette douleur se dissipa peu-à-peu, et la guérison fut complète le vingt-quatrième jour. Les saignées répétées, la diète la plus sévère, les boissons adoucissantes, les lavemens, les embrocations sur le ventre, l'introduction d'une sonde dans la vessie, furent les moyens qu'on employa pour combattre les accidens dont cette plaie fut accompagnée. L'observation 247.me de La Motte, nous fournit l'exemple d'une plaie du rein, qui s'est terminée heureusement. Cette plaie avait été faite avec une large épée, à la région des lombes. Elle traversait du côté droit au côté gauche en biaisant, de sorte que l'entrée du côté droit était bien plus en arrière que la sortie. Le blessé était très-faible, à cause du sang qu'il avait perdu, et il en rendit encore beaucoup par les urines, jusqu'au huitième jour; ce qui annonçait bien la lésion de l'un des reins. Après ce temps, la plaie, dont La Motte avait agrandi l'entrée pour faciliter la sortie des sérosités, cessa d'en verser; la suppuration devint louable, et le blessé fut parfaitement guéri en six se-

maines d'une plaie aussi grave. A ces observations nous pourrions en joindre d'autres semblables, mais elles ne prouveraient pas davantage que, si l'on peut obtenir quelquefois la
guérison des plaies des reins, ces plaies n'en
sont pas moins fort graves. Il est à remarquer
que presque toutes les blessures de ces organes
qui se sont terminées heureusement avaient
été faites par derrière, ensorte que l'instrument
avait atteint leur partie postérieure, sans intéresser le péritoine.

La plaie est beaucoup plus grave lorsque le
rein est blessé dans sa partie antérieure; dans ce
cas, si les grosses branches de l'artère rénale sont
coupées dans la substance de cet organe, et si le
péritoine a été blessé en même-temps, le sang cou-
lera dans la cavité du ventre, et cette hémorragie
intérieure fera périr promptement le malade.

Laubius (1) rapporte qu'un matelot reçut un
coup d'un large couteau, au dessous des dernières fausses côtes gauches. Le blessé rendit
beaucoup de sang par l'urètre, eut une fièvre
violente, des vomissemens, la diarrhée et
mourut. A l'ouverture de son cadavre, on
trouva une grande quantité de sang épanché
dans l'abdomen, et on remarqua que l'instrument avait traversé la rate dans son milieu et
pénétré profondément dans le rein gauche.

Le pronostic des plaies des reins est toujours
fâcheux; mais il est facile de voir par ce qui
a été dit, qu'il est plus ou moins grave suivant
la partie du rein qui a été blessée, la profondeur à laquelle l'instrument a pénétré dans la
substance de cet organe, la grosseur et le

---

(1) *Ephem. Nat. Cur.*, *Cent. X*, *Obs. 8.*

nombre des vaisseaux divisés et la complication de lésion au foie, à la rate, aux intestins, etc.; circonstances que l'on peut soupçonner par la situation de la plaie extérieure et par les accidens que le malade éprouve; mais dont on n'acquiert la certitude que par l'ouverture du corps des personnes qui périssent de ces sortes de plaies.

Le traitement des plaies des reins consiste à combattre les premiers accidens par les saignées, les boissons adoucissantes, les lavemens, la diète et le repos; à donner issue aux urines, au moyen du cathétérisme, lorsqu'elles ne sortent point librement de la vessie, ou qu'elles y sont retenues, et à injecter de l'eau tiède dans ce viscère, quand il contient du sang coagulé. Lorsque les premiers accidens sont dissipés et que la plaie extérieure est guérie, si le malade rend du pus avec les urines, on emploie les savonneux, les balsamiques ou d'autres remèdes, suivant la nature des symptômes.

ARTICLE III.

De la Néphrite.

On appelle néphrite ou *nephritis*, l'inflammation des reins. On distingue cette inflammation en idiopathique et en calculeuse. Cette dernière est la plus fréquente. Nous en parlerons en traitant des calculs des reins. Il ne sera question ici que de la néphrite idiopathique, c'est-à-dire de celle qui est produite par toute autre cause que des calculs.

Cette inflammation attaque rarement les deux reins en même temps. Fréd. Hoffmann pense que l'inflammation du rein gauche est plus fréquente que celle du rein droit, par la raison que le premier est sujet à être comprimé par la courbure du colon, qui lui est adjacente lorsque celle-ci est distendue par les matières fécales ou par des vents. L'inflammation des reins peut seulement affecter la membrane extérieure de ces organes, ou commencer dans leur substance et étendre ses progrès du côté des bassinets, ou en dehors, dans le tissu cellulaire graisseux des lombes.

Cette inflammation peut être produite par un grand nombre de causes. Les principales sont, les percussions sur la région lombaire, une équitation rapide et prolongée, surtout dans un temps chaud ; l'usage de diurétiques actifs tels que l'esprit de térébenthine, la teinture de cantharides ; une affection rhumatismale, goutteuse, dartreuse, psorique, répercutée ou portée dans les reins ; la suppression d'un flux hémorroïdal ou de quelqu'autre évacuation sanguine habituelle.

La néphrite idiopathique, de même que les autres inflammations internes, est toujours accompagnée de fièvre ; mais tantôt la fièvre précède, tantôt elle suit l'apparition d'une douleur qui se fait sentir profondément dans la région de l'un des reins ou des deux à la fois. Dans le principe, cette douleur est obtuse, tensive, compressive ; elle devient ensuite ardente, aiguë, avec élancemens et chaleur brûlante. Elle est cependant moins poignante que dans la néphrite calculeuse, et ne s'étend pas d'une manière aussi marquée le long de l'uretère et vers l'aîne : elle n'est pas non-plus accompagnée ordinairement de la rétraction du testicule, ni de stupeur à la cuisse; enfin elle n'augmente pas dans les mouvemens du tronc autant que celle qui dépend d'une affection rhumatismale des muscles lombaires et du bassin. Communément les urines changent; elles sont ordinairement d'une couleur rouge foncée; le malade urine souvent et en petite quantité; mais quand l'inflammation est très-violente, l'urine est claire et limpide, quelquefois même elle n'est point filtrée et se supprime quand l'inflammation se communique à l'autre rein. A ces symptômes se joignent des éructations, des nausées, des vomituritions, des vomissemens, des flatuosités, des anxiétés, l'insomnie, des coliques intestinales, la constipation, et quelquefois l'intumescence de la moitié correspondante de l'abdomen ou de toute cette cavité. On observe encore dans cette maladie tous les symptômes d'une fièvre aiguë: lorsque l'inflammation est intense, le malade est tourmenté par la soif; il survient des horripilations avec anxiétés, constriction de la région précordiale, convulsions, froid des extrémités, sueur visqueuse, délire, lipothymies. Le pouls est d'abord plein et vibrant; dans les progrès du spasme et de la douleur, il se concentre, devient faible, dur et intermittent.

La néphrite idiopathique peut se terminer comme les autres inflammations par résolution, par gangrène ou par suppuration.

Lorsque l'inflammation n'est pas portée dès le principe à un degré excessif, et que les moyens propres à en diminuer la violence ont été employés de bonne heure, on peut espérer qu'elle se terminera par résolution, surtout s'il survient un flux hémorroïdal abondant.

On juge que la résolution s'opère par la diminution des symptômes sans aucun signe de suppuration commencée, et par l'excrétion d'une grande quantité d'urines épaisses, de la couleur d'une légère infusion de café, ou lactescentes avec sédiment puriforme, copieux, qui gagne bientôt le fond du vase.

La résolution étant la terminaison la plus avantageuse de la néphrite, on doit employer de bonne heure les moyens les plus propres à la favoriser. Ces moyens ne diffèrent point de ceux qu'on met en usage dans les autres phlegmasies. La saignée est toujours nécessaire dans les commencemens, et il faut la réitérer deux, trois ou quatre fois en vingt-quatre heures, quand le malade est sanguin et l'inflammation violente. On applique ensuite des sangsues à l'anus si les douleurs subsistent, et surtout s'il y a des hémorroïdes; on peut appliquer aussi des ventouses profondément scarifiées sur la région des lombes. Ces saignées locales procurent un prompt soulagement, particulièrement dans le cas de suppression des hémorroïdes ou des menstrues. On met le malade à une diète sévère; on lui prescrit des boissons tempérantes, rafraîchissantes et adoucissantes, telles que le petit-lait clarifié et édulcoré avec le sirop de violettes, l'eau de poulet, ou de veau émulsionnée, ou l'eau de chiendent ou de graine de lin avec le sirop d'orgeat. Les boissons doivent être tièdes plutôt que froides; le malade boira souvent, mais peu à la fois. Les lavemens émolliens seront répétés souvent, et s'ils ne relâchent pas le ventre on y ajoutera de l'huile et du miel violat. On fera sur le ventre et sur les lombes des embroca-

tions et des fomentations émollientes et anodines, et on les réitérera toutes les deux ou trois
heures. Les bains ou les demi - bains d'eau
tiède, ou, mieux encore, de décoction émol-
liente sont d'un grand secours, et peuvent être
regardés comme le remède le plus efficace, après
la saignée : ils doivent être souvent répétés et
le malade y restera le plus long-temps possible. Quand les douleurs persistent malgré
les saignées et les moyens antiphlogistiques,
qu'elles sont assez vives pour empêcher entièrement le sommeil, et produire une grande
agitation, il faut donner le soir une potion
calmante avec le lait d'amandes et le sirop
diacode, mais on ne doit user des opiatiques
qu'avec la plus grande circonspection. Si la
néphrite dépend d'une affection goutteuse ou
rhumatismale, on appliquera des synapismes
aux pieds ou aux parties que cette maladie affecte ordinairement. Si cette phlegmasie provient de la repercussion d'une humeur dartreuse,
psorique, ou de la suppression d'une suppuration habituelle, on appliquera des exutoires
aux jambes, aux cuisses ou sur la partie qu'occupait la dartre ; mais on évitera de se servir
de cantharides pour établir ces exutoires, à
cause de l'impression qu'elles portent sur les
voies urinaires. On doit s'abstenir de substances salines à trop haute dose, ainsi que des diurétiques. Les malades éviteront autant que possible la chaleur du lit et le décubitus sur le dos.
Quand on juge par la rémission des symptômes et par les autres signes dont nous avons
parlé plus haut, que la resolution est déjà bien
avancée, on a recours aux laxatifs qui procurent des évacuations alvines abondantes, sans
causer d'irritation.

La terminaison de la néphrite par gangrène fait périr constamment les malades : heureusement cette terminaison est fort rare. Elle s'annonce par la rémission subite de la fièvre et de la douleur, par l'extrême prostration des forces, la faiblesse, la fréquence et l'intermittence du pouls, les sueurs froides, le délire, le hoquet, le vomissement continuel, la suppression complète de l'urine, ou l'excrétion d'urines noirâtres, corrompues et mêlées de petits débris charnus livides. On trouve très-peu d'exemples dans les auteurs, de néphrites terminées par gangrène. Fabrice de Hildan (1), nous apprend que son fils aîné mourut de cette maladie à Cologne, en 1696, âgé de sept ans. Cet enfant n'avait jamais eu ni gourme ni pustules, ni furoncles. Il fut pris, après avoir eu pendant deux jours mal à la tête, d'une douleur aux lombes avec fièvre et suppression d'urine. Malgré tous les secours qui lui furent administrés par plusieurs médecins habiles, l'urine ne coula point et il mourut le 7.ᵐᵉ jour de la maladie. Glandorff, chirurgien très-distingué, fit l'ouverture du corps, « Et nous avons trouvé, dit Fabrice, les reins et les parties voisines affectées d'une grande et remarquable inflammation dégénérée en gangrène. » Chopart a observé un cas à-peu-près semblable dans un goutteux âgé de 62 ans, mort le neuvième jour de l'irruption de la goutte sur les reins. Il avait eu de la fièvre, des douleurs aiguës aux lombes ; ses urines étaient devenues brûlantes, rougeâtres, rares, et s'étaient supprimées le 5.ᵐᵉ jour de cet accès de goutte. Chopart ouvrit le corps ;

____

(1) *De Lithotomiâ, Cap. XXV, pag.* 743.

la vessie était épaisse et ne contenait point d'u-
rine. Les reins avaient beaucoup de volume,
étaient rouges, livides, avec des taches noirâtres, et se déchiraient facilement. Il n'y avait
point de pierres.

Une terminaison moins grave et cependant
souvent mortelle de la néphrite, c'est la suppuration du rein, d'où résultent l'abcès et
l'ulcère de cet organe. Cette terminaison est
à craindre lorsque les symptômes inflammatoires ont beaucoup d'intensité, et qu'ils se
soutiennent au même degré après le septième
jour. La diminution de la pyrexie et de la douleur qui devient pulsative, des accès de fièvre
avec frisson, plus ou moins rapprochés et irréguliers, annoncent que la suppuration se forme.
Les symptômes qui font connaître qu'elle est
formée sont différens selon la détermination que
prend le pus. Au reste, il est bon d'observer
qu'il y a des cas où l'affection des viscères voisins, comme la rate, le foie, etc., cause des
accidens qui se compliquent avec ceux de la
maladie des reins, et empêchent de connaître
la suppuration de ces derniers. D'autres fois
elle est lente à s'établir, ou se forme sans donner les signes de son existence; sans qu'il y ait
ni douleur aux lombes, ni altération des urines, ce qui augmente beaucoup l'obscurité du
diagnostic; mais cette suppuration latente des
reins a lieu particulièrement chez les personnes
qui ont des calculs dans ces organes.

Soit que la suppuration des reins succède à
une néphrite aiguë, et ait lieu en très-peu de
temps, soit qu'elle dépende d'une inflammation chronique et en quelque sorte habituelle,
et qu'elle arrive lentement sans donner des si-

gnes de sa formation, le pus qui en résulte
peut s'accumuler dans la substance du rein,
sous sa membrane propre, ou bien se faire jour
dans les calices et le bassinet, et se porter dehors par la voie des urines.

Dans le premier cas, le rein est le siége d'un
abcès plus ou moins considérable; mais cela
n'a guères lieu que lorsque l'inflammation et
la suppuration affectent en même-temps une
partie de la membrane propre de cet organe et
du tissu adipeux qui la recouvre. Le pus de
cet abcès s'est quelquefois frayé une voie dans
la portion correspondante du colon. Mais le plus
ordinairement il s'établit hors du rein, dans le
tissu cellulaire qui l'environne, une collection
simplement purulente, ou mêlée d'urine, si
l'ulcération de la substance du rein s'étend jusqu'aux calices. Cette collection purulente produit entre les muscles et le péritoine une tumeur s'étendant plus ou moins dans la région
lombaire, et qui se prolonge quelquefois en devant sur les côtés du ventre. Chez quelques individus, la résistance et l'épaisseur des parois de
l'abdomen ne permettent pas au liquide de faire
saillie au dehors : il se porte alors vers la colonne vertébrale et le bassin, et dans ce cas,
il est fort difficile de reconnaître sa présence.
Néanmoins la chose n'est pas toujours impossible, sur-tout si on a la précaution de faire coucher le malade sur le côté, et de comprimer
les parois du ventre en différens sens pour ras-
sembler le pus dans un foyer plus étroit, ce
qui rend la fluctuation moins obscure.

Dans le cas dont nous venons de parler, le
diagnostic de l'abcès du rein est très-obscur: il
l'est un peu moins lorsque le pus prend sa direc-

tion vers les lombes. Quelquefois alors l'abcès forme dans cette région une tumeur dans laquelle l'ondulation du liquide se fait sentir distinctement. D'autres fois la fluctuation est douteuse, ou ne peut être reconnue : il est même des cas où il n'y a point de signes extérieurs qui indiquent le siége du pus, si ce n'est quelquefois un empâtement, une œdématie des tégumens. Dans ces cas obscurs et difficiles, on doit s'attacher à l'ensemble des signes qui annoncent la suppuration, ou du moins à ceux qui méritent le plus de confiance ; telles sont les circonstances suivantes : l'existence de la néphrite étant bien constatée, il ne se manifeste aucun signe de résolution ; la fièvre et la douleur diminuent ; celle-ci devient bientôt pulsative : lorsqu'on fait placer le malade sur le ventre ou sur le côté opposé, pour rendre saillante la partie affectée, il éprouve le sentiment d'un poids suspendu à cette partie ; les frissons s'entremêlent aux douleurs ; une fièvre lente, irrégulière et les symptômes de la consomption purulente se déclarent. Si à ces symptômes de la suppuration il se joint une douleur locale profonde, et l'empâtement des tégumens, il ne peut y avoir aucun doute sur l'existence d'un abcès et sur son siége.

Le pronostic de ces abcès est toujours fort grave. Leur ouverture spontanée dans la cavité du ventre, leur communication dans un organe voisin, excepté quelquefois dans le colon par lequel l'abcès se vide ; l'infiltration du pus dans les interstices des muscles, sont suivis d'une mort quelquefois lente, mais presque toujours certaine. Lorsque le pus se porte vers la région lombaire et qu'il y forme une tumeur plus ou moins marquée, avec fluctuation ou empâtement de la peau, et que cette tumeur est ouverte de bonne heure et d'une manière convenable, le malade peut guérir, comme Cabrol, Fabrice de Hildan, Saviard et plusieurs autres auteurs en rapportent des exemples.

On recommande avec raison d'ouvrir de bonne heure les abcès du rein. L'indication est positive lorsque l'abcès forme à l'extérieur une tumeur dans laquelle on sent la fluctuation: elle ne l'est guères moins, quoiqu'il n'y ait point de fluctuation, lorsque les signes rationnels de la suppuration ont précédé et qu'il se manifeste un empâtement, une œdématie des tégumens dans l'endroit où une douleur profonde se fait sentir. Mais tant qu'il ne se montre à l'extérieur aucune tumeur, aucune œdématie, et que l'existence du pus dans le rein n'est indiquée que par celui que l'urine dépose, et par les autres signes rationnels de la suppuration, il serait plus que hardi d'entreprendre une opération qui n'est pas absolument indispensable à la guérison et qui pourrait peut-être causer la mort du malade.

Lorsqu'on connaît le lieu où l'ouverture doit être faite, on peut la pratiquer avec le bistouri ou avec la potasse caustique. Si les parties qui couvrent l'abcès ont peu d'épaisseur et si la fluctuation est sensible, on se servira préférablement du bistouri, et on donnera à l'incision une étendue assez grande pour que le pus s'écoule librement: on y placera une bandelette dont on continuera l'usage jusqu'à ce que les parties désunies, écartées par le pus, soient consolidées et qu'il ne reste plus aucun foyer de suppuration. Mais dans le cas où la fluctuation ne serait pas sensible, et où il n'y aurait d'autre signe extérieur de l'abcès, qu'un empâtement des tégumens, la potasse caustique serait préférable au bistouri. On connaît la manière d'employer ce caustique ; il serait inutile d'en parler ici. Si une première application ne suffit pas pour désorganiser les parties qui couvrent le foyer de l'abcès, on en fait une seconde, après avoir excisé l'escarre jusqu'à la chair vive, et ordinairement en fendant l'escarre que produit cette seconde application, on pénètre jusqu'au siége du pus. Il sera question encore des abcès des reins à l'occasion des calculs de ces organes.

La plupart des auteurs ont confondu sous le nom d'abcès des reins, avec la maladie dont il vient d'être question, les collections de pus qui se forment dans le tissu adipeux au milieu duquel le rein est plongé. Cette dernière affection, bien qu'elle ressemble beaucoup à la première par la plupart de ses symptômes, en diffère néanmoins par la nature de l'urine qui n'est point altérée, et par les circonstances commémoratives qui n'indiquent point une inflammation des reins.

Le pus qui se forme dans la substance des reins ne perce pas toujours la membrane externe de ces organes pour se répandre dans les parties environnantes : quelquefois, après avoir ulcéré, détruit cette substance, il s'ouvre un passage dans les voies urinaires et s'écoule avec l'urine. La maladie devient alors un ulcère du rein. Le diagnostic de cet ulcère est en général très-difficile. Toutefois on peut parvenir à le connaître par les phénomènes qui ont précédé, par la fièvre, la chaleur et la douleur locales dont la force et l'intensité varient, qui reviennent comme par accès, et cessent ensuite pendant plusieurs jours ; par la nature du pus que les urines déposent et qui est grisâtre, séreux, fétide, quelquefois sanguinolent, d'autres fois blanchâtre, visqueux, épais, avec des concrétions lymphatiques semblables à des pellicules, à des filamens ou à des portions de chair.

Les ulcères des reins avec écoulement de pus mêlé aux urines sont souvent causés par des calculs ; mais quelle qu'en soit la cause, ils sont rarement susceptibles de guérison : les malades languissent, tombent dans la fièvre lente, le marasme, et finissent par périr au bout d'un temps plus ou moins long.

Le traitement de ces ulcères doit être subordonné aux accidens dont ils sont accompagnés. Lorsqu'il y a douleur aiguë, ardeur d'urine, soif, pouls petit et serré, on emploie les boissons tempérantes et adoucissantes, les lavemens émolliens, les bains ou les demi-bains, les calmans et même la saignée, suivant les forces du malade. Quand il n'y a point de fièvre, on prescrit le lait d'ânesse ou de chèvre, les boissons mucilagineuses édulcorées avec le miel, le quinquina, l'eau de chaux, l'eau de Contrexeville, de Seltz ou autre semblable, etc. Quelle que soit la boisson dont on fasse usage, la malade doit en boire abondamment pour tempérer l'acreté des urines qui, baignant immédiatement l'ulcère, l'irriteraient sans cesse si on n'avait soin de les adoucir. On conseille d'employer ensuite les balsamiques, tels que la térébenthine, le baume de copahu, de la Mecque, comme propres à déterger et à cicatriser l'ulcère : mais ces remèdes ne doivent être employés qu'avec la plus grande circonspection, parce qu'ils exercent sur les reins une action très-forte qui peut les rendre nuisibles : aussi recommande-t-on de leur adjoindre les boissons délayantes et adoucissantes pour diminuer cette action. Ces différens moyens secondés par un bon régime peuvent prolonger la vie des malades et adoucir leurs souffrances ; mais il n'est guères permis d'en espérer davantage. Si la maladie a duré longtemps, à l'ouverture du corps des personnes qu'elle a fait périr, on trouve ordinairement la substance du rein détruite, et cet organe réduit à une espèce de poche, plus ou moins grande, rempli de pus, et quelquefois d'un mélange de pus et d'urine. Dans ce dernier cas, la substance du rein n'est pas complètement détruite, et l'on en trouve une portion sur les parois du kyste formé par la membrane propre.

Les abcès des reins, lorsqu'ils se font jour au dehors donnent souvent naissance à des fistules. Ces fistules étant presque toujours produites et entretenues par la présence des calculs formés dans ces organes, nous en traiterons en parlant de la néphrite calculeuse.

L'induration squirrheuse du rein à la suite de la néphrite ou par une autre cause quelconque, est une chose extrêmement rare. On conçoit aisément combien le diagnostic de cette induration serait difficile et incertain. On pourrait soupçonner cet état squirrheux du rein, si, dans un sujet qui a éprouvé une néphrite sans aucun signe de résolution, une tumeur dure, sensible au toucher, mais indolente d'ailleurs, se manifestait dans la région du rein ; si le malade ressentait dans la même région un poids avec engourdissement du membre inférieur correspondant ; si les urines coulaient en petite quantité, et si l'habitude extérieure du corps ressemblait à celle des malades atteints d'anasarque. Il est à peine nécessaire de dire qu'il n'y a aucun remède contre cette affection du rein, de même que contre le cancer de cet organe, que quelques-uns disent avoir observé.

ARTICLE IV.

Des Tumeurs des Reins.

Nous comprenons sous ce titre toutes les affections des reins dans lesquelles le volume de ces organes est plus ou moins augmenté. Dans certains cas cette augmentation de volume est si grande que le rein forme à l'un des côtés du ventre une tumeur apparente ou qu'on peut sentir par le toucher. Ces tumeurs diffèrent tellement entre elles par rapport aux altérations qu'elles produisent dans la substance des reins, à la matière qu'elles contiennent et aux phénomènes dont elles sont accompagnées, qu'on en trouve à peine deux qui se ressemblent. Il serait impossible, malgré le grand nombre d'exemples de ces tumeurs, consignés dans les auteurs, d'en donner une description générale applicable à chaque cas particulier. En conséquence nous nous bornerons à rapporter quelques observations.

Un homme âgé de 45 ans s'étant exercé trop violemment au jeu de paume, rendit beaucoup de sang par l'urètre. Cet écoulement dura

plus de huit jours, pendant lesquels il perdit
deux seaux de sang. La perte se renouvelait
dès qu'il faisait quelques mouvemens extraordinaires. Elle fut suivie de grandes douleurs de
reins qui durèrent jusqu'à la fin de sa vie. Mais
treize ans avant sa mort, son ventre commença
à s'enfler : on reconnut une tumeur qui augmenta insensiblement de volume jusqu'à la fin
de ses jours dont le terme fut à soixante-six ans.
Durant les douleurs qu'elle lui causa, il rendit
en différentes fois par la vessie cinq ou six pintes de la même matière qu'on trouva dans son
corps. A l'ouverture du cadavre, on vit dans
le bas-ventre une tumeur qui en occupait presque toute la capacité, et ne laissait apercevoir
qu'une portion du colon, qui était couchée sur
cette masse en forme de baudrier. On observa
sur cette tumeur beaucoup de petits vaisseaux
remplis de sang ; on remarqua qu'elle était
plus adhérente au côté gauche, qu'elle avait de
ce côté élevé sensiblement les côtes et le sternum ; et avait repoussé du côté droit les intestins et la rate, laquelle se trouva couchée sur
les vertèbres lombaires. Lorsqu'on ouvrit cette
tumeur, il en sortit des matières différentes
pour la couleur et la consistance. Les unes
s'écoulaient jaunes, pleines de corpuscules
glanduleux, parmi lesquels on trouva des calculs raboteux, de différentes figures, et de la
grosseur du pouce ; d'autres plus épaisses,
visqueuses, de couleur vert-brun et semblables
à la lie d'huile d'olives ; d'autres de couleur
blanchâtre et épaisses comme du miel ou de la
colle fondue. Au fond de la tumeur, on trouva cinq ou six livres de sang coagulé, dont
une partie approchait de la consistance de

chair ; il y avait des calculs adhérens de tous côtés à la surface interne de ce fond. Toutes ces humeurs n'avaient aucune odeur. La membrane qui les contenait était en quelques endroits de l'épaisseur d'un travers de doigt ; en d'autres parties, elle était plus mince, et en quelques autres, il y avait de la graisse qui faisait corps avec elle. Cette tumeur pesait soixante-huit livres, sans compter l'humeur qui s'était écoulée en l'ouvrant. Sa seule poche membraneuse pesait neuf livres.

Après avoir examiné cette masse, on reconnut que c'était le rein gauche qui avait acquis cette prodigieuse grosseur. Sa figure était ovale ; sa plus grande circonférence avait quatre pieds huit pouces, et la plus petite trois pieds dix pouces, en la mesurant par le milieu. L'uretère sortait de la partie supérieure de la tumeur, se portait le long des vertèbres des lombes pour s'insérer dans la vessie. L'artère et la veine rénales étaient plus grosses qu'à l'ordinaire. Le rein droit parut sain et dans l'état naturel (1).

Un soldat invalide qui urinait fréquemment du sang, avait depuis long-temps, dans le côté gauche du ventre, une tumeur qui, par son accroissement, s'étendit vers l'ombilic et l'aîne de ce même côté. Elle était ovalaire, dure et indolente ; on la jugea du genre des tumeurs anomales, et située dans le tissu cellulaire du péritoine, parce qu'elle soulevait considérablement les parois de l'abdomen, et qu'elle paraissait faire corps avec elles. Pour remédier au

____

(1.) *Ephem. Nat. Cur. Decur. I, ann. IX, Obs.* 102, *p.* 258.

pissement de sang , on saigna le malade et on
lui appliqua des sangsues à l'anus. Cet accident
s'étant dissipé, on tâcha d'amollir et de fondre
cette tumeur par des demi-bains, des topiques
de savon, etc. ; mais les douleurs qui n'étaient
que gravatives, devinrent pulsatives, lancinantes, comme dans un abcès. Alors on pensa
que la tumeur prenait la voie de la suppuration, et on y appliqua les maturatifs les plus
actifs. Elle augmenta encore de volume ; il survint des douleurs plus fortes, un engourdissement dans tous les membres, et la paralysie du
membre inférieur gauche. Enfin, le malade
eut une incontinence d'urine, cracha du pus,
en rendit avec les urines, et mourut. A l'ouverture du corps, on vit que la tumeur était formée par le rein gauche. Il avait au moins dix
fois plus de volume que dans l'état naturel ; il
s'étendait depuis le diaphragme jusqu'au bassin,
en recouvrant en partie la rate et la vessie, et
en déjetant à droite l'estomac et la portion des-
cendante du colon qui cependant en couvrait
un peu la partie moyenne. Le rein qui pesait
huit livres et demie, et qui avait conservé toute
sa forme naturelle, fut présenté à l'Académie
Royale de Chirurgie. Il contenait plusieurs
foyers de matière de couleur et de consistance
de lie de vin , ce qui parut dépendre de la dissolution même de la substance de cet organe.
Ces foyers étaient séparés par des cloisons cel-
luleuses , et enveloppés de la membrane commune du rein, devenue plus épaisse et plus solide qu'elle ne l'est ordinairement (1).

____

(1) Chopart, Maladies des Voies Urinaires, T. I,
pag. 8.

Un homme âgé de 62 ans, d'un tempérament bilieux, portait dans l'abdomen une tumeur volumineuse, oblongue et recourbée sur elle-même, de manière que la concavité était en haut et la convexité en bas. Cette tumeur s'étendait de l'hypocondre droit dans la région iliaque gauche ; elle semblait formée par plusieurs autres tumeurs, dont deux surtout, la plus élevée et la plus basse, étaient très-remarquables. La première semblait sortir de dessous les fausses côtes, occuper la région rénale droite, et se porter delà vers l'ombilic, en se confondant avec le reste de l'éminence. La deuxième, située dans la région iliaque gauche, offrait beaucoup de dureté : la première tumeur, au contraire, et la partie moyenne de l'éminence cédaient beaucoup plus facilement à la pression et présentaient une sorte de fluctuation.

A l'âge de 13 à 14 ans cet homme reçut un violent coup de bâton dans le flanc droit, et depuis cette époque, il éprouva de temps à autre de légères douleurs dans cette partie. Ces douleurs devenaient plus fortes, lorsqu'il travaillait jusqu'à se fatiguer, ce qui lui arrivait souvent. Vers l'âge de quarante-deux ans, il fit une chute sur ce même côté, ce qui augmenta considérablement ses douleurs. Cet homme n'éprouva aucune affection remarquable ; les douleurs ne furent même jamais assez fortes pour l'empêcher de vaquer à ses affaires. Il n'y avait guères que deux mois qu'elles avaient acquis une intensité très-marquée, lorsque le malade entra à l'hôpital de la Charité, où il fut confié aux soins du célèbre Professeur Corvisart.

A cette époque il sentait habituellement

dans toute la tumeur, et surtout dans la région lombaire droite, des douleurs très-vives
qui revenaient de temps en temps par saccades.
Ces douleurs augmentaient un peu par la pression. L'excrétion des matières alvines se faisait assez régulièrement, et ces matières ne
présentaient pas d'altération notable. Les
urines étaient très-copieuses; mais le malade
disait que quelquefois elles avaient été très-
rares. Depuis deux mois, il n'avait pas eu un
instant de sommeil. Le pouls était un peu fréquent, plein, mais assez souple, la peau
fraîche et l'appétit assez bon.

Le Professeur Corvisart pensa et annonça
aux élèves que la tumeur était formée par le
rein droit. Il rappela, à cette occasion, l'observation d'un homme dont un des reins était devenu le siège d'une collection séreuse et lymphatique, et auquel il avait fait faire la ponction du rein ; mais il ajouta, que cette opération ne pouvant dans aucun cas de désorganisation aussi grande que celle qui avait lieu,
produire qu'un soulagement momentané, il
était inutile d'y avoir recours. En conséquence,
il se contenta de prescrire les apéritifs et les
calmans opiacés, dont le malade fit usage jusqu'à sa mort, qui arriva deux mois et demi environ après son entrée à l'hôpital.

A l'ouverture du corps, on trouva dans
l'abdomen une tumeur énorme, inégalement
bosselée, qui remplissait tout le côté droit de
cette capacité, et une grande partie du gauche.
Elle repoussait en haut le foie, l'estomac et
une partie des intestins, tandis que le reste du
canal intestinal se trouvait au-dessous et derrière la tumeur dont l'extrémité inferieure

était placée dans la fosse iliaque gauche, et obstruait presque entièrement le detroit supérieur du bassin. L'arc du colon la croisait à sa partie moyenne et antérieure et passait au-devant d'elle. En écartant les viscères, on s'aperçut que cette tumeur était due à une dilatation extrême du rein droit. Effectivement elle en conservait encore la forme primitive, mais elle avait trente ou quarante fois le volume ordinaire de cet organe. Elle s'étendait du diaphragme à la partie inférieure de la fosse iliaque gauche, et formait les éminences qu'on avait remarquées à l'extérieur du ventre. En incisant cette tumeur, il en sortit sept pintes d'un liquide trouble, en partie rougeâtre, en partie jaunâtre, et mêlé de flocons blancs, jaunes et verts, semblables à du mucus un peu épaissi. Les réactifs chimiques y démontrèrent la présence d'une grande quantité d'albumine. L'intérieur de la tumeur était composé de poches, qui toutes avaient leurs ouvertures dans une espèce de sac commun qui était situé dans l'endroit où avait existé la scissure du rein. Ces poches communiquaient toutes ensemble, et étaient d'autant plus petites qu'elles étaient plus inférieures : dans la dernière, c'est-à-dire, dans celle qui remplaçait le bassinet du rein, il y avait quatre calculs du volume et de la forme d'une grosse noisette, de couleur noire, brillante à l'extérieur. Cette couleur tenait seulement à une espèce de vernis qui formait sur ces calculs une couche peu épaisse, laquelle, par la dessication, tombait en écailles, et laissait alors à découvert une substance de couleur brune fauve. Ces calculs paraissaient flotter librement dans la loge qui les renfermait, et aucun d'eux n'était adhérent aux parois de la poche. L'uretère venait aboutir à cette même poche ; mais on ne pouvait y découvrir l'ouverture intérieure, de sorte qu'il n'existait réellement pas de communication entre la cavité du rein dilaté et celle de l'uretère.

Les parois du kyste entier étaient composées, 1.º du péritoine qui le recouvrait dans sa partie antérieure et dans une grande portion de sa partie postérieure ; 2.º d'une membrane interne rougeâtre, fongueuse, douce au toucher, parsemée de petits grains glanduleux, enduite de viscosités ; en un mot, une véritable membrane muqueuse, laquelle devait probablement son origine à celle qui, dans l'état naturel tapisse le bassinet et les calices du rein, et qui n'était qu'agrandie et épaissie ; 3.º d'un tissu cellulaire placé entre ces deux membranes, abondant dans certains endroits et rare dans d'autres. Quelques parties, principalement au voisinage de la scissure du rein, étaient dans un état d'engorgement qui participait du squirrhe non-ulcéré. Dans les endroits les plus minces, les parois de la tumeur avaient au moins trois lignes d'épaisseur ; et dans les endroits où, sans être squirrheuses, elles offraient le plus d'épaisseur, elles avaient environ un demi-pouce.

L'uretère naissait ou paraissait naître de la partie inférieure un peu interne de la tumeur ; delà il se portait par des inflexions assez nombreuses, dans le petit bassin, et s'insérait à la partie inférieure, postérieure et droite de la vessie. Il était tellement dilaté que son diamètre avait au moins dix-huit lignes. Sa cavité,

dans laquelle on ne pouvait communiquer en
cherchant à y introduire un stylet du côté de la
tumeur, était remplie par un pus blanchâtre,
mêlé de stries sanguines. Ce pus évacué, l'intérieur de l'uretère avait tous les caractères
d'une membrane muqueuse un peu phlogosée.
Il n'existait pas d'ouverture qui communiquât
de ce canal dilaté dans la vessie; mais à l'endroit où devait se trouver l'orifice, on voyait
un corps comme squirrheux, raboteux, inégal.
Ce tubercule était intimément adhérent aux
parois du canal et paraissait recouvert par sa
membrane interne.

Les vaisseaux rénaux n'étaient pas dilatés et
se perdaient dans l'épaisseur des parois du kyste.
L'aorte, quoique pressée antérieurement par
la partie postérieure de la tumeur, était entièrement saine.

La vessie était dans l'état naturel, et d'une
médiocre capacité. Ses parois avaient beaucoup
d'épaisseur, sans être à colonnes. Elle était
remplie d'une urine assez limpide.

Le rein gauche était sain et de volume ordinaire : son uretère avait environ six lignes de
diamètre; il communiquait librement dans le
bassinet et dans la vessie (1).

Un homme âgé de 49 ans, sujet à des douleurs lombaires qui revenaient par accès et
étaient accompagnées de vomissemens, fut reçu
à l'hôpital de la Charité dans le salle du professeur Corvisart. En examinant son ventre qui
était volumineux, gonflé, peu tendu, indolent
même à l'épigastre, on sentait dans l'hypo-

---

(1) Journal de Médecine de MM. Corvisart, Leroux
et Boyer, T. 7, p. 387.

condre gauche un corps assez gros que l'on crut
être la rate. L'hypocondre droit n'offrait rien de
remarquable; mais lorsqu'on pressait la région
rénale du même côté, le malade éprouvait une
douleur sourde et profonde. Cet homme, après
avoir éprouvé des accidens nombreux et variés,
et particulièrement ceux d'une apoplexie incomplète, mourut environ un mois après son
entrée à l'hôpital.

A l'ouverture du corps, on trouva les reins
d'un volume à-peu-près égal à celui de la tête
d'un enfant qui vient de naître. Ils avaient une
forme presque globuleuse et un peu alongée :
le droit s'étendait dans l'épigastre, derrière
l'estomac, et descendait jusqu'au-dessous de la
partie supérieure du cœcum; le gauche montait
jusqu'au diaphragme, derrière la rate, et descendait presque dans la région iliaque.

La surface de ces organes entièrement semblable sur l'un et sur l'autre, n'avait plus rien
de son aspect naturel. Elle offrait dans toute
son étendue un amas de vésicules très-nombreuses, se touchant toutes, confondues ensemble dans des endroits, dans d'autres se déta-
chant en segmens de sphère, en hémisphères
même, d'une forme régulièrement globuleuse,
d'un volume varié, depuis celui d'un œuf de
pigeon, jusqu'à celui d'un petit grain de raisin
avec lequel quelques-unes avaient beaucoup de
ressemblance pour la teinte et la transparence.
Les unes, de la couleur grise argentée des aponévroses, étaient transparentes, fort minces,
ne versaient qu'un fluide limpide légèrement
citrin; d'autres, plus épaisses, moins transparentes, contenaient une humeur d'un brun

plus ou moins foncé ; d'autres entièrement opaques, blanches, renfermaient une sorte de pus ténu, blanchâtre, de mauvaise nature. Toutes, étant ouvertes et vidées, offraient le poli brillant et la couleur des membranes séreuses avec une légère injection rosée.

La capacité de ces vésicules superficielles s'étendait plus ou moins dans le rein, ou plutôt vers d'autres kystes qui avaient tellement pris la place de sa substance qu'il n'en existait plus aucune trace. Tout était changé en vésicules semblables à celles que nous avons décrites, et liées entre elles par du tissu cellulaire infiltré de sérosité. Les cavités de ces vésicules étaient parfaitement isolées les unes des autres, et formaient, comme les membranes séreuses, des sacs sans ouverture. Toutes les vésicules superficielles étaient recouvertes par la membrane propre du rein qui n'avait éprouvé aucune solution de continuité.

On ne reconnaissait plus la terminaison de la substance tubuleuse ou mamelonnée ; mais on retrouvait les restes des calices : là, s'arrêtait la désorganisation. Le bassinet offrait entièrement l'état naturel ; l'uretère qui en est la continuation, était également sain, et la vessie n'offrait non plus aucune altération remarquable. Les vaisseaux émulgens étaient absolument dans l'état ordinaire hors du rein ; on ne suivit pas leur disposition dans l'intérieur.

On ne trouva dans l'intérieur du rein droit (le seul ouvert, l'autre ayant été réservé pour être modelé), ni dans les canaux excréteurs, aucun calcul ; mais il y avait quelques petits noyaux blanchâtres d'une consistance cartilagineuse (1)

Baillou rapporte que le rein gauche d'une veuve morte à la suite d'une néphrite , était de la grosseur d'un rein de bœuf , contenait un peu de sanie et une petite pierre. Ce rein formait à l'hypocondre du même côté, une tumeur très-apparente , dure, et qu'on avait prise pour une tuméfaction de la rate. Le rein droit était si petit qu'on avait eu peine à le trouver. (2).

Dans l'histoire de la Société Royale de Médecine de Paris, années 1780 et 1781 , page 272 , on rapporte un cas intéressant d'une dégénération singulière des deux reins d'une femme calculeuse. Cette femme avait une tumeur dans la région latérale , moyenne et droite du ventre. On prenait cette tumeur pour un engorgement du mésentère , et on avait tenté de la fondre au moyen de différentes substances savonneuses; mais la malade étant morte, à l'ouverture du cadavre, on vit que cette tumeur était le rein droit très-tuméfié et dégénéré. Cet organe formait une masse molle, membraneuse, qui avait huit pouces dans sa longueur et cinq dans son épaisseur ; sa partie supérieure présentait des bosselures semblables à des circonvolutions intestinales. Cette masse contenait une grande quantité de sérosité et quatre calculs assez gros : elle parut composée de plusieurs cellules membraneuses qui s'ouvraient les unes dans les autres. En général, le rein en-

____

(1) Journal cité, pag. 399.
(2) *Epidem. et Ephemer.*, *lib. II , pag.* 152.

tier paraissait être devenu membraneux, et avait perdu, au moins en grande partie, sa substance parenchymateuse. Pour découvrir le rein gauche dont on n'apercevait plus de traces, il fallut suivre l'uretère, lequel conduisit jusqu'auprès du diaphragme, à un petit sac membraneux qu'on reconnut être le rein. Ce sac renfermait quelques cellules, avait un peu plus d'épaisseur et de consistance que les membranes du rein droit. On y voyait quelques restes de mamelons déformés, mais il n'était plus possible de distinguer les différences des deux substances qui constituent le rein, et il se terminait inférieurement, en se rétrécissant, par le bassinet et l'uretère. Ce sac contenait une sérosité trouble et grise, et un calcul de la grosseur d'un pois.

On trouve dans *la Médecine éclairée par les sciences physiques, ou Journal des découvertes relatives aux différentes parties de l'art de guérir*, rédigé par Fourcroy, Tome 2, page 253, l'exemple d'une tumeur du rein avec altération singulière de la structure de cet organe, communiqué par M. Portal - Chaudon. Un homme avait joui d'une bonne santé jusques dans un âge avancé ; il avait seulement éprouvé quelques douleurs vagues aux membres inférieurs. Ces douleurs avaient disparu depuis long-temps, lorsque cet homme se plaignit d'une douleur fixe dans la région rénale droite : elle était quelquefois si vive qu'il marchait avec peine, et on crut découvrir par le toucher une tuméfaction dure qui répondait au rein droit. Le malade avait rendu très-long-temps aupa-

ravant quelques graviers dans les urines ;
mais pendant tout le cours de la maladie ,
ce liquide conserva sa couleur et ses qualités naturelles. Cependant la tumeur rénale
augmenta ; les douleurs continuèrent et devinrent extrêmes ; la fièvre s'alluma ; le malade réduit au dernier degré de marasme ,
rendit par les selles des matières purulentes ;
alors seulement les urines se trouvèrent en-
tremêlées de semblables matières , qui coulèrent avec abondance d'abord , mais qui diminuèrent sensiblement peu de temps avant la
mort.

A l'ouverture du corps , on trouva le rein
droit du volume de la tête d'un enfant , trans-
formé en une poche membraneuse , remplie
d'une matière puriforme et gélatineuse. Ce viscère était entièrement désorganisé , et il n'y
avait plus de traces de son parenchyme. L'uretère de ce côté était entier , mais singulièrement
raccourci. Le rein gauche était rempli de concrétions calculeuses , et l'extrémité supérieure
de l'uretère exactement bouchée par un de ces
calculs ; la vessie était en bon état.

Charles Le Pois , plus connu sous le nom de
Carolus Piso (1) , parle d'une femme qui
avait un des reins si tuméfié par l'amas d'une
matière purulente , que , sans avoir changé de
forme , il égalait le volume du ventre. Il contenait quatorze livres de pus ; toute sa substance était détruite.

Nous pourrions citer un grand nombre d'autres observations de tumeurs des reins ; mais

____

(1) *Lib. de Morbis à serosâ Colluvie, Sect. IV,
cap. II, Obs. XCIV, pag.* 296.

31..

celles que nous avons citées suffisent pour donner une idée du volume énorme que ces organes sont susceptibles d'acquérir, et des altérations variées que leur organisation peut éprouver.

Les tumeurs des reins se sont développées quelquefois à la suite d'un coup ou d'une chute sur le flanc ; d'autres fois elles sont survenues après une métastase rhumatismale, dartreuse, etc. ; mais les calculs urinaires en sont la cause la plus ordinaire. L'irritation permanente que produisent les corps étrangers et l'obstacle qu'ils mettent au cours de l'urine, amènent à la longue une augmentation plus ou moins grande du volume des reins et une dégénération de leur substance. On a trouvé alors cette substance, tantôt molle, flasque, mais laissant voir les conduits excréteurs de l'urine ; tantôt dense, serrée, comme squirrheuse ou carcinomateuse, sans foyer d'humeur, et n'offrant qu'une cavité proportionnée au volume de la pierre qu'elle contenait. Quelquefois elle est ulcérée en différens points ; dans d'autres cas il ne paraît pas d'ulcère, mais presque toute la substance est détruite ou consumée ; le rein ne forme qu'un sac membraneux quelquefois très-vaste, dont les parois sont plus ou moins épaisses, et qui est rempli d'un liquide dont les qualités sont très-variables.

Le diagnostic des tumeurs des reins présente toujours beaucoup d'obscurité. Lorsque le volume du rein n'est pas assez considérable pour former sur le côté du ventre une tumeur apparente, ou qu'on puisse reconnaître par le toucher, on ne peut que soupçonner l'existence de la maladie par des signes rationnels, tels qu'une douleur habituelle dans la région rénale , l'engourdissement du membre inférieur correspondant , l'altération des qualités de l'urine qui est sanguinolente , puriforme , et surtout la sortie à des intervalles plus ou moins éloignés de calculs urinaires par l'urètre. Quand il se joint à ces symptômes une tumeur apparente , ou une dureté que l'on peut distinguer par le toucher dans la région du rein , le diagnostic est moins difficile , et il y a tout lieu de croire que cette tumeur est formée par le rein. Mais lorsqu'il n'y a ni vice des urines , ni aucun des symptômes qui accompagnent ordinairement les maladies des voies urinaires , il est facile de se tromper et d'attribuer à un organe voisin du rein la tumeur que forme celui-ci et dans laquelle on sent quelquefois la fluctuation d'un liquide. D'un autre côté , une tumeur dans l'hypocondre gauche , provenant d'un engorgement de la rate , peut être accompagnée de symptômes qui semblent désigner une affection des voies urinaires , et être prise pour une tumeur du rein. Dans ces différens cas, comme il est presque impossible de porter un jugement certain sur la nature de la tumeur et sur l'organe qu'elle affecte , on doit éviter les remèdes actifs qui pourraient la faire dégénérer en un état plus fâcheux , et ne s'attacher qu'à calmer les accidens.

Les tumeurs des reins sont au-dessus de toutes les ressources de l'art , et font constamment périr les malades. Mais les uns succombent plus tôt, les autres plus tard, suivant le volume et la nature de la tumeur. Dans le traitement de ces tumeurs, on ne doit s'attacher comme nous venons de le dire, qu'à combattre les accidens par des remèdes appropriés à leur nature. Lorsque la tu-

meur est très-volumineuse et que l'on y sent bien
distinctement la fluctuation d'un liquide, on peut
donner issue à ce liquide en pratiquant la ponction ; mais il ne faut avoir recours à cette opération qu'autant que les souffrances auxquelles
le malade est en proie, paraissent dépendre uniquement de la distension excessive des parties,
et que l'on peut espérer de les diminuer en
faisant cesser cette distension ; car du reste, la
ponction, loin de pouvoir contribuer à la guérison de la maladie , n'a servi, dans les cas où
elle a été faite , qu'à hâter la mort des malades.

ARTICLE V.

Des Corps étrangers qui se forment dans les Reins.

Des corps étrangers de diverses espèces se
forment ou se rencontrent dans les reins.
Les principaux sont les calculs, les vers et les
hydatides.

Des Calculs des Reins.

Les calculs des reins présentent de nombreuses variétés relativement à leur siège, à
leur nombre et à leur volume. Tantôt ils occupent les calices ou le bassinet, tantôt la substance corticale et quelquefois la substance
mamelonnée. Dans ce dernier cas, si l'on
presse le rein entre les doigts, après avoir incisé les calices, on voit des petits calculs se
faire jour à travers les orifices des mamelons.
Le nombre des calculs rénaux est très-variable :
quelquefois on n'en trouve qu'un seul ; le plus
souvent ou en rencontre plusieurs dans le

même rein ; dans quelques cas ils y sont par centaines et même par milliers. Le volume de ces calculs est tout aussi varié : ceux qui sont très-petits, de la grosseur d'un grain de millet, de chenevis, se nomment sables, graviers ; au-dessus de ce volume ce sont des pierres rénales ou calculs, dont la grosseur varie depuis celle d'un pois, jusqu'à celle d'un œuf de poule et même au-delà. La figure des calculs rénaux ne présente guères moins de différences ; les uns sont régulièrement arrondis ou alongés ; les autres sont inégaux, bosselés, en forme de corail, de racine, de prisme, etc. ; leur surface est tantôt lisse et polie, tantôt âpre, chagrinée, raboteuse ou sillonnée.

Les calculs rénaux diffèrent aussi entre eux à raison de leur couleur, de leur densité, de leur structure et de leur nature. Mais comme ces différences n'ont aucune influence sur les effets produits par la présence de ces corps étrangers, il serait inutile de s'y arrêter.

Les causes qui prédisposent aux calculs rénaux sont assez difficiles à déterminer. Les vieillards y sont plus exposés que les adultes et les enfans ; les femmes à-peu-près aussi sujettes que les hommes. On a observé que les individus chargés de beaucoup d'embonpoint, les grands mangeurs, ceux qui restent long-temps au lit dans l'état de santé, ou qui y sont retenus par une maladie qui les force de se tenir couchés sur le dos, comme une paralysie, un accès de goutte, une fracture des membres inférieurs, sont plus facilement attaqués de cette maladie. Van Swieten (1) dit avoir vu un

____

(1) *Comment. in Aphor.*, §. 1415, *pag.* 226.

homme qui n'avait jamais eu aucun symptôme
de pierre, être attaqué d'une colique néphrétique calculeuse peu de semaines après la guérison d'une fracture de cuisse pour laquelle il
était resté couché pendant deux mois et demi
sans changer de situation. Cet homme, après
de fortes douleurs, rendit par l'urètre un petit
calcul âpre, et vécut sujet à la néphrite. Sy-
denham (1) a éprouvé lui-même une affection
calculeuse après de longs accès de goutte qui
l'avaient retenu au lit. Il est donc utile, lorsqu'on est menacé de la gravelle, et surtout
lorsqu'on a déja rendu des graviers ou de
petites pierres, de se coucher dans une situation
inclinée, et alternativement sur les deux côtés.
Le tronc étant plus élevé que les membres inférieurs, l'urine aura un cours plus facile et
plus prompt des reins vers la vessie; la matière lithique aura moins de facilité à se dépo-
ser ou à s'unir aux graviers déja formés; et
ces graviers seront entraînés plus facilement
par l'urine.

Les pierres produisent des effets différens sur
les reins, suivant leur volume, leur figure et
leur situation. Celles qui sont petites, âpres,
raboteuses, mobiles dans les calices ou dans le
bassinet, irritent ces organes, causent des
douleurs vives et d'autres accidens dont nous
parlerons bientôt. Les pierres volumineuses,
immobiles, dilatent les cavités des reins, altèrent leur organisation, compriment ou détruisent leur tissu parenchymateux et les conver-
tissent en un sac à plusieurs cellules, ou en
une seule poche qui contient de l'urine trou-

____

(1) *De Mictu Sanguin. a Calculo, etc. pag.* 442.

ble, purulente, et un ou plusieurs calculs. Et ce qu'il y a de plus singulier et de plus remarquable, c'est que ces delabremens des reins causés par des pierres ont été observés dans des sujets qui n'avaient point éprouvé de douleurs à ces organes, et qui n'avaient même jamais rendu ni graviers, ni sang, ni pus avec l'urine. Bonnet (1) rapporte qu'à l'ouverture du corps d'un prince, on trouva le rein droit plus gros que la tête d'un enfant de deux ans. Ce viscère pesait deux livres et demie ; il contenait une pierre de trois onces et demie. Il y avait au-dessous de ce rein, sous le muscle psoas, un abcès long et profond, rempli d'un pus jaunâtre et fétide. Le rein gauche qui était plus gros que dans l'état naturel, contenait au moins cent petits calculs. Pendant le cours de sa vie, ce prince ne s'était jamais plaint de douleurs néphrétiques ; il n'avait point rendu de graviers, ni éprouvé de difficultés d'uriner. Le même auteur rapporte deux autres faits de la même espèce, et les recueils d'observations en contiennent de plus étonnans encore.

Les signes qui annoncent la présence des calculs dans les reins offrent souvent beaucoup d'incertitude. Il arrive quelquefois que les pierres restent cachées dans les reins sans donner aucun indice de leur présence. Elles peuvent même, comme il vient d'être dit, y exister sans accroitre ni altérer beaucoup la substance de ces organes, sans causer des symptômes qui fassent, je ne dis pas connaître, mais même soupçonner leur existence. Mais le plus ordinairement elles donnent lieu à divers

____

(1) *Sepulch.*, *Sect.* 22, *Obs* 24.

accidens qui résultent de l'irritation des reins
et de la lésion de leurs fonctions, et dont l'ensemble dénote une affection que l'on nomme
néphrite calculeuse, et communément colique
néphrétique. Ces accidens qui deviennent les
signes rationnels des pierres rénales, ne sont
point continus, ou du moins ils n'existent pas
toujours au même degré ; ils reviennent ordinairement par accès ou paroxysmes à des intervalles plus ou moins éloignés, et sont
déterminés quelquefois par le mouvement ,
par un exercice violent, par la secousse du
cheval, de la voiture , surtout sur des terreins
inégaux et montueux.

Les symptômes de la néphrite calculeuse,
ou, si l'on aime mieux, les signes rationnels de la
présence des pierres dans les reins, sont la douleur à la région de ces organes, la lésion de leurs
fonctions et l'altération des qualités de l'urine.
Ces symptômes varient, suivant que le calcul
qui les produit, repose sans mouvement et
sans changement dans les reins, suivant qu'il
a été ébranlé, déplacé par l'exercice, les secousses du corps, etc. Dans le premier cas,
si le calcul est gros et lisse, il produit un sentiment pénible de pesanteur dans la région des
reins, une douleur obtuse ; mais la sécrétion et
l'excrétion de l'urine n'éprouvent aucune altération, toutes les autres fonctions se font à-peu-
près comme à l'ordinaire ; et cet état, qui peut
durer très-longtemps et qui est même habituel
chez quelques calculeux, mérite à peine le
nom de colique néphrétique. Mais si le calcul
est aigu, hérissé, branchu, à ce sentiment de
pesanteur se joignent des douleurs lancinantes
et semblables à une piqûre, surtout si le ma-

lade se penche en devant ou se tourne sur le
côté ; le pouls est vif, fréquent ; l'urine se supprime ou coule difficilement ; l'insomnie, l'a-
gitation du corps, des nausées et d'autres
symptômes d'irritation se manifestent, comme
dans le second cas ; c'est-à-dire, lorsque le
calcul est petit, âpre, isolé et mis en mouvement par l'exercice, par l'équitation, par les
secousses d'une voiture, par le cours abondant de l'urine, etc. Alors la douleur devient
aiguë, presque continuelle, ou laisse peu d'intervalles ; elle se communique sympathique-
ment à l'estomac, aux intestins, à la vessie, à
l'aine, au pubis et au testicule qui éprouve
quelquefois une rétraction vers l'anneau.
Quelques malades ont un engourdissement,
une stupeur à la cuisse, un tremblement, une
sensation de froid aux membres inférieurs. Il
survient des nausées, des vomissemens de
matières glaireuses ou bilieuses ; le ventre est
tendu, douloureux, le canal intestinal rempli
de vents ; il y a des éructations fréquentes et
peu ou point d'évacuations par l'anus. Le pouls
est très-petit et serré ; le malade est plus ou
moins agité ; il change souvent de place et
trouve du soulagement à se tenir courbé, à
se coucher sur le côté. L'urine est d'abord ardente, quelquefois rouge, sanguinolente, et
dépose même du sang pur ; puis elle devient
limpide, coule en petite quantité et se supprime quelquefois.

Tels sont les symptômes de la néphrite calculeuse. Il semble au premier coup d'œil, que
ces symptômes ne doivent laisser aucun doute
sur le caractère de cette maladie. Cependant,
ils sont quelquefois illusoires, et plus d'un

grand - maître de l'art s'y est trompé sur
lui - même. Galien (1) avoue qu'il s'est mé-
pris à cet égard. Ressentant dans le trajet de l'un
des uretères une douleur très-vive et semblable
à celle que produirait un corps aigu qui per-
cerait le ventre, il pensa qu'une pierre rénale
était engagée dans ce conduit. Il prit des lavemens d'huile de rhue ; il rendit par l'anus
beaucoup de matières glaireuses, et sa douleur
se calma. Il jugea après cette évacuation et le
soulagement qu'il éprouva, qu'une pierre
n'était point la cause de son mal, et que les
reins et les uretères n'étaient point affectés.
Van Swieten (2) nous apprend que Boerhaave
racontait à ses disciples ce qu'il avait observé
sur lui - même dans une occurrence analogue. Au milieu du mois d'août, occupé
dès les quatre heures du matin dans le jardin
des Plantes à des observations botaniques, il
ressentit une douleur vive et soudaine qui
s'étendait de la région du rein gauche, le long
de l'uretère, vers le pubis. Il crut sentir une
pierre qui descendait du rein ; et les nausées
qu'il éprouva en même-temps, le ténesme pour
uriner qui vint ensuite malgré les boissons
émollientes qu'il prenait en abondance, le con-
firmèrent dans l'opinion que cette pierre produisait tout le mal qu'il ressentait. Après avoir
employé intérieurement et extérieurement les
émolliens, il jugea que les voies étaient assez
relâchées et lubréfiées pour qu'il pût prendre
quelques gouttes d'une liqueur que Paracelse
nommait *aroph*, et qui provenant de la distilla-

---

(1) *De locis affectis, lib. III, cap.* 5.
(2) *Comm. §.* 1422, *pag.* 247.

tion du pain, pourrait être de l'acide pyro-muqueux, combiné avec un peu d'ammoniaque, comme on l'obtient par cette distillation. Le but de Boerhaave, en prenant ce stimulant, était de se délivrer de la pierre qu'il croyait arrêtée dans les voies urinaires. L'effet de ce remède fut tel qu'aussitôt toute douleur cessa. Cependant, elle se renouvela le lendemain, occupa toute la région des lombes et dura pendant trois mois, mais avec moins d'intensité. Boerhaave regarda cette affection comme rhumatismale.

On voit par ces deux exemples auxquels nous pourrions en ajouter plusieurs autres, que le rhumatisme lombaire peut, par sa violence et son mode d'invasion, être pris pour un accès de néphrite calculeuse. Mais le lombago n'est pas la seule maladie qui puisse simuler la colique néphrétique. Les affections des parties voisines des reins ont quelquefois des symptômes à-peu-près semblables à ceux qui se manifestent dans la néphrite calculeuse. Aussi a-t-on trouvé dans des sujets qu'on a cru néphrétiques, des squirrhes, des abcès et des pierres au pancréas, au mésentère ; la rate squirrheuse, déplacée et couchée sur le rein ; des tumeurs des intestins, etc. On a vu aussi des accès d'hystérie imiter si bien ceux de la néphrite par la nature, le siège et le trajet de la douleur, par la suppression de l'urine, par les nausées et les vomissemens de matières bilieuses, qu'ils pouvaient tromper facilement les personnes les plus instruites et les plus attentives. Cependant en rassemblant toutes les circonstances de la maladie, et en joignant à l'examen attentif des symptômes actuels les

lumières que fournissent les signes commémoratifs , on peut parvenir à établir d'une manière assez certaine le diagnostic de la néphrite
calculeuse. En conséquence, on s'informera
avec soin de ce qui a précédé. Si le malade
est né de parens calculeux , s'il a rendu des
graviers dans l'urine , de petits calculs par l'u-
rètre ; si l'invasion de la douleur et des autres
symptômes a eu lieu après un exercice violent, une secousse quelconque et l'excrétion
d'une urine rouge sanguinolente ou semblable
à une décoction de café, il n'est guère possible
de douter que la maladie ne soit une néphrite
calculeuse. Au reste , il est bon d'observer
qu'une méprise en pareil cas ne peut avoir aucune conséquence fâcheuse , attendu que les
moyens propres à combattre les symptômes que
le malade éprouve , sont les mêmes , quelle
que soit la nature particulière de l'affection à
laquelle ces symptômes appartiennent.

La durée des accès de néphrite calculeuse est
très-variable ; ils cessent quelquefois au bout
d'une ou de plusieurs heures ; d'autres fois ils
se prolongent pendant plusieurs jours. Durant
la rémission , les urines qui avaient été supprimées en totalité ou en partie, reprennent leur
cours ; elles sont colorées , bourbeuses , glaireuses ou graveleuses. Quelquefois tous les
symptômes disparaissent , et tout rentre dans
l'état naturel ; d'autres fois le malade continue
à rendre des urines sanguinolentes ou brunes,
les ardeurs et les cuissons en urinant subsistent. Lorsque les symptômes de la colique néphrétique persistent pendant un temps plus
long , l'inflammation du rein en est la conséquence presque nécessaire , et si elle est por-

tée à un degré considérable , et ne cède point aux moyens propres à la combattre , la suppuration s'établit , le rein s'ulcère , et il se forme un ou plusieurs foyers purulens. Alors la fièvre persévère avec redoublemens , frissons , chaleur et sueur ; les urines sont troubles, plus ou moins ardentes , chargées de pus ou de mucosités purulentes. On a observé dans ce cas que si l'urine devient claire, limpide, les douleurs, la pesanteur aux reins et la plupart des accidens reparaissent et persistent jusqu'à ce que le pus reprenne son cours par l'uretère et la vessie, et sorte avec l'urine.

La présence des calculs dans les reins produit quelquefois dans la région lombaire une tumeur dans laquelle on sent de la fluctuation. Nous parlerons bientôt de cet effet des pierres rénales.

La néphrite calculeuse est toujours une maladie grave, mais elle l'est plus ou moins suivant l'âge et la constitution des sujets , les symptômes et les accidens dont elle est accompagnée. Elle est d'autant plus fâcheuse que le malade est avancé en âge , parce que chez les personnes âgées les graviers séjournent plus facilement dans les cavités rénales et y prennent plus vite de l'accroissement , à raison de la grande quantité d'acide urique dont l'urine est chargée chez les vieillards et quelquefois même chez les adultes. Cette maladie est en général dangereuse chez les sujets sanguins, bilieux, mélancoliques et chez ceux qui sont très-irritables. Le danger est surtout très-grand lorsque les accès de la néphrite calculeuse sont très-rapprochés et très-intenses. Il est extrêmement rare que cette maladie ne finisse pas par causer la mort, lorsqu'il y a pissement de sang, de pus, fièvre lente, etc. ; mais ce n'est qu'après de nombreuses et lentes souffrances qu'elle fait périr. A l'ouverture du corps on trouve une ou plusieurs pierres comme châtonnées dans le rein qui est fondu ou désorganisé par l'ulcération.

Le traitement des calculs rénaux consiste, 1.° à calmer les douleurs et les autres symptômes causés par leur présence ; 2.° à empêcher leur accroissement et même à diminuer leur volume, s'il est possible ; 3.°, enfin, à les expulser des reins et des voies urinaires.

Le traitement des accidens est subordonné à la nature même de ces accidens. Que les symptômes d'irritation, de spasme et d'inflammation paraissent lentement ou tout-à-coup, la première indication est d'employer les relâchans, les adoucissans et les calmans. La saignée tient le premier rang parmi ces moyens, et doit être pratiquée dès les premiers momens de l'accès : elle sera large et forte ; l'âge, le tempérament du malade, l'état du pouls et la violence des douleurs en régleront le nombre et l'abondance. Indépendamment de la saignée du bras on appliquera des ventouses scarifiées, ou un grand nombre de sangsues sur la région du rein affecté, et si le malade est sujet aux hémorrhoïdes, on placera des sangsues à l'anus. On prescrit des boissons adoucissantes, tempérantes et rafraîchissantes, telles que le petit-lait, l'eau de poulet, de veau, de gomme arabique, de graine de lin, de fleurs de mauves, les émulsions de graines de pavot et d'amandes douces, etc.; on y ajoute du nitre à la dose de quinze à dix-huit grains par pinte, et l'on peut édulcorer la boisson avec le sirop d'orgeat ou de gomme adragant. Si les malades ne peuvent supporter les liquides mucilagineux, on leur donne des boissons acidules, la limonade, l'orangeade, ou les sirops de limon, de groseille dans de l'eau légèrement nitrée. Les bains ou les demi-bains tièdes sont d'un grand secours; ils doivent être répétés, et on doit y laisser le malade autant de temps qu'il peut le soutenir. Les embrocations, les fomentations et les cataplasmes émolliens et anodins conviennent beaucoup aussi. J'ai toujours employé avec succès un liniment composé d'une once d'huile d'amandes douces, d'une once de baume tranquille, d'une demi-once de laudanum de Rousseau, et d'une demi-once d'onguent populéum ou d'althæa : on fait chauffer ce liniment au bain-marie, et on l'étend sur les parties où la douleur se fait sentir, avec les barbes d'une plume ou un pinceau de poil d'écureuil. On répète cette illinition toutes les deux ou trois heures; ensuite on couvre les parties avec un morceau de flanelle trempé dans une décoction de racine de guimauve, de graine de lin et de têtes de pavots. On prescrit des lavemens avec la même décoction à laquelle on ajoute de l'huile d'olives ou du beurre et dont on continue l'usage même après l'évacuation des matières fécales endurcies; mais alors il ne faut remplir la seringue qu'à moitié, afin que le malade puisse conserver le liquide plus long-temps. On joint à ces

moyens, chez les personnes d'une constitution nerveuse, ou très-irritables et sujettes
aux vents, aux flatuosités intestinales, une potion calmante et anodine qu'on donne par
cuillerées à des intervalles plus ou moins rapprochés. L'introduction de la sonde dans la
vessie ne devrait pas être négligée dans le cas
où l'urine y serait accumulée et retenue. Pendant l'accès on doit s'abstenir des diurétiques
actifs et des purgatifs : ces remèdes ne conviennent que pendant la rémission.

Lorsque les différens moyens dont il vient
d'être parlé ne réussissent pas, et que les
douleurs et les autres symptômes de l'inflammation persistent, la suppuration s'établit.
On doit alors chercher à déterminer le cours
du pus par la voie des urines, au moyen
des diurétiques actifs pris en grande quantité. S'il prend cette route, les accidens de la
suppuration sont moins graves ; mais la maladie a plus de durée. Il reste souvent une
ulcération au rein, qui le détruit et qui fait
tomber le malade dans le marasme. Ces ulcères des reins, entretenus par des calculs,
sont incurables, ou d'une guérison très-difficile. L'art ne peut leur opposer que des
palliatifs. Tant qu'il y a des symptômes d'irritation, on continue les adoucissans ; mais
lorsque ces symptômes diminuent, on a recours
aux détersifs, aux balsamiques et aux savonneux à petite dose. On recommande au malade le repos, des alimens doux, le lait d'â-
nesse, celui de vache coupé avec de l'eau de
chaux, etc. Malgré l'écoulement du pus par
les voies urinaires, il se forme quelquefois
un abcès à la région lombaire ou à l'iliaque,

lequel se connaît et se traite comme nous le dirons bientôt.

Plusieurs auteurs s'appuyant sur cet axiôme de Celse : qu'il vaut mieux employer un remède incertain que de n'en employer aucun , ont proposé la néphrotomie , c'est-à-dire , la section du rein ou de son bassinet , pour en extraire les pierres dont la présence cause des accidens. Mais cette opération n'a jamais été pratiquée sur le vivant, le rein étant dans son intégrité ; et ceux qui l'ont faite sur le cadavre (comme Douglas sur celui d'un homme âgé de cinquante trois ans , qui avait des pierres dans le rein), ont reconnu par l'épaisseur des parois abdominales, par la nature des parties qui recouvrent les reins, par la situation profonde de ces viscères, dont la face postérieure est appliquée sur les deux dernières fausses côtes qui se trouveraient dans le trajet de l'incision , qu'il serait très-difficile, pour ne pas dire impossible , avec toute l'attention et la dextérité imaginables , d'arriver , soit par les lombes , soit par les îles , jusqu'aux reins , sans intéresser les viscères principaux qui les avoisinent ; de faire ensuite au rein lui-même une incision assez étendue sans s'exposer à des hémorragies funestes ; enfin, de chercher la pierre enclavée dans le rein et de la saisir avec un instrument, sans engager avec elle quelque portion de la substance de cet organe.

Indépendamment de ces obstacles , lorsque le rein n'est point abscédé , il se trouve encore plusieurs raisons qui démontrent l'inutilité évidente ou du moins l'insuffisance d'une pareille opération , en supposant même qu'elle fût toujours aisément praticable. Elles sont tirées du volume, de la figure de la pierre, et du lieu qu'elle occupe dans le rein. En effet, les pierres qui se forment dans les reins ne sont pas toujours uniformes ni de la même espèce : nous voyons au contraire qu'elles diffèrent souvent et par leur volume et par leur figure ; quelquefois même elles sont trop profondément enclavées et adhérentes par différentes racines ou branches au parenchyme du rein, ou à la propre substance des parois qui les retiennent, pour qu'il fût possible de les en extraire sans occasionner des déchiremens, des inflammations, des suppurations, des gangrènes, ou d'autres accidens plus funestes que le calcul même. Si l'on ajoute à tout cela l'impossibilité de s'assurer de la présence d'une pierre dans les reins autrement que par les signes rationnels, qui peuvent être illusoires, on sera pleinement convaincu que la néphrotomie ne doit jamais être entreprise lorsque le rein conserve son intégrité.

Mais si cette opération doit être proscrite dans cet état du rein, il n'en est pas de même lorsque la pierre a déterminé la suppuration de cet organe, et qu'il se forme extérieurement, aux environs des lombes, une tumeur qui indique au Chirurgien, par la fluctuation, le lieu précis où il pourra opérer. Il doit alors en faire l'ouverture, tant pour donner une issue au pus que pour extraire les corps étrangers. Mais dans cette opération, qui est autorisée par le suffrage des Chirurgiens les plus expérimentés et par les succès qui l'ont plusieurs fois couronnée, on n'incisera pas le rein, comme on va le voir par ce que nous allons dire des abcès calculeux de cet organe.

Lorsque l'inflammation du rein, causée par la présence d'une ou de plusieurs pierres, se termine par suppuration, si le pus ne prend pas son cours par les voies urinaires, ou s'il ne coule par ces voies qu'en petite quantité, il sera retenu dans le rein ou dans son bassinet; il s'y accumulera avec l'urine, et formera une tumeur profonde qu'il sera impossible de reconnaître par le toucher, et qui fera périr le malade, à moins qu'elle ne s'élève suffisamment vers les parois de l'abdomen, pour qu'on puisse en faire l'ouverture. Mais il est extrêmement rare que la collection purulente se borne aux cavités des calices et du bassinet, et produise une tumeur assez apparente sous la paroi de l'abdomen pour porter à l'ouvrir. Il arrive le plus ordinairement que la pierre qui a été ébranlée par les secousses du corps, qui est inégale, pointue, perce les parties rénales qui la contiennent, et que l'inflammation qu'elle y occasionne s'étend dans le tissu cellulaire extérieur et y détermine la suppuration. Cette suppuration désorganisant les reins déjà enflammés et ulcérés, les détruit, les perce; alors la pierre est à nu en totalité ou en partie dans le foyer purulent; le pus amassé entre le péritoine et les muscles abdominaux forme une tumeur qui s'élève en dehors vers la région lombaire ou l'iliaque.

Il résulte de ce qui vient d'être dit, que la plupart des abcès produits par les pierres du rein ont deux foyers distincts; l'un primitif, peu étendu, situé profondément près de ce viscère, et qui contient la pierre avec une petite quantité de pus et d'urine; l'autre extérieur, consécutif, plus grand, qui commu-

nique avec le premier par un trajet sinueux que
le pus s'est formé en se portant de l'intérieur
vers l'extérieur où il se place sous les aponévroses et quelquefois même sous les tégumens,
et forme une tumeur inflammatoire, circonscrite et dans laquelle on ne tarde pas à sentir
la fluctuation, ce qui, joint aux symptômes qui
ont précédé, ne laisse aucun doute sur la nature
de la maladie.

Lorsqu'il n'existe qu'un foyer intérieur, sa
profondeur peut empêcher de reconnaître manifestement au toucher la collection de pus.
On ne peut donc conjecturer alors que la suppuration est faite, que par les symptômes de
l'inflammation qui ont précédé, par le calme
apparent, mais de peu de durée, qui leur a succédé et qui a bientôt fait place à de nouveaux
accidens ; par le retour des douleurs ; par les
frissons et les accès irréguliers de fièvre ; souvent aussi par un œdème pâteux qu'on observe
aux tégumens qui couvrent l'abcès , quoique
la couleur de la peau ne soit quelquefois point
changée. Le Chirurgien doit , en pareil cas ,
se rappeler avec soin toutes les diverses circonstances qui ont dû précéder et qui accompagnent cette période de la maladie. Si donc le
sujet a eu antérieurement un ou plusieurs accès de néphrite ; s'il a éprouvé une suppression
totale ou simplement une diminution dans la
quantité de ses urines ; s'il a ressenti quelques
douleurs en urinant ; s'il a rendu du sang, des
glaires , du pus, des graviers ou du sable ; si
l'on a trouvé dans ses urines un sédiment
muqueux, trouble, épais, rougeâtre et purulent ; s'il a senti de la tension, de la pe-

santeur ou des douleurs, soit sourdes et vagues, soit violentes et pulsatives ou brûlantes à la région lombaire, immédiatement sous la dernière fausse côte près de l'épine ; si en touchant fortement ou en appuyant ferme sur la partie on augmente la douleur qui s'étend le plus souvent jusqu'aux aînes et aux testicules : de la réunion de ces signes commémoratifs avec les autres signes rationnels qui ont été désignés précédemment, et qui sont les seuls par lesquels les Chirurgiens exercés jugent qu'il y a congestion de matière dans les suppurations profondes, on peut conjecturer l'existence d'un abcès profond. Cependant il ne conviendrait pas de procéder de suite dans tous les cas, à son ouverture. Tant que les accidens ne sont pas très-graves, on doit insister sur l'emploi des cataplasmes émolliens, dans le but de favoriser la tendance du pus vers l'extérieur, en relâchant les parois abdominales, et de rendre plus sensible au toucher la collection de pus. Si la violence des symptômes exige qu'on ouvre promptement ces sortes d'abcès profonds, on propose d'y enfoncer un trois-quarts dont la canule soit cannelée. Le poinçon retiré, on juge par l'écoulement du pus, si on a pénétré dans le fond de l'abcès ; alors la cannelure de la sonde sert à conduire le bistouri jusqu'à ce foyer, et l'on dirige l'incision vers la partie inférieure des lombes ou de la région iliaque pour ouvrir le lieu le plus déclive de l'abcès. Si l'épaisseur des parois abdominales était très-grande, il serait plus sûr d'inciser d'abord les tégumens, puis les muscles, et de pénétrer par degrés jusqu'au foyer purulent. Toutefois il est rare qu'on soit obligé par la violence et l'urgence des accidens d'ouvrir ces abcès lorsqu'ils sont encore si profonds ; dans presque tous les cas il est permis d'attendre que la matière purulente se manifeste au dehors par des signes moins obscurs, et soit peu éloignée des tégumens. Il faut seulement en suivre avec soin les progrès et se déterminer à les ouvrir dès qu'on y sent de la fluctuation ; car le pus, par un trop long séjour peut causer beaucoup de désordre dans la partie où il se trouve retenu ; il favorise la destruction complète du rein ; il produit différens sinus qui s'étendent dans toutes les parties voisines, et qui souvent deviennent intarissables, surtout si l'on ne peut ôter les pierres qui ont donné lieu à l'abcès.

On trouve dans les auteurs quelques exemples d'abcès de cette sorte qui, abandonnés à eux-mêmes, se sont ouverts spontanément et ont eu une terminaison heureuse, la pierre, qui les avait causés, étant sortie avec la matière purulente. Mais ces exemples ne peuvent point infirmer la règle générale, qui prescrit d'ouvrir ces abcès aussitôt qu'on a des signes suffisans de leur existence : cette règle est fondée sur la raison et sur l'expérience. On se sert du bistouri pour ouvrir ces abcès. Lorsqu'ils sont superficiels, on plonge l'instrument dans la tumeur, un peu au-dessus de sa partie moyenne, et en le retirant, on agrandit l'incision par en bas ; mais, lorsque les parties qui recouvrent la collection purulente ont beaucoup d'épaisseur, il est plus sûr, comme nous l'avons dit plus haut, de couper d'abord les tégumens, puis les muscles, et de pénétrer pa degrés jusqu'au foyer de la matière. Cette matière est quelquefois du pus, d'autres fois une humeur de diverses couleurs, ou mélangée de pus, d'urine, de sang. Aussitôt que l'incision est faite, on porte le doigt indicateur dans le foyer de l'abcès pour juger si l'ouverture est assez grande, si elle s'étend jusqu'à la partie la plus déclive de l'abcès, s'il y a deux foyers et si l'ouverture par laquelle ils communiquent ensemble, est assez grande pour que la pierre qui est contenue dans le foyer profond, puisse sortir, et les matières purulentes s'écouler facilement. Si cette ouverture paraissait trop étroite, on l'agrandirait en conduisant le bistouri sur le doigt jusqu'au rein même. Quand on soupçonne une pierre dans cet organe, on doit faire toutes les perquisitions nécessaires avec le doigt ou la sonde, pour la reconnaître et tâcher d'en faire l'extraction avec l'instrument le plus convenable, si elle est mobile et facile à dégager. Mais lorsque la pierre est volumineuse, coralliforme, enclavée dans le rein de telle façon qu'on ne puisse la dégager et l'extraire sans déchirer les parties qui la retiennent, il vaut mieux l'abandonner, et laisser à la nature le soin de s'en débarrasser, que d'entreprendre une opération dont les suites seraient presque inévitablement funestes. En conséquence, on tiendra les lèvres de la plaie suffisamment écartées par des bourdonnets de charpie qu'on n'y introduira qu'après avoir placé dans le fond du foyer, un linge fin fenêtré dont les angles seront retenus au dehors. S'il survenait une hémorragie, on ferait la ligature du vaisseau qui la fournit, et si, à cause de sa profondeur, il

était impossible de le lier , on aurait recours à
la compression , avec la précaution d'attacher
l'algaric de chène ou les tampons de charpie
dont on se servirait, avec un gros fil ciré , assez long pour que son extrémité fût ferme-
ment assujettie au dehors de la plaie, afin d'é-
viter que ces corps étrangers ne glissent et
ne se perdent dans un foyer profond : cette
précaution est d'autant plus importante qu'il
est assez ordinairement fort difficile de connaître toute l'étendue de l'excavation qu'a pu
produire l'abcès. Il faut avoir la même attention dans tous les autres pansemens. Un bourdonnet de charpie perdu dans le fond de la
cavité entretiendrait une fistule qui ne sècherait
pas tant qu'y durerait son séjour.

Lorsqu'il ne reste ni pierre, ni autre corps
étranger dans la plaie, et que le cours de l'u-
rine est libre par l'uretère, la cure n'est pas
très-longue. Mais le plus souvent il n'en est
pas ainsi , et les pierres qui restent au fond de
la plaie empêchent qu'elle ne se ferme ; ou si
elle se cicatrise momentanément , il se forme
bientôt un second abcès , par l'ouverture duquel s'écoule une nouvelle quantité de pus et
d'urine. Si le calcul se présente dans ce nouvel abcès , et que rien ne s'oppose à son extraction , il faut y procéder de suite ; la guérison complète peut être la suite de cette opération. Quelquefois il s'est passé plusieurs années entre la formation du second abcès et
celle du premier. Le plus souvent les abcès se
succèdent , et la plaie reste fistuleuse pendant
plusieurs années , jusqu'à ce que les pierres
situées profondément, et qui entretiennent la
fistule, se déplacent du rein ou de son voisi-

nage vers les parties extérieures, et soient en-
levées ; ou si leur déplacement et leur extraction sont impossibles, jusqu'à ce que le malade succombe à une sorte de phthisie rénale.

Les fistules qui succèdent aux abcès calculeux des lombes sont donc entretenues par
la présence des pierres et subsistent jusqu'à
la sortie de ces corps étrangers. Elles donnent
issue à du pus et à de l'urine si le rein ou
le bassinet est percé ou ulcéré ; à du pus
seulement quand l'ulcération du rein a très-
peu d'étendue et que l'urine a un cours libre
vers la vessie. L'écoulement habituel de pus
et d'urine par une fistule lombaire calculeuse,
est un accident supportable lorsqu'il se fait
régulièrement et sans interruption. Mais s'il
est arrêté par une excroissance fongueuse qui
bouche l'orifice de la fistule, ou par une pierre
déplacée du rein et portée dans le trajet fistuleux qu'elle obstrue, la rétention des matières dans le foyer purulent cause une inflammation locale, la fièvre, l'oppression,
la tuméfaction de la région lombaire, etc. On
fait cesser ces accidens en rétablissant l'écoulement des matières purulentes. Si elles sont
retenues par une excroissance fongueuse, on
la détruit avec le nitrate d'argent, ou avec
quelques grains de potasse caustique ; si leur
rétention dépend d'une pierre qui obstrue le
trajet fistuleux, on en fait l'extraction.

Dans le traitement des fistules dont il s'a-
git, on doit s'attacher à entretenir la sortie
libre du pus par la voie qui paraît répondre
directement au foyer purulent, en tenant les
parois de la fistule suffisamment écartées au

moyen des bougies, des tentes d'éponge ou de
charpie, des canules, et quelquefois en les
cautérisant avec la potasse caustique. Il convient d'examiner de temps en temps avec
une sonde s'il ne se présente point de pierre
dans leur trajet pour en faire l'extraction. Il
est quelquefois nécessaire dans ces circonstances d'agrandir l'ouverture fistuleuse pour
faciliter l'introduction des instrumens qui doivent servir à extraire la pierre. S'il arrivait
que l'étroitesse, l'obliquité du sinus, ou des
chairs fongueuses arrêtassent la sonde et empê-
chassent qu'on ne pût la porter jusqu'au fond de
la fistule, il faudrait alors y introduire une petite
bougie assez longue, ou, comme le fit en pareil cas M. de Lafitte (1), y porter une sonde
de plomb flexible qui servirait à diriger la
sonde cannelée jusqu'au fond du sinus qu'on
ouvrirait ensuite.

Lorsqu'on sera parvenu à dissiper ou à calmer les symptômes de l'accès de la néphrite
calculeuse, on tâchera d'en prévenir la récidive en employant les moyens propres à
empêcher la formation de nouveaux calculs,
et on cherchera à favoriser l'expulsion de ceux
qui peuvent exister encore dans les reins.
Dans cette double intention, on prescrira au
malade un régime doux et humectant, et on
lui fera prendre en grande quantité des boissons diurétiques, adoucissantes, telles que la
décoction de chiendent, de pariétaire ou de
graine de lin, même au temps des repas, en

---

(1) Mém. de l'Acad. de Chirur.

la mêlant avec une petite quantité de vin blanc. On peut rendre ces boissons plus diurétiques sans les rendre irritantes, en les nitrant à petite dose. Par l'effet de ces moyens, les urines seront plus claires, presque aqueuses, et ne contiendront qu'en très-petite proportion la matière lithique ou l'acide urique ; dès-lors les molécules de cette matière étant plus délayées auront moins de tendance à se rapprocher, à s'unir et à se précipiter. On a observé que les personnes dont les urines déposent une grande quantité de sable rougeâtre très-fin, rendent une urine qui contient beaucoup moins de cette matière, lorsqu'elles prennent le soir, au moment de se coucher, vingt ou trente grains de magnésie calcinée, délayée dans un verre d'eau. On fera donc concourir ce remède avec les moyens dont il été parlé pour prévenir le retour de la néphrite calculeuse. Je l'ai employé très-souvent et toujours avec succès ; mais il faut mettre beaucoup de persévérance dans son emploi.

On favorise l'expulsion des calculs d'un petit volume hors du bassinet des reins, le long des uretères jusque dans la vessie, en relâchant ces conduits par les bains tièdes, les boissons mucilagineuses abondantes, les lavemens émolliens, les fomentations émollientes et anodines ; en calmant les douleurs et les spasmes par le moyen des linimens opiacés et de l'opium à l'intérieur ; en provoquant une sécrétion abondante d'urine par les diurétiques légers à grande dose, et en conseillant un exercice modéré à pied, à cheval et en voiture. Mais ces derniers moyens ne doivent être tentés qu'après la cessation des douleurs vives, et l'usage des relâchans et des

adoucissans : encore faut-il être réservé sur la
prescription des exercices ; car c'est ordinairement après des courses en voiture que se manifestent les accès de néphrite. On a proposé
aussi l'usage de certains médicamens qu'on a
décorés du titre de lithontriptiques, parce qu'on
les a regardés comme propres à dissoudre les
calculs ; mais comme ces médicamens ont été
employés spécialement contre les calculs vési-
caux, nous en parlerons en traitant des maladies de la vessie.

Des Vers des Reins.

On trouve dans les écrits des observateurs un
grand nombre de faits relatifs aux vers urinaires,
c'est-à-dire, aux vers qui naissent dans les
voies de l'urine, ou qui en sortent.

De tous les organes dont l'ensemble constitue
les voies urinaires, les reins sont peut-être les
seuls dans lesquels ou a rencontré des vers. Les
chiens y sont plus sujets que les autres animaux,
et il est très-commun d'en voir dans leurs reins ;
quelquefois il y en a deux d'égale longueur dans
le même rein. Morgagni (1) rapporte que Valsalva, enflammé d'amour pour l'étude de l'anatomie, disséquait un chien, lorsque, au lieu du
rein droit, il trouva un corps qui ressemblait
presque à un rein extérieurement, mais qui
avait au-dessous de la membrane externe une
écorce glanduleuse mince, à laquelle appartenaient des vaisseaux sanguins, et au-dessous de
l'écorce une cavité qui était tapissée par une
membrane extrêmement lisse et percée d'un

---

(1) *De Sed.*, *etc. Epist.* 40, *Art.* 7.

grand nombre de trous qui s'étendaient jusqu'à cette écorce, de telle sorte que l'urine semblait s'écouler de celle-ci dans la cavité à travers les trous. Un ver, long de trois aunes environ et de la grosseur d'une des plus grosses plumes dont nous nous servons pour écrire, était caché dans la cavité. Redi, Kerckring, Vallisnieri, Van Swieten, Drelincourt, et un grand nombre d'autres auteurs, ont également trouvé des vers dans les reins du chien. Quelques-uns les ont vus vivans et rougeâtres; d'autres les ont trouvés morts et blanchâtres. Ces vers avaient détruit la substance du rein, de sorte qu'il n'y restait que la membrane qui la recouvre. Parmi les chiens dans les reins desquels on a trouvé des vers, quelques-uns avaient exprimé, pendant leur vie, par leurs cris, par le frottement continuel de leur dos à la région des reins, qu'ils y ressentaient de la douleur; mais le plus grand nombre n'avait donné aucun signe de malaise.

On a rencontré également des vers dans les reins de l'homme; mais cette affection vermineuse est extrêmement rare : aussi n'en voit-on qu'un petit nombre d'exemples dans les auteurs. Blasius (1) a trouvé dans un rein d'un vieillard très-maigre, deux vers de la longueur d'une coudée, d'une couleur rougeâtre, gonflés d'humeur aqueuse, et qui paraissaient formés de beaucoup d'anneaux joints ensemble. Zacutus Lusitanus (2) dit avoir vu en Espagne, dans un hôpital militaire, un jeune homme robuste qui,

____

(1) *Observat. Med.*, pag. 80 et 125, *Tab.* 8.ᵉ, *fig.* 6.ᵉ et 7.ᵉ.

(2) *Praxis Historiar. lib.* 2, *Cap.* 16, *Obs. VI, pag.* 442.

depuis son enfance, s'était plaint de douleurs de
reins, et en sentit par la suite de plus vives,
comme si un couteau ou un bâton aigu était enfoncé dans ces viscères. Quelques remèdes qu'on
lui donnât, il fut pendant deux ans dans l'état
le plus fâcheux : son corps maigrit, il eut une
fièvre continuelle, une soif ardente, une chaleur brûlante dans les reins, le ventre souvent
constipé et une insomnie habituelle : enfin le
dégoût et le marasme précédèrent la mort. On
fit l'ouverture de son corps en présence de plusieurs médecins, et on trouva dans les reins de
gros vers blancs, vivans, et de la longueur de
la moitié du doigt index.

Il serait aussi difficile d'expliquer l'origine
de ces vers et les causes de leur formation, que
d'en établir le diagnostic. A la vérité, on conçoit
que leur présence peut donner lieu à des douleurs aiguës et à divers autres accidens, rendre
les urines troubles, sanguinolentes : mais ces
phénomènes peuvent dépendre de tant de causes
différentes, qu'il est presque toujours impossible
de déterminer au juste à laquelle ils sont dus.
La sortie des vers par l'urètre porte à croire
qu'ils sont la cause des accidens ; mais elle ne
prouve pas que ces vers ont pris naissance dans
les reins ou dans quelque autre partie des
voies urinaires, parce que, comme nous le dirons bientôt, des vers intestinaux peuvent passer dans les voies urinaires et être rendus par
l'urètre. Au reste, quelle que soit la cause des
accidens dont il s'agit, les moyens qui doivent
être employés pour les combattre ne diffèrent
point de ceux qu'on met en usage dans le traitement de la néphrite.

Si les exemples de vers trouvés dans les reins

sont très-rares, il n'en est pas de même des faits relatifs à la sortie des vers par l'urètre. Beaucoup d'observateurs font mention de vers rendus avec l'urine, par des malades qui avaient éprouvé des douleurs dans la région des reins. Mais Morgagni (1) observe judicieusement que, parmi ce grand nombre de vers que l'on citait autrefois, comme ayant été rendus par l'urètre, nous reconnaîtrions aujourd'hui, que les uns n'étaient que des concrétions polypeuses vermiformes ; que les autres étaient bien de véritables vers, mais que n'étant pas de ceux qui peuvent être engendrés et vivre dans notre corps, ils venaient du dehors et étaient tombés dans les vases qui avaient servi à recevoir l'urine ; ou que, s'il en est sorti véritablement de l'urètre, ceux-ci étaient nés, non point dans les organes urinaires, mais dans les intestins perforés, et s'étaient glissés de ces derniers dans la vessie ou dans l'urètre, par des voies que des abcès ou des fistules avaient ouvertes ; ensorte que, suivant la remarque du même auteur, les histoires si fréquentes et presque infinies qui ont été rapportées de vers rendus par l'urètre se réduisent aujourd'hui à quelques cas très-rares.

Lors donc qu'une personne qui a éprouvé ou qui éprouve actuellement des symptômes d'une affection des voies urinaires, rend par l'urètre un corps étranger qui a l'apparence d'un ver, on doit s'assurer d'abord si ce corps étranger est véritablement un ver. Il est des concrétions lymphatiques expulsées avec l'urine, et dont la forme, la grandeur, la couleur peuvent en imposer. On trouve plusieurs

(1) *De Sed.*, etc. *Epist.* 42, *Art.* 6.

exemples de cette méprise dans les auteurs.
Jacques Spon (1) rapporte qu'un marchand de
Lyon fut attaqué de douleurs néphrétiques au
rein gauche. Ces douleurs, qui ne lui donnaient
point de relâche, furent accompagnées de nausées, de vomissemens et de fièvre. L'écoulement de l'urine n'était pas tout-à-fait supprimé,
mais il était moins abondant qu'à l'ordinaire.
On prit cette maladie pour une néphrite, d'autant plus que cet homme en avait eu une, deux
ans auparavant, occasionnée par de petits calculs qu'il rendit alors. Pour calmer les douleurs et prévenir l'inflammation, on le saigna
trois fois au bras ; il prit des lavemens, des potions d'huile d'amandes douces, de sirop de
capillaire et d'eau de pariétaire. On lui fit des
fomentations ; mais tout cela n'eut pas beaucoup d'effet : rien n'adoucissait autant ses douleurs que les ablutions d'eau froide sortant du
puits. Le neuvième jour de la maladie, cet
homme, après une douleur aiguë mais courte,
rendit une grande quantité d'urine sanguinolente, au fond de laquelle on trouva un corps
long d'environ un pied, que l'on prit d'abord
pour un ver ; mais l'ayant examiné plus attentivement, on reconnut qu'il était semblable
aux polypes du cœur. Sa partie la plus épaisse
avait à-peu-près le travers du petit doigt de
longueur et de grosseur. Les urines furent
abondantes et assez naturelles après l'expulsion
de ce polype. Le malade rendit le lendemain,
sans douleur, un calcul gros comme un pois,
et guérit parfaitement. Thomasius (2) cite le

---

(1) *Acta Lipsick, Maii* 1684.
(2) *Ephemer. Nat. Cur. Cent.* 7, *et* 8, *Obs.* 100.

cas d'un homme de 65 ans, qui, après avoir
éprouvé des difficultés d'uriner, rendit par
l'urètre, avec un sang vermeil, six à sept corps
étrangers qui ressemblaient parfaitement à des
vers lombrics, si ce n'est qu'ils étaient un peu
plus rouges ; une de leurs extrémités était plus
grosse que l'autre. Lorsqu'après la mort de
cet homme, ou eut cherché en vain le *nid* de
ces vers dans les organes urinaires, on com-
prit enfin que d'après l'état du rein et de l'uretère gauches, ce n'était que des concrétions
d'un sang féculent et visqueux, qui avaient pris
cette forme dans les conduits de l'urine. Kellner (1) nous a conservé l'histoire d'un homme
adulte, qui, après avoir éprouvé dans la région du rein droit des douleurs atroces qui s'é-
tendaient jusqu'au pubis, une anxiété précordiale, des ténesmes violens de la vessie et du
rectum, rendit par l'urètre, en faisant des efforts pour uriner, un corps étranger que l'on
considéra, à raison de sa longueur et de sa
forme ronde, comme un ver ascaride lombri-
coïde. Mais en portant plus de soin dans l'examen, Kellner trouva que ce qui avait été pris
pour un ver n'était rien autre chose que du sang
coagulé et entouré d'une espèce de tunique
mince. La sortie de ce corps fut suivie de celle
d'une grande quantité de sang rouge et vermeil,
et bientôt après, de la cessation des accidens.

Lorsqu'on observe dans les urines d'un malade des insectes quelconques, on doit faire
toutes les recherches convenables pour s'assurer si ces insectes sont de l'espèce de ceux qui
peuvent être engendrés et vivre dans le corps

____

(1) *Act. Nat. Cur.* 8, *T.* 5, *Obs.* 75.

humain , et s'ils ont été rendus avec l'urine ; ou
bien s'ils sont de l'espèce de ceux qui ne peuvent ni naître ni exister dans notre corps, et
s'ils sont tombés de dehors et non de l'urètre
dans le vase où on les trouve. Ce dernier cas
a été observé plusieurs fois. Morgagni (1) nous
apprend qu'il était à Bologne, lorsqu'un homme
de la plus haute noblesse , après avoir éprouvé
des douleurs des reins et ensuite un sentiment
de piqûre dans la vessie, et avoir enfin senti en
urinant que son urètre etait piqué, vit tomber de
sa verge , avec l'urine , un petit animalcule ;
bientôt après , en regardant ce qu'il avait uriné , il aperçut dans le bassin , avec de petits
graviers, non pas cet animalcule tout seul, mais
plusieurs autres de la même espèce , et il les
montra à Valsalva qui était son médecin. Celui-
ci lui avait donné par hazard de l'eau dans laquelle on avait fait bouillir de la racine de saxi-
frage : c'est pourquoi il voulut qu'on retirât de
l'urine les insectes qui étaient vivans, et qu'on
les mît dans une tasse qui était remplie de cette
eau : il sembla qu'ils étaient tombés dans un
état de stupeur ou qu'ils avaient perdu la vie.
Cependant deux jours après , étant sortis de
cet état, on les jeta dans plusieurs eaux , dans
chacune desquelles on avait fait cuire ou on
avait agité plusieurs substances que l'on regarde comme contraires aux vers ; aucune d'elles
ne parut leur être nuisible , excepté une dans
laquelle on avait agité du vif-argent , après y
avoir fait cuire des substances propres à expulser les petits graviers. Ces animalcules étaient
noirs , et semblables jusqu'à un certain point

____

(1) *De Sed. et caus. Morb., Epist.* 42 , *Art.* 6.

à des petits escarbots, ce qui engagea enfin Valsalva à ordonner qu'on cherchât avec soin si l'on en trouverait d'autres de la même espèce dans la chambre du malade, ou à l'endroit où l'on gardait les pots de chambre. Comme on en trouva, il cessa ses expériences; et cependant il ne paraissait pas s'être entièrement défait de l'idée que ces insectes venaient des voies urinaires, par la raison sur-tout qu'on lui en montra d'autres que l'on disait avoir été rendus avec une matière sablonneuse, par un autre sujet. Valsalva fit voir un de ces insectes à Morgagni, et il eut le soin de le dessiner vivant, à l'aide du microscope... C'est d'après ce dessin que Valisniéri a cru pouvoir soupçonner que c'était des vers de quelques *petits escarbots* nichés dans les poutres, qui étaient tombés du plafond dans le vase de nuit.

Lorsque des vers sont sortis réellement par l'urètre, s'ils présentent les caractères des ascarides vermiculaires ou lombricoïdes, on peut être certain qu'ils sont nés, non point dans les organes urinaires, mais bien dans les intestins, et qu'ils ont passé de ces derniers dans la vessie ou dans l'urètre par une ulcération qui établit une communication entre ces deux organes et le rectum. On trouve dans les auteurs un grand nombre d'exemples de perforations de cette espèce. Or, si les sujets chez lesquels cette lésion a lieu ont des vers dans les intestins, on conçoit aisément que ces vers pourront passer du rectum dans la vessie et être rendus ensuite par l'urètre, et qu'alors, si on n'examine pas ces vers avec assez d'attention, et si on ne considère pas toutes les circonstances antérieures, concomitantes et consécutives, on pourra croire qu'ils sont nés dans les reins ou dans la vessie, et que ce sont de véritables vers urinaires.

L'urètre n'est pas la seule voie par laquelle il soit sorti des vers que l'on a cru avoir pris naissance dans les reins. Chez quelques sujets, à la suite de douleurs dans la région des reins, il s'est formé dans les lombes un abcès dont l'ouverture a donné issue à plusieurs vers. Moublet (1) rapporte le fait suivant : un enfant eut dans la région lombaire droite un abcès dont on fit l'ouverture avec un bistouri ; il en sortit une grande quantité de pus mêlé de sang. La suppuration fut très-abondante pendant douze jours ; ensuite elle diminua, et deux mois après il ne suintait par la plaie qu'une humeur fétide, tantôt jaunâtre, tantôt verdâtre ; les chairs étaient molles, fongueuses, comme dans un ulcère sanieux. Cependant après l'usage d'injections détersives, cet ulcère se cicatrisa. Quelques mois après, la cicatrice était molle, gonflée, et les parties voisines étaient tendues et douloureuses. Cet enfant n'avait point uriné depuis la veille ; il se plaignait de tiraillemens et de déchiremens dans le ventre, surtout aux lombes ; il avait des mouvemens convulsifs ; ses membres étaient froids. Moublet incisa la cicatrice ; il s'écoula du pus et les accidens cessèrent. Cet ulcère se referma et les douleurs recommencèrent. On fut obligé de le rouvrir, et il resta fistuleux. Les urines, dont le cours était souvent interrompu, paraissaient quelquefois purulentes et toujours chargées de mucosités filandreuses. La persévérance de la fistule et des douleurs aiguës vers les lombes donnèrent lieu à des recherches plus

---

(1) Journal de Médecine de Paris. T. 9.

exactes avec la sonde, pour juger si cet ulcère n'était pas entretenu par une pierre; mais on n'en trouva point. Enfin la mère de cet enfant vit remuer un ver dans la fistule, qui durait depuis trois ans. Elle le tira vivant et le conserva pour le montrer à Moublet, qui, le jour même, en saisit un autre également en vie, mais plus petit. Ce ver avait quatre pouces de long et était de la grosseur d'une plume. On maintint la fistule ouverte. Deux jours après, l'enfant ne put uriner. On observa pour la première fois qu'il avait la vessie tendue et gonflée. Moublet, ne pouvant parvenir à y introduire la sonde, injecta de l'huile dans l'urètre, pour faciliter la sortie des graviers qu'il soupçonna intercepter le passage de la sonde et de l'urine. Le malade fut mis dans un bain : il eut bientôt des mouvemens convulsifs qui obligèrent de l'en retirer. Moublet, voulant encore le sonder, aperçut, au bout de l'urètre, un corps étranger qu'il saisit avec des pinces. C'était un ver en vie qu'il tira facilement. Il avait la même longueur et la même figure que le premier sorti de la fistule. La nuit suivante, l'enfant en rendit un autre semblable par l'urètre. Ces quatre vers sortis, il n'en parut plus. Les urines coulèrent facilement, sans douleur et chargées de filamens comme membraneux. Tous les symptômes disparurent; la fistule lombaire se cicatrisa dans l'espace d'un mois. L'enfant reprit ses forces, son embonpoint, et jouissait, depuis cinq années, d'une santé parfaite lorsque Moublet publia cette observation.

La longueur, la grosseur et la figure des vers sortis par la fistule lombaire de cet enfant, ne permettent pas de douter de leur nature ; c'était des ascarides lombricoïdes, sorte de vers qui se trouvent communément dans les intestins, et peut-être jamais dans les reins humains. On sait, par un grand nombre d'observations, que des vers de cette espèce produisent des abcès à l'abdomen dont les premiers symptômes ne diffèrent guères de ceux qu'a éprouvés cet enfant. Il est donc infiniment probable que les vers qui sont sortis de la fistule lombaire venaient plutôt d'un intestin que du rein. Cette probabilité est fortifiée encore par la fétidité et la couleur, tantôt jaunâtre, tantôt verdâtre, de l'humeur qui suintait de la plaie, deux mois après l'ouverture de l'abcès, et qui n'était probablement que des humidités stercorales. Quant aux vers que l'enfant a rendus par l'urètre, les qualités glaireuses et filandreuses des urines, portent à croire que ce n'était point de véritables vers, mais bien des concrétions lymphatiques.

La médecine n'offre presque aucune ressource directe contre les vers qui peuvent se trouver dans les reins ou dans les voies de l'urine, soit que ces vers aient pris naissance dans ces organes, soit qu'ils aient passé du rectum dans la vessie par une ulcération ou une fistule qui établit une communication entre ces deux viscères. On ne peut même soupçonner l'existence des vers dans les organes urinaires, tant que le malade n'en a point rendu par l'urètre; ensorte qu'on est réduit à combattre les accidens que cause leur présence, par des moyens appropriés à la nature de ces accidens, sans en connaître l'origine. Lorsque le malade a rendu des vers par l'urètre, on conseille de le mettre à l'usage des anthelmintiques et des diurétiques. On doit peu compter sur l'effet des premiers : cependant, comme ils ne peuvent avoir aucun inconvénient, nous pensons qu'on doit y avoir recours, à moins qu'ils ne soient contre-indiqués par les accidens que le malade éprouve.

Des Hydatides des Reins.

Les auteurs ont admis deux espèces d'hydatides rénales. La première, à laquelle on a récemment donné le nom de *Kyste hydatiforme*, n'est autre chose qu'un kyste séreux situé dans l'épaisseur de la membrane propre des reins, sans pénétrer dans les voies de l'urine. La seconde, à laquelle seule on a conservé le nom d'hydatides, consiste dans des vésicules lymphatiques, solitaires ou réunies en grand nombre, libres dans leur contour, et qui sont regardées actuellement comme des êtres animés.

Les kystes hydatiformes sont assez communs et se rencontrent principalement sur les reins des vieillards. On a pensé qu'ils devaient leur origine à la dilatation ou à la rupture d'un vaisseau lymphatique; mais cette opinion n'a pas été démontrée et ne paraît même pas susceptible de l'être.

Ces kystes sont communément très-minces et transparens. Le liquide qu'ils contiennent est aqueux et presque toujours incolore : quelquefois néanmoins il est rougeâtre comme dans un cas rapporté par Morgagni (1). Par son séjour il acquiert souvent l'odeur et la couleur de l'urine. Le même auteur en a jeté sur le feu; il a exhalé une odeur urineuse et s'est entièrement

____

(1) *Epist.* 58, *Art.* 40,

évaporé. En augmentant de volume, ces kystes dépriment la substance du rein et s'y font une loge. Quelquefois cette substance disparaît complétement par l'accroissement du kyste, et, à l'ouverture du corps, on n'en trouve aucune trace. Il survient quelquefois une hydropisie ascite chez les personnes affectées de kystes hydatiformes des reins, surtout lorsque ces deux organes en sont attaqués en même temps. Aucun signe particulier n'indique d'ailleurs l'existence de ces kystes, et ce n'est qu'à l'ouverture des corps qu'on les reconnaît. Dans quelques cas ils déterminent l'ulcération du tissu du rein.

Les hydatides rénales de la seconde espèce, c'est-à-dire, les hydatides proprement dites, sont, comme celles des autres viscères, de véritables animalcules, des vers vésiculaires, dont le genre et les espèces se trouvent fort bien décrits dans les ouvrages des Naturalistes.

Chaque hydatide est donc un ver d'une espèce particulière, un ver globuleux, un ver vésiculaire, qui s'engendre dans l'intérieur du corps de l'homme et des animaux, et que Pallas a appelé *Tænia hydatigena,* ou *hydatoidea,* à cause de la ressemblance de sa tête avec celle du tœnia. Bloch le nomme *Vermis vesicularis eremita.* Quoique notre intention ne soit pas de donner l'histoire des hydatides, nous croyons cependant devoir exposer en peu de mots les traits qui les caractérisent et les distinguent essentiellement des autres vers.

Les hydatides se présentent sous la forme de corps vésiculeux, au moins dans leur partie postérieure, ayant une tête munie de trois ou quatre suçoirs, avec ou sans crochets. Leur grandeur varie suivant l'espèce, l'âge et le tempérament de l'animal aux dépens duquel elles vivent. On en a vu de la grosseur du poing et même de plus grosses encore ; mais celles de cette espèce sont fort rares. Leur figure varie singulièrement, en se rapprochant cependant de celle d'un sphéroïde ou d'un ovale aplati. Leur couleur est ordinairement blanche ou demi-transparente.

Lorsqu'on a dégagé les hydatides de l'organe qui les recèle ou de la membrane celluleuse qui leur sert d'enveloppe , on voit qu'elles sont composées essentiellement de deux parties : le corps proprement dit, et la vessie qui le termine. La grandeur de cette vessie est en raison inverse de celle du corps : plus celui-ci est petit, plus l'autre est considérable. La vessie peut-être sessile; c'est-à-dire, prendre de suite toute son ampleur vers la fin du corps, ou bien au contraire être pédonculée. La membrane qui forme cette vessie a plus ou moins d'épaisseur ; le plus ordinairement elle est assez mince pour être déchirée facilement. Sa face externe est lisse ; l'interne l'est aussi , et on y remarque toujours à la partie opposée à la tête un disque plus épais , et souvent un nombre considérable de petits grains très-rapprochés les uns des autres que l'on a pris pour des œufs. Lorsque cette membrane a une certaine épaisseur, on peut en détacher des feuillets. La vessie contient un liquide généralement transparent , insipide ou légèrement salé ; mêlé aux acides, à l'alcool, ou bien il ne se forme aucun précipité , ou bien quelques flocons s'en séparent. Lorsqu'on lui fait éprouver l'effet de la chaleur à une haute température , tantôt il conserve sa limpidité, tantôt il devient nébuleux ; ce qui prouve qu'il contient peu d'albumine, et que par-là il diffère beaucoup du liquide des hydropisies. La vessie peut être la terminaison d'un seul corps ou de plusieurs à la fois. De là, chez les Naturalistes, la distinction des hydatides en solitaires ou ermites, et en sociales ; les premières sont plus nombreuses. Cette poche caudale est un des caractères essentiels du genre, et sa forme sert souvent à distinguer les espèces.

Le corps des hydatides varie beaucoup dans sa forme et dans ses proportions. Sa couleur est blanchâtre, semblable à celle de la vessie, néanmoins assez généralement plus opaque que cette dernière. Dans la plupart des espèces on voit distinctement qu'il est formé de plis ou rides annulaires, posées les unes à la suite des autres, plus ou moins prononcées, et rendant sa surface comme ondulée ou articulée. Sa partie postérieure, ordinairement plus épaisse, se continue avec la vessie, tandis que l'antérieure se termine par la tête.

La tête est quelquefois portée sur un cou très-distinct du reste du corps et où les rides annulaires sont moins marquées. Sa forme a beaucoup de ressemblance dans toutes les espèces : elle est la même que celle des *tænia*. On ne peut pas toujours l'apercevoir à l'œil nu ; mais à la loupe on voit que sa figure est arrondie, tuberculeuse. Sa circonférence dans son plus grand diamètre est munie de trois, le plus souvent de quatre petites protubérances que les helminthologistes appellent suçoirs (*vesiculæ suctoriæ*, *papillæ surgentes*), séparées les unes des autres par des distances égales. Chaque suçoir est muni à sa base d'un bourrelet; le centre en paraît plus transparent et est quelquefois enfoncé. En avant des suçoirs, la tête se rétrécit un peu; on y remarque dans la plupart des espèces un seul ou un double cercle de crochets (*corona ancorum*), dont la base est simple ou bifide, et plus épaisse que le sommet qui se termine en pointe. Ces crochets, au nombre de seize à dix-huit pour chaque cercle, ou même plus ou moins selon les auteurs, sont abaissés sur la tête, le plus souvent recourbés en arrière. Les crochets du même cercle sont égaux; et lorsqu'il y a deux cercles, ceux de l'antérieur sont un peu plus longs et placés dans les intervalles de ceux du postérieur. Enfin la tête est terminée par ce que l'on nomme la trompe (*proboscis*), partie qui s'élève au milieu des crochets et dont la forme est hémisphérique.

Le corps des hydatides n'est pas toujours facile à reconnaître; le plus souvent il est contracté sur lui-même, ou rentré dans la vessie, qu'il a même entraînée avec lui si celleci est pédonculée, et d'où il faut la faire sortir si on veut l'apercevoir.

Si le ver est encore vivant, en plongeant dans l'eau tiède la vessie qui recèle le corps, on la voit dans la plupart des espèces s'agiter en tous sens, se rider, s'épanouir tour-à-tour, et imiter par ses mouvemens d'ondulation les roulis des flots. Le corps alors sort peu-à-peu; la partie la plus proche de la vessie se développe la première, puis la tête. Les parties ainsi développées, se portent en divers sens, se racourcissent, puis s'alongent, mais au moin-

dre attouchement se contractent sur elles-
mêmes, de manière que la tête disparaît d'a-
bord et ensuite le reste du corps. Si on irrite
cet animal singulier, il s'arrondit, se resserre,
cesse de se mouvoir et se précipite au fond de
l'eau. Tous ces phénomènes ont été curieuse-
ment observés par M. le baron Percy sur des
hydatides sorties vivantes de la matrice dans
ce qu'on appelle le *part d'hydatides* (1). Mais,
comme les hydatides sont presque toujours
mortes, lorsque nous les soumettons à nos recherches, et que dans la plupart des cas le
corps est également contenu dans l'intérienr
de la vessie, on ne peut l'apercevoir qu'en l'en
faisant sortir. Pour cela, il faut, avec le pouce
et le doigt indicateur, presser légèrement la
vessie ou le corps lui-même, lorsqu'il est assez
apparent, en ayant soin de comprimer de la
partie postérieure vers l'antérieure. Deux lames
de verre peuvent faire l'office des doigts, et sont
même nécessaires, lorsque le corps est très-petit:
on place la vésicule entre ces deux lames, en
ayant soin de ne les faire appuyer sur la partie
antérieure qu'en dernier, et très - lentement :
alors la tête poussée par la lymphe devient saillante, la vésicule se crève et on voit distinctement au microscope, même souvent à la loupe,
la tête et toutes ses parties.

Les hydatides ne se rencontrent que dans les
animaux à mamelles, où on les a trouvées dans
toutes les parties. Elles peuvent être placées
dans la substance même des viscères, ou à leur
superficie, au-dessous des membranes qui les re-

---

(1) Chopart, Malad. des Voies Urin., T. I, p. 56.

vêtent; enfin, occuper l'interstice des muscles. Elles ne flottent jamais librement dans le canal intestinal ou dans les autres cavités naturelles. Lorsque par hazard on y en a rencontré, c'était par suite de la rupture du kyste qui les renfermait primitivement. Presque tous ces vers, effectivement, sont renfermés dans des poches dont les parois les isolent absolument du parenchyme de l'organe au sein duquel ils sont placés. Le plus souvent les hydatides sont contenues dans une poche simplement membraneuse; quelquefois elles sont renfermées dans des kystes dont les parois sont très-épaisses et de nature variable. Dans le premier cas, les hydatides sont rassemblées en plus ou moins grand nombre. Les hydatides réunies en grand nombre dans un seul kyste, se rencontrent le plus souvent chez l'homme. Ce kyste, qui peut acquérir un volume énorme, est gorgé d'hydatides entassées les unes sur les autres, ou bien elles y nagent dans un liquide. Ces hydatides ainsi réunies se détruisent à la longue, se décomposent en partie, et alors toute recherche pour s'assurer de leur organisation primitive devient inutile. De là sont nées, sans doute, beaucoup d'objections contre leur animalité. De plus longs détails sur les hydatides en général nous éloigneraient de notre objet : on peut consulter là-dessus les traités d'Histoire naturelle et ceux d'Helminthologie.

Les hydatides des reins sont très-rares. Elles se voient dans les calices, dans le bassinet, dans l'urètre ou dans la vessie. Il y en a à la fois d'assez grosses et de très-petites. Tant qu'elles sont petites elles adhèrent à la membrane interne des voies urinaires; mais en grossissant cette union devient moins intime, et elles finissent par se détacher. Les moins grosses passent dans l'urètre et dans la vessie, et sont expulsées avec l'urine. Quelques-unes sortent entières; d'autres sont rompues et ne présentent plus qu'une poche vésiculaire. Lorsqu'elles sont trop grosses pour parcourir l'uretère, ou qu'elles y sont retenues par un obstacle, elles causent la rétention des autres hydatides dans le bassinet et dans les calices. En s'amassant dans ces parties, elles les dilatent considérablement et produisent un tel changement dans l'organisation du rein, que sa substance parenchymateuse, comprimée et rapprochée de la tunique extérieure, a peu d'épaisseur, paraît même effacée, ou ne forme qu'un même corps avec cette tunique, qui n'offre plus qu'une poche dont les parois sont épaisses, dures et pleines d'urine et d'hydatides. Ces effets ne peuvent avoir lieu sans quelque dérangement dans les fonctions des voies urinaires, sans qu'il survienne des accidens, tels que des douleurs néphrétiques qui s'étendent des lombes dans l'hypogastre et l'urètre, la difficulté d'uriner, la rétention de l'urine, etc. Mais comme ces accidens ont beaucoup de rapport avec ceux qui dépendent des calculs rénaux, on ne peut connaître qu'ils sont produits par des hydatides que lorsqu'il en est sorti par l'urètre. Jusqu'à ce moment le diagnostic reste incertain; mais alors on est fondé à regarder les hydatides comme la cause des accidens.

Le pronostic des hydatides des reins est très-fâcheux. Presque toujours la présence de ces vers dans les voies urinaires donne lieu à des altérations organiques qui font périr les malades. Cependant on a vu des personnes vivre long-temps en rendant des hydatides par l'urètre, et quelques-unes même en guérir ; mais ces cas sont extrêmement rares.

Dans le traitement des hydatides des voies urinaires, on doit avoir pour objet de combattre les accidens causés par leur présence, de faciliter leur sortie et d'empêcher qu'il ne s'en forme de nouvelles. On combat les accidens par des moyens appropriés à la nature de ces accidens mêmes. On peut favoriser la sortie des hydatides et empêcher qu'il ne s'en forme de nouvelles en augmentant la sécrétion et l'excrétion de l'urine par les boissons diurétiques et adoucissantes prises en grande quantité, les bains tièdes et un régime adoucissant. Les vermifuges et le mercure lui-même que M. le professeur Baumes regarde comme doué de la propriété de tuer les vers vésiculaires ou du moins de favoriser leur expulsion, sont des remèdes sur l'efficacité desquels on doit peu compter ; cependant on peut y avoir recours lorsque rien n'en contre-indique l'usage.

CHAPITRE II.

Des Maladies des Uretères.

Les uretères sont sujets à plusieurs maladies : les principales sont le rétrécissement et la dilatation de ces conduits, leur spasme, leur inflammation et la présence d'un calcul ou de quelque autre corps étranger dans leur cavité.

ARTICLE PREMIER.

Du Rétrécissement et de la Dilatation des Uretères.

Dans l'état naturel, les uretères forment un canal de la grosseur d'une plume à écrire, qui ressemble à un cylindre aplati dont le diamètre est à-peu-près de deux lignes, et dont les parois ont environ une ligne d'épaisseur. Dans l'état maladif, ils peuvent se retrécir au point d'effacer leur cavité, ou s'élargir et acquérir la grosseur du doigt, d'un intestin, et même celle de la vessie.

— Lorsque l'urine ne coule plus ou ne passe qu'en très-petite quantité dans les uretères, ces conduits se rétrécissent spontanément, comme tous les autres conduits excréteurs. Mais le rétrécissement de l'uretère n'est alors que l'effet d'une autre affection et n'en constitue pas une à proprement parler. Plusieurs causes peuvent produire le retrécissement des uretères. Une pierre fixée à leur origine ou dans leur partie moyenne, en interceptant le cours de l'urine donne lieu au retrécissement de la portion de l'uretère comprise entre la vessie et l'endroit où le corps étranger est arrêté, et à la dilatation de la portion de ce conduit qui est au-dessus de cet endroit. Le défaut absolu de la sécrétion de l'urine dans l'un des reins rapetissé, endurci, squirrheux ou dont la substance est détruite, est suivi du retrécissement de l'uretère et même de son oblitération entière. Tel était le cas d'une femme de cinquante ans dont parle Meckel (1). Le rein gauche de cette femme formait une petite masse charnue sans aucune structure régulière : la substance tubuleuse manquait tout-à-fait; il ne restait plus que la corticale, dans laquelle entraient de petits vaisseaux sanguins. L'uretère n'était qu'un filet membraneux, solide, sans aucune cavité : il se terminait dans les fibres de la vessie. Le rein droit était une fois plus gros qu'à l'ordinaire. Son bassinet et plusieurs calices contenaient quatorze pierres de différentes grosseurs : la plus grande, occupant le bassinet, était à trois branches et se terminait au commencement de l'uretère par un bout étroit et arrondi. Une femme qui avait été long-temps sujette à des affections des reins, mourut pendant qu'elle était enceinte, au cinquième mois de sa grossesse. A l'ouverture de son corps, Morgagni (2) trouva que l'un des reins était

----

(1) Collect. Acad., Partie Étrangère, T. 91, p. 6.
(2) *De Sed.*, *etc. Epist.* 40, *Art.* 18.

amaigri; la cavité de son bassinet était plus large
et l'épaisseur de sa substance diminuée. Quant
à l'autre, bien que sa longueur et sa largeur
fussent augmentées, l'épaisseur de sa substance
était également peu considérable en certains
endroits, et l'ampleur du bassinet très-grande;
mais celui-ci avait un uretère si étroit que l'air
insufflé y pénétrait à peine.

Le rétrécissement de la cavité des uretères
peut aussi provenir de leur inflammation, de
l'engorgement chronique, ou de l'épaississement calleux de leurs parois, et dans quelques
cas, de la compression que d'autres organes
exercent sur eux : les squirrhes du rectum,
de l'utérus, des ovaires, la distension excessive
des gros intestins dans la constipation, celle de
l'utérus dans la grossesse, peuvent produire cet
effet. Ce rétrécissement peut empêcher le cours
de l'urine vers la vessie, et produire la rétention de ce liquide au-dessus de l'obstacle, dans
le bassinet et dans ses branches.

L'oblitération des uretères est quelquefois
l'effet d'un vice de conformation. En disséquant
les reins d'un fœtus de neuf mois, mort dans le
sein de sa mère pendant le travail de l'accouchement, qui fut long et fort laborieux, Littre
trouva que les uretères, depuis la vessie jusqu'à
un pouce près des reins, étaient creux à l'ordinaire et avaient une ligne et demie de diamètre.
Le pouce restant était tout-à-fait solide et n'a-
vait qu'un quart de ligne de grosseur. Les reins
étaient plus grands qu'à l'ordinaire, et leur
membrane commune étant levée, ils ressemblaient à une grappe de raisin; c'est-à-dire,
qu'ils étaient tous composés de vésicules membraneuses de différentes grosseurs, rondes et

ovales, serrées les unes contre les autres par la membrane propre de ces viscères, et pleines d'une liqueur semblable à de l'eau un peu épaisse et d'une odeur urineuse (1).

—Les parois des uretères sont susceptibles d'une grande extension, et l'urine, en s'arrêtant dans ces conduits, peut leur faire subir une grande dilatation. Cet élargissement des uretères n'est point un phénomène nouveau pour les personnes qui ont eu occasion d'ouvrir des corps d'individus attaqués de quelque affection des voies urinaires, ni pour celles qui, sans avoir fait des recherches d'anatomie pathologique, sont tant soit peu versées dans la littérature médicale. En effet, les livres de l'art fournissent un grand nombre d'exemples de la dilatation des uretères. On les a vu acquérir la grosseur du doigt, d'un intestin, et même celle de la vessie. Le Dran dit avoir vu des uretères qui étaient assez dilatés pour permettre d'y introduire le doigt. Morgagni rapporte qu'un palefrenier, âgé de près de soixante ans, qui succomba à une attaque d'apoplexie, en 1725, avait la vessie si distendue qu'elle s'élevait jusqu'au nombril. Les reins tuméfiés formaient une cavité ample. Les uretères étaient très-dilatés, principalement le droit, qui, à peu de distance du rein, avait le volume d'un œuf de poule, et au-dessous celui de l'aorte avant sa division en artères iliaques. Son orifice dans la vessie pouvait recevoir le bout du doigt; ce conduit décrivait dans son trajet des espèces de zig-zags, ou circonvolutions, ayant plus de trente travers de doigt quand on

____

(1) Mém. de l'Acad. des Scienc., ann. 1705, p. 111.

l'alongeait; mais libre, il se recourbait çà et là, en angles, et paraissait valvulaire, quoiqu'il n'eût point de valvules. Ses parois avaient le double de leur épaisseur ordinaire. Bartholin dit avoir trouvé des uretères de la grosseur des intestins à ceux qui avaient été attaqués de la pierre aux reins. Chéselden a vu un uretère de quatre pouces de circonférence. Étmuller, Plater, Fernel, Bonet, Collot, et plusieurs autres, ont trouvé des uretères dilatés, au point d'égaler la grosseur des intestins grêles, même celle de l'intestin colon. Ruysch ayant ouvert, en 1673, le cadavre d'une femme qui, depuis long-temps, avait éprouvé des douleurs si aiguës, surtout en urinant, qu'elle avait souvent désiré la mort, trouva l'uretère droit, près de sa terminaison à la vessie, bouché par une pierre de la grosseur d'une noisette, et si fort dilaté au-dessus, dans sa partie moyenne, qu'il contenait au moins une pinte d'urine purulente. Ruysch a fait dessiner cet uretère qui ressemble par sa grandeur à une seconde vessie. J. L. Petit a rencontré plusieurs fois un des uretères ayant trois pouces de circonférence, parce qu'une pierre retenue dans sa partie inférieure, près de la vessie, empêchait le passage de l'urine, tandis que l'autre uretère était dans son état naturel. Il nous apprend que dans le cadavre d'un homme qui avait eu une obstruction du col de la vessie, les uretères et les bassinets des reins étaient si distendus qu'ils formaient de chaque côté une vessie beaucoup plus grande que la vessie même.

La dilatation des uretères peut avoir lieu à la fois dans plus d'un point de leur étendue; mais alors elle n'est pas très-considérable. On lit, dans les Essais de médecine d'Edimbourg, l'histoire d'une femme de trente-cinq ans, morte d'une néphrite calculeuse; et dont l'uretère gauche, très-ample à sa sortie du rein, était semblable à l'évasement d'un entonnoir; il se rétrécissait ensuite pour se dilater de nouveau plus bas, mais moins, ayant seulement le double du volume naturel.

Il serait inutile d'accumuler ici un plus grand nombre d'exemples de la dilatation des uretères : ceux que nous avons cités suffisent de reste pour montrer que les parois de ces conduits peuvent prêter beaucoup sans se rompre, et acquérir à la longue une grande étendue, en même temps qu'elles deviennent plus épaisses, et le tissu cellulaire qui les environne, plus ferme.

C'est toujours l'interruption constante, ou souvent renouvelée, du passage des urines des uretères dans la vessie, et leur défaut d'écoulement au dehors, qui donnent lieu à la dilatation accidentelle et contre-nature de ces canaux. Les causes de cette interruption sont, le plus souvent, des corps étrangers, tels que des graviers où des pierres, du pus, des grumeaux de sang, des hydatides, etc. Quelquefois l'obstacle qui s'oppose au cours de l'urine dans les uretères et qui donne lieu à leur dilatation, est, comme nous l'avons dit précédemment, la constriction ou la cohérence de leurs parois, suite de l'inflammation, de l'engorgement chronique ou de l'épaississement calleux de ces mêmes parois, ou encore d'une compression soutenue de la part d'un viscère voisin, tuméfié, agrandi, etc. Saltzmann a trouvé dans le corps d'un enfant, qui avait été attaqué d'ischurie, les uretères remplis d'urine et si fort rétrécis du côté de la vessie, qu'on pouvait à peine y introduire la plus petite sonde. Il ne put découvrir aucune autre altération morbifique. François Tolet n'a remarqué de même, dans un vieux avocat mort d'hydropisie et dans les accidens de l'ischurie, qu'un resserrement des uretères si grand, qu'aucune goutte d'urine n'avait pu passer pour se rendre dans la vessie qui était vidé. Chopart a observé le rétrécissement de l'orifice inférieur des uretères sur un individu dont ces conduits avaient la grosseur du doigt dans leur trajet jusqu'à la vessie, qui était vide et très-épaisse. Les reins avaient un grand volume, les calices et les bassinets etaient très-dilatés par l'urine qu'ils contenaient.

Quand l'obstacle est dans l'urètre ou au col de la vessie, le même effet peut s'ensuivre, ainsi que J. L. Petit l'a fait remarquer le premier, si je ne me trompe. Tout empêchement à l'issue des urines par la verge doit être considéré, selon ce célèbre Chirurgien, *comme un bouchon commun à toutes les voies urinaires*, capable de donner lieu à leur dilatation successive. « Celle des uretères et celle de la vessie, portées à un certain point, détruisent ou rendent inutile l'obliquité du passage des uretères dans la vessie. Cette obliquité ne sert plus de valvule, et les urines de la vessie peuvent remonter jusqu'aux reins. » Dans cet état des choses, l'air poussé dans la vessie s'introduit dans l'orifice dilaté des uretères, gonfle ces conduits et les reins, comme l'a observé Morgagni sur le cadavre d'une vieille femme. Il reconnut que l'air introduit dans la vessie par l'urètre ne l'avait point dilatée, parce que ce fluide avait pénétré dans l'orifice de l'uretère droit qui était beaucoup plus ample que dans l'état naturel, et s'était échappé par le bassinet qui avait été incisé.

L'élargissement de l'orifice des uretères peut devenir assez grand pour permettre l'entrée du bec d'une sonde introduite dans la vessie ; mais ce cas est extrêmement rare. M. Pelletan en a vu deux exemples qui sont rapportés par Chopart et que nous croyons devoir placer ici.

« Un jeune homme de dix-neuf ans avait une pierre dans la vessie. On reconnut la présence de ce corps étranger par le cathétérisme. Le malade en souffrait beaucoup depuis six semaines. Tantôt il rendait de l'urine purulente, presque goutte-à-goutte et avec effort ; tantôt son urine était claire, limpide, abondante, et sortait librement par jet. Le 23 juin 1786, il se plaignit d'une grande difficulté d'uriner : M. Pelletan le sonda et eut de la peine à mouvoir la sonde dans la vessie : il ne sentit point de pierre. Il sortit environ un demi-verre d'urine sanguinolente. Cependant le malade assura qu'il n'avait pas uriné depuis vingt-quatre heures. Le même jour, à midi, un autre Chirurgien le sonda de nouveau, et il s'écoula près d'une pinte d'urine claire. Le ventre était tendu et la fièvre forte. On saigna deux fois le malade ; le soir il prit un bain. Le lendemain, il rendit naturellement environ une pinte et demie d'urine un peu sanguinolente. Comme la tension du ventre et la fièvre étaient augmentées, il fut saigné et baigné. Le 25, il se trouva mieux dans la matinée ; mais le soir les accidens s'aggravèrent. Le 26, il fut plus mal, et il mourut le 27, à dix heures du matin. Il s'était élevé une contestation sur la difficulté que M. Pelletan avait eue, dans la matinée du 23 juin, de mouvoir la sonde dans la vessie, et de donner issue à l'urine. Ce Chirurgien pensait que les uretères étaient très-dilatés et que le bec de la sonde s'était engagé dans l'orifice de l'un de ces conduits ; d'autres soupçonnaient qu'il avait fait une fausse route. Plusieurs croyaient que cet obstacle à la mobilité de la sonde, et à la sortie de l'urine, venait de la pierre engagée en partie dans le col de la vessie. L'ouverture du cadavre à laquelle j'assistai avec plusieurs autres Chirurgiens, confirma le jugement que M. Pelletan avait porté. La vessie était ample quoiqu'elle ne contînt presque point d'urine ; ses parois avaient près d'un pouce d'épaisseur. Elle renfermait une pierre mobile et de la grosseur d'un œuf de poule. Cette pierre se trouva près du col de ce viscère, qui était d'un rouge brunâtre, comme dans un état inflammatoire ; il n'y avait aucune fausse route dans l'urètre, ni à la vessie. Nous avons vu l'orifice des uretères assez dilaté pour recevoir l'extrémité d'un doigt. Celui du côté droit l'était plus que celui du côté gauche. Ils parurent plus voisins du col de la vessie que dans l'état ordinaire. Les uretères avaient à peu-près le volume de l'intestin iléon, ou environ deux pouces de diamètre. Les reins étaient aussi très-dilatés par l'urine ; cependant le rein droit et son uretère en contenaient moins que celui du côté gauche. Il parut à tous les assistans que la sonde avait pu entrer facilement dans l'un ou l'autre des uretères. »

» M. Pelletan nous raconta qu'ayant introduit un cathéter dans la vessie d'un enfant de sept ans pour pratiquer l'opération de la taille à l'occasion d'une pierre dont la présence avait été constatée, il ne sentit point le corps étran-

ger avec cet instrument. Il substitua au cathéter
une sonde d'argent qui pénétra de toute sa longueur , et qui fut portée dans toutes les direc-
tions sans qu'il pût reconnaître l'existence de
la pierre. M. L'Héritier assistait à l'opération
et ne parvint pas mieux à sentir ce corps étranger. On injecta par cette sonde environ un demi-
setier d'eau tiéde : elle entra avec facilité. L'enfant fut mis successivement dans toutes les positions ; mais ne trouvant point la pierre , MM.
Pelletan et L'Héritier furent d'avis de le re-
mettre dans son lit. Au bout de quelques jours ,
M. Pelletan proposa de nouvelles tentatives
auxquelles l'enfant se refusa opiniâtrement : il
mourut au bout d'un mois. A l'ouverture du
corps , M. Pelletan trouva la vessie compacte ,
de la forme et du volume de la main d'un enfant de six ans dont les doigts seraient réunis en
faisceau. Il sentit à travers ses parois une pierre
murale qu'elle renfermait. Ne concevant pas
comment cette pierre avait échappé au cathéter
et moins encore comment la vessie avait pu recevoir plus d'un demi-setier d'eau , il introdui-
sit une sonde par l'urètre. L'instrument pénétra sans peine , et donna issue à une grande
quantité d'urine. La vessie ne la contenait pas
plus qu'elle ne contenait la sonde. Il enleva
alors les intestins , pour mettre les reins et
les uretères à nu. L'extrémité de la sonde était
introduite dans l'uretère droit, qui avait acquis
par sa dilatation, ainsi que le gauche , plus d'un
pouce de diamètre. Les reins avaient le double
de leur volume ordinaire ; celui du côté droit
portait une tumeur formée par deux cuillerées
d'urine, qui s'était fait jour à travers la substance de ce viscère dont elle avait soulevé la

membrane propre. Ayant de suite ouvert la vessie, il vit l'embouchure des uretères dilatée au point de recevoir l'extrémité du petit doigt. La sonde retirée de l'uretère droit et présentée vis-à-vis le gauche, y pénétra aussi facilement. Il fut évident alors que la pierre qui remplissait presque entièrement la vessie, appuyait sans cesse sur l'orifice des uretères et donnait lieu à la rétention de l'urine dans ces conduits et dans les reins. Les parois de la vessie étaient extrêmement ridées, et ce viscère contenait un peu de matière purulente. »

Malgré la dilatation des orifices des uretères, il est bien rare qu'une sonde introduite dans la vessie pénètre dans ces conduits. La courbure de cet instrument, la situation des orifices des uretères près des angles postérieurs du trigône vésical doivent s'opposer à l'introduction du bec de la sonde dans ces orifices : mais comme elle peut avoir lieu, il est utile d'en être instruit pour ne pas se méprendre sur cette déviation, pour apprécier les causes qui empêchent de reconnaître une pierre dont l'existence a déja été constatée et pour prendre les précautions qui peuvent faire rencontrer le corps étranger. Ces précautions consistent à se servir d'une sonde très-courbée et dont le bec soit peu alongé, de la porter au-delà du col de la vessie, suivant la ligne moyenne du ventre, afin qu'elle arrive directement entre les orifices des uretères, d'en tenir le pavillon un peu incliné vers les cuisses, et de la mouvoir doucement dans différentes parties de la vessie.

L'ampliation de l'uretère peut être assez grande pour produire une tumeur apparente

à l'extérieur ou sensible au toucher, dans le trajet de ce conduit. M. Desgranges (1) en rapporte
un exemple. Une dame de Lyon, âgée de 51 ans
et mère de six enfans, était dans un état de ca-
chexie et de souffrance, sur lequel plusieurs
personnes de l'art consultées avaient été long-
temps d'opinion différente. Le mal, au rapport
de cette dame, datait de dix-neuf ans et était la
suite d'une couche. Elle avait toujours éprouvé
depuis cette époque quelques incommodités qui
lui avaient paru constamment dériver d'un
dérangement dans les viscères abdominaux.
Une douleur sourde, pesante et profonde, survenue depuis cinq ans dans la région iliaque
gauche, avait enfin fixé d'une manière plus
particulière l'attention des gens de l'art, qui,
en conséquence, avaient dirigé tous leurs
moyens de ce côté. On crut y découvrir une
élévation légère, circonscrite, d'abord peu éva-
sée, mais qui prit peu-à-peu de l'étendue, et
dans laquelle la fluctuation, obscure et confuse
pour tous dans le principe, finit, au bout de
quelque temps par être aperçue de quelques-
uns. On crut alors à l'existence d'une hydropisie de l'ovaire. La malade ne fut pas plus
avancée. Tous les remèdes qu'on fit pendant
près de cinq ans, d'après ce diagnostic, ne ser-
virent pas même à modérer l'atrocité des souffrances. Si quelquefois la tumeur superficielle
paraissait diminuer et donner de l'espoir, bientôt l'augmentation de son volume semblait
l'interdire. La malade se plaignit quelquefois
d'un peu de gêne dans l'excrétion des urines ;

---

(1) Journal de Médecine, T. 92.

on s'aperçut dans la suite que les diminutions passagères de la tumeur n'avaient plus lieu. Dès cet instant, la malade marcha rapidement à sa perte.

M. Desgranges n'avait pas été consulté pour cette dame. Ce fut quelques jours avant sa mort qu'une des parentes de la malade, l'instruisit de son état, et le peu qui vient d'être dit est tout ce qu'il put apprendre. Il en avait conclu à part soi, qu'il s'agissait d'une maladie des voies urinaires, vu la diminution et l'augmentation alternatives de la saillie extérieure. Il forma dès-lors le dessein de s'en assurer par l'ouverture du cadavre, ce qu'il obtint, au moyen de la parente, non sans beaucoup de peine et de mystère.

Il y procéda avec un de ses élèves fort instruit. La section des parties contenantes de l'abdomen fit voir l'épiploon enflammé, fondu en grande partie et jeté à droite où il adhérait aux intestins grêles : ceux-ci étaient enflammés et présentaient des points de suppuration. Du côté gauche était une tumeur du volume d'une boule à jouer, placée le long du muscle psoas sur lequel elle appuyait, repondant inférieurement à la région de la symphyse sacro-iliaque, et s'avançant supérieurement jusque fort près du rein, qui parut soulevé ou repoussé en devant et un peu tiré en bas. Les vaisseaux spermatiques dilatés recouvraient le sommet de cette tumeur. L'intestin colon qui lui adhérait était noirâtre et repoussé vers la région ombilicale. En isolant la tumeur, on reconnut bientôt qu'elle provenait de la dilatation de l'uretère dans les deux tiers environ de son étendue. En la

comprimant un peu fort, on la sentit céder
et une portion du fluide qu'elle contenait couler dans la vessie qui en renfermait elle-même
une assez grande quantité. L'extérieur de cette
poche urétérique était rougeâtre, ferme et
d'une texture membraneuse fort serrée. On
trouva les parois de ce conduit épaisses et lisses
en dedans ; mais vers l'endroit où il se courbe
un peu en dehors pour plonger dans le bassin,
il reprenait son diamètre naturel, et présentait dans son intérieur une espèce de *froncis*
ou repli membraneux circulaire tellement disposé qu'il pouvait remplir les fonctions de
valvule et s'opposer au libre cours de l'urine
dans la vessie. Outre le fluide urineux, il y
avait dans le kyste du pus et des flocons muqueux ou glaireux, fort tenaces et adhésifs.
Le pourtour interne en était noirâtre, comme
ecchymosé, avec une empreinte purulente
dans son tiers inférieur. Le rein était tuméfié,
d'un volume triple ; ce qui provenait d'une
infiltration séreuse dans son parenchyme, sain
d'ailleurs. M. Desgranges était pressé ; le temps
ne lui permit pas de se livrer à d'autres recherches et de mieux considérer la position
respective des viscères renfermés dans l'abdomen, toujours dérangée quand l'un d'eux a
perdu son volume et sa configuration naturels. Il ne paraît pas non plus qu'il ait étendu ses recherches jusqu'à l'orifice de l'uretère
dans la vessie, ou s'il l'a fait, il n'en dit rien.
Il est d'autant plus à regretter qu'il n'ait pas
examiné cet orifice que, probablement il y
aurait trouvé un rétrécissement qui s'opposait
à l'épanchement de l'urine dans la vessie, et
qui aura été la cause de la dilatation de l'ure-

tère. Il n'est guères probable en effet que la disposition valvulaire ou le repli membraneux à
l'endroit où l'uretère reprenait son diamètre
naturel en s'enfonçant dans le bassin, ait été,
comme le pense M. Desgranges, la cause unique
de l'élargissement de ce canal. Il est bien plus
probable que ce repli était l'effet et non la cause
de cet élargissement.

Le diagnostic des tumeurs formées par la dilatation de l'uretère est communément très-difficile. Dans la femme, si la tumeur a une forme
ronde, et si l'on y découvre la fluctuation du
liquide qu'elle contient, on peut la prendre
pour une hydropisie enkystée commençante de
l'ovaire. Dans l'un et dans l'autre sexes, elle
peut être prise pour un abcès froid, ou pour
un abcès par congestion. Mais si en la pressant
on l'affaisse, on la vide, ne fût-ce que partiel-
lement, et si le besoin d'uriner s'ensuit, il
n'est plus permis de croire à une congestion
aqueuse enkystée ou à un abcès : l'affection des
voies urinaires est clairement dévoilée. Mais
le plus souvent la tumeur ne cède pas à la
compression, et le besoin d'uriner ne se fait
pas sentir, quoique l'urine soit amassée dans
l'uretère dilaté. Il est impossible alors de porter un jugement certain sur sa nature. On peut
seulement soupçonner qu'elle dépend de l'ampliation de l'uretère par les symptômes de
quelque affection des voies urinaires ; mais
quelquefois ces symptômes manquent entièrement, comme dans le cas suivant. Un homme
âgé d'environ 45 ans, d'une grande stature et
fort maigre, fut reçu à l'hôpital de la Charité
pour y être traité d'une forte contusion à la
cuisse droite. Cet homme qui ne s'était jamais

plaint de difficulté d'uriner, ni de douleur dans la région des reins, avait le testicule gauche dur, squirrheux, mais beaucoup moins gros que le droit. Il éprouvait dans la région iliaque du même côté une douleur sourde. En palpant cette région, on sentait une tumeur longitudinale qui affectait la direction des vaisseaux spermatiques, et qui était un peu douloureuse quand on la pressait; quoique le cordon spermatique fût sain, néanmoins je soupçonnais que cette tumeur pouvait dépendre de l'engorgement squirrheux du tissu cellulaire qui entoure les vaisseaux spermatiques; engorgement qui n'est point rare, comme on sait, chez les personnes affectées d'un sarcocèle, et particulièrement chez celles qui ont subi l'opération de la castration. Cette tumeur sur laquelle je fis appliquer des cataplasmes émolliens, augmenta insensiblement, et dans l'espace d'environ trois mois, elle fut assez considérable pour soulever les parois abdominales et se faire remarquer à l'extérieur. Elle occupait toute la fosse iliaque et s'étendait au-dessus de la crête de l'os des îles jusqu'auprès des dernières fausses côtes. Sa forme était oblongue; elle avait plus de grosseur à sa partie supérieure qu'à l'inférieure. Elle cédait un peu à la pression, comme toutes les tumeurs qui contiennent un liquide, mais sans s'affaisser et sans diminuer de volume. On y sentait distinctement la fluctuation. Le malade n'ayant jamais éprouvé de douleurs dans les voies urinaires, son urine, qu'il rendait sans difficulté et sans souffrir en aussi grande quantité qu'à l'ordinaire, ayant ses qualités naturelles, je ne soupçonnai pas même que sa tumeur pût être formée par l'uretère dilaté; je la regardai comme un abcès froid dont elle avait effectivement toutes les apparences. En conséquence je me déterminai à y faire une ponction avec la lame étroite d'un bistouri que j'enfonçai obliquement dans sa partie moyenne. Il sortit par l'ouverture environ trois livres d'un liquide aqueux de couleur citrine, que je regardai comme de l'urine et qui fut reconnu pour tel à l'analyse chimique. Les bords de la petite plaie réunis au moyen d'un emplâtre agglutinatif furent consolidés au bout de 24 heures. La sortie du liquide avait fait disparaître complètement la tumeur ; mais elle ne tarda pas à se reproduire, et dans l'espace de 15 à 20 jours elle devint aussi volumineuse qu'avant la ponction. J'en pratiquai une seconde dont les résultats furent les mêmes, excepté qu'au bout de quelques jours la plaie se rouvrit et qu'elle dégénéra en une fistule par laquelle l'urine continua à sortir. Le malade n'éprouvait aucun accident remarquable, et sa fistule ne l'incommodait que fort peu. Cependant ses forces diminuèrent graduellement ; il survint de la fièvre, du dévoiement, et au bout de trois mois il mourut. A l'ouverture du corps, je reconnus que la fistule communiquait dans l'uretère énormément dilaté. Les parois de ce canal affaissées sur elles-mêmes avaient au moins deux lignes et demie à trois lignes d'épaisseur. Sa partie supérieure était beaucoup moins large que la moyenne. Le bassinet et les calices du rein étaient beaucoup plus amples que dans l'état naturel. Le rein avait le double de son volume ordinaire ; sa substance corticale était pâle, infiltrée, mais saine d'ailleurs. La dilatation de l'uretère allait en diminuant vers sa partie inférieure, et la portion qui se trouve sous la vessie et celle qui rampe dans les parois de ce viscère étaient rétrécies et converties en une espèce de cordon ligamenteux. Cependant ce conduit n'était pas entièrement oblitéré ; mais son diamètre était resserré au point qu'on pouvait à peine y faire pénétrer un stylet très-fin, et que son orifice dans la vessie était à peine visible. La vessie était très-petite ; ses parois avaient beaucoup d'épaisseur ; mais elles étaient saines d'ailleurs. Tous les autres viscères de l'abdomen étaient dans l'état naturel.

. La dilatation des uretères est une maladie incurable et qui fait presque toujours périr les malades lorsqu'elle est portée au point de former une tumeur qui soulève les parois abdominales. L'ouverture de cette tumeur ne peut qu'accélérer la mort du malade. Ainsi, lorsqu'on a lieu de croire qu'une tumeur qui se montre dans la région iliaque provient de la dilatation de l'uretère, il faut bien se donner de garde de l'ouvrir.

Du Spasme et de l'Inflammation des Uretères.

Le spasme et l'inflammation des uretères sont des maladies très-rares, peu connues, difficiles à connaître, et qui n'existent peut-être jamais comme affections essentielles ou primitives de ces organes. Cependant, comme les uretères se continuent en haut avec le rein et en bas avec la vessie, l'irritation peut se propager aisément de ces derniers organes aux premiers et y déterminer un resserrement spasmodique. Mais l'existence du spasme des uretères est très-problématique, et en supposant qu'il puisse avoir lieu, il ne doit jamais être porté au point d'en effacer la cavité et d'intercepter le cours de l'urine. Ainsi il paraît fort probable que les symptômes qu'on a attribué au spasme des uretères, tels que la diminution de la quantité de l'urine, sa couleur pâle et sa limpidité, des douleurs dans la région des reins, dans le trajet des uretères à la vessie, etc., dépendent plutôt d'une autre affection des voies urinaires, et particulièrement de la néphrite ou des pierres arrêtées dans quelqu'un des conduits de l'urine. Au reste, quelle que soit la cause de ces symptômes, on les combat par les saignées, les boissons adoucissantes, les bains tièdes, les calmans, les topiques émolliens et anodins.

L'inflammation des uretères est quelquefois la suite de celle des reins ou de la vessie ; mais elle dépend le plus ordinairement d'un corps étranger et particulièrement d'une pierre arrêtée dans ces conduits. Elle produit des douleurs aiguës dans leur trajet, la fièvre, des mouvemens convulsifs, etc. Cette inflammation doit être traitée comme la néphrite.

Des Pierres arrêtées dans les Uretères.

Ces pierres se forment rarement dans les uretères. Pour que cela ait lieu, il faut qu'un corps étranger, mince et pointu, tel qu'un épingle, une aiguille, avalée, arrêtée dans une portion des intestins, vers l'un des uretères, traverse ces parties, se fixe dans l'uretère et se couvre de matières lithiques. Mais ce cas est extrêmement rare, et je n'en connais qu'un exemple. Un gendarme malade à l'hôpital Comtesse, à Lille, avait la fièvre, le ventre tendu; il se plaignait principalement d'une douleur aiguë dans la région droite de l'hypogastre. Il s'y manifesta une tumeur inflammatoire avec fluctuation. On jugea que c'était un abcès, et l'on en fit l'ouverture. Il sortit une grande quantité de pus de mauvaise odeur. On reconnut par la suite qu'il s'écoulait de l'urine avec le pus. Cet écoulement dura long-temps, et le malade mourut. A l'ouverture du cadavre, on trouva l'épiploon détruit, les autres viscères parurent sains et entiers; mais l'uretère du rein droit était ulcéré, rempli de pus, et contenait une épingle incrustée de matière calculeuse (1).

Les concrétions pierreuses qui se trouvent dans les uretères viennent donc presque toujours des reins. Elles sont poussées dans ces conduits par l'urine, par l'action même des organes, par les mouvemens du corps et par leur propre poids. Les graviers et même les petites pierres lisses passent librement le long de ces conduits, jusque dans la vessie, et sortent par l'urètre avec l'urine. On a vu un grand nombre de calculeux en rendre sans s'apercevoir de leur passage par les voies urinaires. Mais lorsque les pierres sont un peu grosses, angulaires, elles glissent difficilement et leur passage est marqué par des douleurs plus ou moins violentes : ou bien elles s'arrêtent dans un point quelconque de l'uretère, et produisent des accidens plus fâcheux encore.

Quoique les graviers et les petites pierres rondes et lisses, entraînés par l'urine, parcourent librement l'uretère et tombent dans la ves-

---

(1) Journal des Savans, Mars 1686.

sie, néanmoins il arrive quelquefois qu'ils s'arrêtent dans ce conduit ; alors s'il survient de nouveaux graviers qui s'y arrêtent aussi, l'uretère se dilate et se remplit de plus en plus. En faisant la dissection du corps d'une femme, qui avait été pendue, Le Dran (1) trouva le milieu de l'uretère tellement dilaté qu'il s'y était amassé la valeur de trois onces de graviers, entre lesquels l'urine passait et se filtrait comme par une fontaine sablée. Le reste de l'uretère était dans son état naturel. Sur d'autres sujets il a trouvé dans l'un des uretères des colonnes pierreuses, moulées sur la figure même du canal, et qui le remplissaient entierement. Suivant Le Dran, ces colonnes s'étaient probablement formées par l'amas d'une multitude de grains de sable qui avaient coulé des reins avec l'urine, et qui s'étaient mastiqués ensemble. Il n'a rencontré ces colonnes pierreuses que chez des sujets dont la vessie était raccornie et qui avaient long-temps souffert de la présence d'une grosse pierre. Un homme âgé qui avait eu quelques vives attaques de gravelle, à la suite desquelles il avait rendu plusieurs petits graviers, et qui ensuite avait eu de grands saignemens de nez, parut se rétablir après tous ces accidens, et vécut fort long-temps sans ressentir aucune douleur et jouissant d'une bonne santé. Mais ayant eu une nouvelle attaque de gravelle, dans laquelle il ne sortit rien de la vessie, si ce n'est de temps en temps une cuillerée d'une liqueur limpide qui n'avait pas plus l'odeur et le goût de l'urine que la sérosité, et sa vessie ne se trouvant aucunement gonflée, il

---

(1) Traité des Opér. de Chirur., p. 268.

fut saigné et on lui fit tous les autres remèdes usités dans les obstructions des conduits urinaires et dans la gravelle ; mais ce fut inutilement. Les obstructions subsistèrent, le malade tomba en léthargie et mourut. A l'ouverture du corps, Aléx. Monro trouva le rein gauche beaucoup plus petit que dans l'état naturel et ne formant qu'une poche membraneuse mince. L'uretère était très-petit, dur, plein de graviers de couleur brune, si pressés les uns contre les autres qu'il y avait lieu de croire que depuis long-temps il ne passait point d'urine par ce conduit. Le rein droit était d'une grosseur monstrueuse et plein d'urine ; l'uretère du même côté était si dilaté que Monro le prit d'abord pour un intestin. Ayant fait l'ouverture de cet uretère, en conduisant l'incision vers le bas, il trouva une petite pierre nichée entre les tuniques de la vessie et tellement engagée qu'il eut quelque peine à l'en tirer. Elle était située à un quart de pouce environ de l'ouverture de l'uretère dans la vessie (1).

Le plus souvent l'uretère ne contient qu'un seul calcul qui occupe un point quelconque de sa longueur, mais assez ordinairement la partie supérieure ou la fin de ce condut. Si le calcul qui descend du bassinet est branchu, d'une forme irrrégulière, ou d'un volume trop grand, il s'arrête au commencement de ce canal. On trouve beaucoup d'exemples de ce cas dans les écrits des médecins. Tulpius (2) a fait dessiner une grosse pierre d'une forme alongée et ovalaire, située dans le bassinet du rein gauche

---

(1) Essais d'Edimbourg, T. VI, p. 267.
(2) *Obs. Med., Lib.* 45, *pag.* 171.

d'une femme de quarante ans, morte d'une colique néphrétique; l'extrémité aiguë de cette
pierre était enfoncée dans l'uretère et le remplissait si exactement qu'elle interceptait le
passage de l'urine. Le rein était tuméfié, livide
et contenait plusieurs autres pierres. L'uretère
du rein droit était pareillement obstrué par
une pierre arrêtée dans sa partie supérieure.
Les pierres, que leur volume et leur figure
n'empêchent pas de s'engager dans l'uretère et
de le parcourir, peuvent s'arrêter dans un point
quelconque de sa longueur et particulièrement
vers sa partie moyenne, dans l'endroit où il se
recourbe pour s'enfoncer dans le bassin. Mais
c'est principalement vers la terminaison des
uretères, dans le trajet oblique qu'ils parcourent
à travers les tuniques de la vessie, que les pierres
s'arrêtent et se fixent. Et alors, tantôt la pierre
est située en entier dans la fin de l'uretère, tantôt elle reste en partie dans ce canal et sort en
partie dans la vessie où elle peut être touchée
immédiatement avec le cathéter.

Les pierres qui glissent dans les uretères sans
s'y arrêter, sont ordinairement petites : toutefois elles peuvent être beaucoup plus grosses
que ne semblerait l'indiquer le diamètre connu de ces conduits. Ils sont doués d'une certaine extensibilité qui permet à des calculs, de
la grosseur d'une noisette, de descendre jusque
dans la vessie; mais dans d'autres cas des pierres
très-petites restent dans les uretères et occasionnent des accidens très-graves : la mort même
peut en être la suite.

Les calculs contenus dans ces conduits ont
communément une forme oblongue; lorsqu'ils
y séjournent, ils peuvent augmenter considéra-

blement de volume et prendre une forme cylindrique. Dans quelques cas, ils présentent
dans un point de leur circonférence une rigole
qui permet à l'urine de descendre dans la vessie
et qui empêche l'ischurie. Du reste, les calculs
des uretères ne diffèrent pas de ceux des reins.
Ils peuvent quelquefois être enveloppés d'un
kyste particulier, comme Houstet et Chopart
en ont vu des exemples. Les calculs contenus
dans l'extrémité vésicale des uretères se sont
quelquefois frayé un chemin entre les tuniques
de la vessie : nous reviendrons sur cet objet en
traitant des calculs contenus dans ce dernier
viscère.

Les accidens produits par la présence des
pierres dans les uretères, varient à raison
de la forme et du volume de ces corps étrangers. Lorsqu'elles sont petites et lisses, elles
laissent passer l'urine et ne produisent pas
ordinairement des symptômes graves. Lorsqu'elles grossissent par l'addition de nouvelles
couches, l'écoulement de l'urine devient d'a-
bord plus lent, ensuite il est suspendu, à
moins que la pierre n'offre une gouttière à sa
surface, ou qu'elle ne consiste qu'en un amas
de graviers à travers lesquels l'urine filtre,
comme dans l'observation de Le Dran, rapportée plus haut. Il est rare qu'il y ait des
calculs dans les deux uretères à la fois ; la suppression d'urine serait complète si ces deux
conduits étaient bouchés par des pierres. La
pression que l'urine accumulée au dessus de
l'obstacle exerce sur les parois des uretères
détermine leur dilatation jusqu'au rein, dont
le bassinet et les calices sont eux-mêmes distendus. Au dessous du calcul, l'uretère perd.

au bout d'un certain temps une partie de son diamètre naturel.

Les pierres inégales parvenues dans les uretères produisent des accidens plus prompts et et plus fâcheux. L'inflammation est souvent l'effet de leur présence. La douleur qui l'accompagne s'étend à tout le reste des voies urinaires, aux organes de la génération et à la cuisse correspondante. Le testicule du côté affecté, ou tous les deux éprouvent une rétraction vers les aînes; ils se tuméfient et peuvent s'atrophier. Le malade a le pouls petit, dur et fréquent, il éprouve des spasmes, quelquefois des mouvemens convulsifs, de la dysurie, la strangurie. Les urines sont claires, limpides, parfois sanguinolentes, puis troubles, chargées de mucosités. La fièvre persévère, et, si le calcul ne passe point dans la vessie, les progrès de l'irritation, de l'inflammation, amènent la suppuration des uretères, des reins, leur ulcération, des abcès, et souvent la mort.

Le diagnostic des pierres situées dans les uretères est presque toujours obscur. On peut, en réunissant tous les signes que nous avons indiqués, avoir une forte présomption sur l'existence des calculs dans les uretères; mais on n'a pas une certitude absolue. Cependant il y a un cas dans lequel on peut reconnaître directement, par des signes non équivoques, la présence d'une pierre dans l'uretère; c'est quand elle est placée dans la portion de ce conduit qui est comprise dans les tuniques de la vessie, et qu'on la distingue par le toucher, en introduisant le doigt dans le rectum, ou par la sonde, lorsque la pierre fait saillie dans la vessie.

Dans quelques cas, la douleur, après avoir occupé les reins, se porte peu-à-peu vers la région iliaque et de celle ci vers la vessie : ce signe, joint à ceux que nous avons précédemment exposés, ajoute beaucoup à leur valeur et contribue à éclairer le diagnostic.

Le pronostic des calculs contenus dans les uretères est toujours grave ; il l'est d'autant plus que les pierres sont en nombre plus considérable. qu'elles sont plus volumineuses et plus inégales. Lorsqu'elles produisent la rétention complète d'urine, elles amènent promptement la mort.

Les pierres arrêtées dans les uretères présentent les mêmes indications que les pierres rénales. On combat les symptômes d'irritation, de spasme et d'inflammation, par les saignées, les boissons relâchantes et adoucissantes, les bains tièdes, les calmans, etc. La rétention d'urine par des pierres dans les uretères ne pourrait être susceptible des secours de la Chirurgie, qu'autant que la dilatation de ces conduits serait portée au point de se manifester au dehors par une tumeur ; et nous avons déja dit que, dans ce cas, il vaut mieux abandonner la tumeur à elle-même que d'en entreprendre la guérison par une opération chirurgicale. S'il survient, par suite de la rétention d'urine et de l'ulcération de l'uretère, un abcès dans le tissu cellulaire de la région lombaire ou iliaque, on le traite comme ceux qui proviennent des pierres situées dans les reins.

Les moyens propres à faire avancer les calculs dans les uretères et en accélérer la chute dans la vessie, sont les vomitifs, l'exercice à pied, à cheval ou en voiture, et tout ce qui peut exciter des secousses; mais on ne doit recourir à ces moyens qu'autant que les forces du malade le permettent, et qu'il souffre peu. Les bains, les diurétiques mucilagineux pris en abondance, lorsqu'il n'y a point rétention totale d'urine, concourent utilement au même but.

En traitant de l'opération de la taille, nous parlerons des moyens qui peuvent être employés pour extraire les calculs fixés à l'insertion des uretères dans la vessie, et dont une partie fait saillie dans ce viscère.

Les calculs ne sont pas les seuls corps étrangers qui puissent être contenus dans les uretères. On y a trouvé des grumeaux de sang, des glaires ou du mucus épaissi, des vers, des hydatides, une épingle; mais ces corps étrangers y ont été si rarement observés, qu'il n'est pas possible de donner une description exacte des accidens produits par leur présence. D'ailleurs ces accidens ont tant d'analogie avec ceux qui sont causés par les pierres, que nous ne pourrions que répéter une partie de ce que nous avons dit en parlant de celles-ci.

FIN DU HUITIÈME VOLUME.

TABLE

DES MATIÈRES

CONTENUES DANS CE VOLUME.

SUITE DES MALADIES DU BAS-VENTRE.

CHAPITRE PREMIER.

CHAPITRE II.

DES MALADIES DES VOIES URINAIRES.

CHAPITRE PREMIER.

CHAPITRE II.

FIN DE LA TABLE.

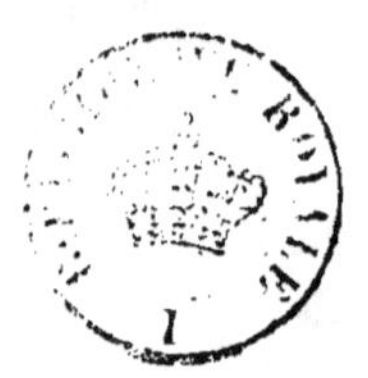